Ergotherapie bij ouderen met dementie en hun mantelzorgers

Website

In de oorspronkelijke uitgave van *Ergotherapie bij ouderen met dementie en hun matelzorger*, was een cd-rom toegevoegd met aanvullend digitaal materiaal. Vanaf deze editie is echter al dit aanvullende materiaal vindbaar op: http://extras.springer.com
Vul op deze website in het zoekveld Search ISBN het ISBN van het boek in:
978-90-313-7873-9
Let op: het is belangrijk om precies deze schrijfwijze aan te houden, dus met tussenstreepjes.

Overal waar in deze uitgave verwezen wordt naar de cd-rom, wordt bovenstaande website extras.springer.com bedoeld.

Ergotherapie bij ouderen met dementie en hun mantelzorgers
Het EDOMAH-programma

Maud Graff
Margot van Melick
Marjolein Thijssen
Patricia Verstraten
Jana Zajec

Bohn Stafleu van Loghum
Houten 2010

© 2010 Bohn Stafleu van Loghum, onderdeel van Springer Uitgeverij

Alle rechten voorbehouden. Niets uit deze uitgave mag worden verveelvoudigd, opgeslagen in een geautomatiseerd gegevensbestand, of openbaar gemaakt, in enige vorm of op enige wijze, hetzij elektronisch, mechanisch, door fotokopieën of opnamen, hetzij op enige andere manier, zonder voorafgaande schriftelijke toestemming van de uitgever.

Voor zover het maken van kopieën uit deze uitgave is toegestaan op grond van artikel 16b Auteurswet j° het Besluit van 20 juni 1974, Stb. 351, zoals gewijzigd bij het Besluit van 23 augustus 1985, Stb. 471 en artikel 17 Auteurswet, dient men de daarvoor wettelijk verschuldigde vergoedingen te voldoen aan de Stichting Reprorecht (Postbus 3051, 2130 KB Hoofddorp). Voor het overnemen van (een) gedeelte(n) uit deze uitgave in bloemlezingen, readers en andere compilatiewerken (artikel 16 Auteurswet) dient men zich tot de uitgever te wenden.

Samensteller(s) en uitgever zijn zich volledig bewust van hun taak een betrouwbare uitgave te verzorgen. Niettemin kunnen zij geen aansprakelijkheid aanvaarden voor drukfouten en andere onjuistheden die eventueel in deze uitgave voorkomen.

ISBN 978 90 313 7873 9
NUR 748

Ontwerp omslag: Houdbaar, Deventer
Ontwerp binnenwerk: TEFF (www.teff.nl)
Automatische opmaak: Crest Premedia Solutions (P) Ltd, Pune, India

© 2010 dvd-rom: MiMuMedia, Druten (software) / Bohn Stafleu van Loghum, Houten (content)

De bijgesloten dvd-rom bevat filmfragmenten uit de praktijk en printbare interview- en observatie-instrumenten. Deze instrumenten zijn ook opgenomen in dit boek, zie de Bijlagen, p. 249-305.

Bohn Stafleu van Loghum
Het Spoor 2
Postbus 246
3990 GA Houten

www.bsl.nl

Inhoud

DEEL 1
ACHTERGRONDEN VAN HET EDOMAH-PROGRAMMA   1

1   Ontwikkeling en evaluatie van EDOMAH, een evidence-based interventieprogramma   3
1.1   Introductie   3
1.2   Het EDOMAH-programma   3
1.3   Evidence voor het EDOMAH-programma   6
1.4   Samenvatting en conclusie   13
      Literatuur   13

2   Theoretische achtergronden van het EDOMAH-programma   15
2.1   Inleiding   15
2.2   Het Model of Human Occupation (MOHO)   16
2.3   Levensverhaalmethoden   24
2.4   Het Occupational Performance History Interview (OPHI-II NL)   25
2.5   De HOW (Handleiding Observatie Wil-systeem)   27
2.6   Het Etnografisch Raamwerk en -Interview   28
2.7   Belevingsgerichte zorg   31
2.8   Het Cognitive Disabilities Model   32
2.9   Het Consultmodel voor de mantelzorger   33
2.10 Samenvatting en conclusie   36
      Literatuur   36

3   Dementie   39
3.1   Inleiding   39
3.2   Het ziektebeeld dementie   39
3.3   Jong dementerenden   44
3.4   Gedragsproblemen bij dementie   45
3.5   Landelijke ontwikkelingen   50

3.6	Dementie en therapie		51
3.7	Benaderingswijzen bij dementie		53
3.8	Samenvatting en conclusie		59
	Literatuur		59

4 De oudere met dementie — 61

4.1	Inleiding	61
4.2	De gezonde oudere	61
4.3	De kwetsbare oudere	63
4.4	De oudere met dementie	64
4.5	Belangrijke factoren voor ergotherapie-interventie voor de oudere met dementie	66
4.6	Samenvatting en conclusie	74
	Literatuur	75

5 De mantelzorger — 77

5.1	Inleiding	77
5.2	Mantelzorgers	77
5.3	Perspectief van de mantelzorger	79
5.4	Landelijke ontwikkelingen	83
5.5	Systeemgericht werken	85
5.6	Begeleiding van allochtone mantelzorgers	87
5.7	De samenwerking met de professionele zorgverlener	87
5.8	Samenvatting en conclusie	88
	Literatuur	89

6 De ergotherapeut — 91

6.1	Inleiding	91
6.2	Praktijkcontext	92
6.3	Kennismaking en start probleeminventarisatie	95
6.4	Probleeminventarisatie en -analyse	97
6.5	Vervolg probleeminventarisatie en -analyse	99
6.6	Vervolg en afronding probleeminventarisatie en -analyse	101
6.7	Doelbepaling en plan van aanpak	104
6.8	Uitvoering ergotherapeutisch plan van aanpak	105
6.9	Evaluatie en nazorg	106
6.10	Samenvatting en conclusie	107
	Literatuur	108

7 Doelbepaling en plan van aanpak — 111

7.1	Inleiding	111
7.2	Ergotherapeutische probleemanalyse	112

	7.3	Theoretische achtergronden van de fase van doelbepaling en plan van aanpak	112
	7.4	Fase van doelbepaling en plan van aanpak	114
	7.5	Samenvatting en conclusie	120
		Literatuur	121
8	**Uitvoering van ergotherapeutisch plan van aanpak**		**123**
	8.1	Inleiding	123
	8.2	Kader van de uitvoering van het ergotherapeutische plan van aanpak	124
	8.3	Uitgangspunten tijdens plan van aanpak	125
	8.4	Ergotherapie-interventie gericht op de oudere met dementie én de mantelzorger	125
	8.5	Een glijdende schaal	135
	8.6	Ergotherapeutische interventies gericht op de mantelzorger	136
	8.7	Samenvatting en conclusie	140
		Literatuur	140

DEEL 2
PRAKTISCHE TOEPASSING VAN HET EDOMAH-PROGRAMMA
143

Inleiding bij deel 2 — **145**

A	**Probleeminventarisatie en -analyse**		**147**
	1	Het verhaal van de oudere met dementie	148
	2	Het verhaal van de mantelzorger	161
	3	Het verhaal van de ergotherapeut	169
B	**Doelbepaling**		**177**
	1	Ergotherapeutische probleemanalyse en samenvatting van de drie verhalen	177
	2	Doelen opstellen voor het ergotherapeutische plan van aanpak	182
C	**Uitvoering plan van aanpak**		**187**
	1	Oudere met dementie en mantelzorger	189
	2	Mantelzorger	224

DEEL 3 BIJLAGEN
OBSERVATIE- EN INTERVIEWINSTRUMENTEN
KAARTEN
ONDERSTEUNEND MATERIAAL 249

Bijlagen bij deel 2A:
Probleeminventarisatie en -analyse
1. Het verhaal van de oudere met dementie 251
1 Folder – Ergotherapie bij dementie – informatie voor mantelzorgers 251
2 Kaart – Wat komt aan bod tijdens het eerste huisbezoek? 253
3 Instrument: Dagindeling 254
4 Kaart – Richtinggevende vragen OPHI-II NL 255
5 Instrument – Observatie vaardigheden oudere met dementie en mantelzorger 258
6 Definitie motorische en procesvaardigheden instrument 'Observatie vaardigheden oudere met dementie en mantelzorger' 262
7 Instrument – Woonomgeving 268

Bijlagen bij deel 2 A:
Probleeminventarisatie en -analyse
2. Het verhaal van de mantelzorger 271
1 Kaart – Gesprekstechniek Etnografisch Interviewen 271
2 Kaart – Richtinggevende vragen bij Etnografisch Interviewen 273
3 Kaart – Richtinggevende vragen copingstrategieën mantelzorgers 275

Bijlagen bij deel 2 A:
Probleeminventarisatie en -analyse
3. Het verhaal van de ergotherapeut 277
1 Instrument – Samenvatting van de drie verhalen en probleemanalyse 277
2 Instrument – Benaderingswijze oudere met dementie 279

Bijlagen bij deel 2 B: Doelbepaling 281
1 Ondersteunend materiaal – Gespreksinformatie ergotherapeut 281

Bijlagen bij deel 2 C: Uitvoering plan van aanpak   **283**
1   Ondersteunend materiaal – Schriftelijke adviezen voor de mantelzorger   283
2   Ondersteunend materiaal – Voorbeelden van activiteiten bij initiatiefverlies   292
3   Ondersteunend materiaal – Voorbeeld dagkalender   293
4   Instrument – Strategieënlijst   294
5   Ondersteunend materiaal – Dagschema oudere met dementie en mantelzorger   297

Bijlage D – Naslagwerken   **299**
    Boeken   299
    Websites   301

Over de auteurs   **303**

Deel 1
Achtergronden van het EDOMAH-
programma

1 Ontwikkeling en evaluatie van EDOMAH, een evidence-based interventieprogramma

'Ziek-zijn doe je niet alleen! Het is van belang voor patiënt én mantelzorger dat de behoeften en belevingen van beiden in de behandeling centraal staan.'
(Stelling uit het proefschrift van Maud Graff)[1]

1.1 Introductie

Het interventieprogramma dat in dit boek wordt beschreven, wordt het 'EDOMAH'-programma genoemd. EDOMAH staat voor: Ergotherapie bij Dementerende Ouderen en hun Mantelzorgers Aan Huis.[^1]

In dit inleidende hoofdstuk wordt de doelstelling, ontwikkeling en opbouw van dit evidence-based EDOMAH-programma besproken. Hierbij worden het cliëntsysteemgerichte perspectief van dit programma en de redenen voor interventie aan huis beschreven. Vervolgens wordt beschreven op welke wijze evidence (= bewijs) is gevonden voor dit programma en worden de resultaten uit de verschillende onderzoeken hiertoe gepresenteerd. Tot slot wordt de implementatie van dit EDOMAH-programma in Nederland toegelicht.

1.2 Het EDOMAH-programma

1.2.1 Doelstelling en inhoud

De doelstelling van dit boek is om *stapsgewijs een evidence-based cliëntsysteemgericht ergotherapieprogramma voor ouderen met dementie en hun mantelzorgers te beschrijven voor de praktijk*. Hierbij vormen theorie, bewijs uit onderzoek, literatuur en praktijkervaring het uitgangspunt. We maken in dit boek gebruik van een mix van theoretische achtergronden, beschrijvingen van ergotherapeutische handelingen, praktijkvoorbeelden en demonstraties van vaar-

---

[^1]: 'De oudere met dementie' wordt in dit boek met 'hij' aangeduid. Hiervoor kan ook 'zij' worden gelezen. Ditzelfde geldt voor de 'mantelzorger' en 'ergotherapeut'.

digheden. Daarom is dit programma opgebouwd uit een boek met in deel 1 de 'Achtergronden van het ergotherapieprogramma', in deel 2 'Praktische toepassing van het EDOMAH-programma' met bijlagen en als deel 3 een dvd met kijkwijzer.

Deel 1 van het EDOMAH-programma bevat de theoretische achtergronden, methoden en onderbouwing en toelichtingen aan de hand van voorbeelden.

Deel 2 van dit EDOMAH-programma bevat de richtlijn van deze ergotherapie-interventie in concreet uitgewerkte stappen en handelingen voor de ergotherapeut. De richtlijn uit deel 2, zoals beschreven in de 'Standaard voor de ergotherapie-interventie van ouderen met niet-ernstige cognitieve stoornissen en hun mantelzorgers'[2-4], is hetzelfde gebleven. Hiervoor werd evidence gevonden op het niveau van gerandomiseerd gecontroleerd onderzoek.[1,5-7] De concreet uitgewerkte stappen en handelingen voor de ergotherapeut zijn echter uitgebreid met toepassingen en voorbeelden gebaseerd op jarenlange ervaring in het werken met deze richtlijn bij de doelgroep ouderen met dementie en hun mantelzorgers. Nieuw zijn de casusvoorbeelden ter illustratie van de tekst van deel 1 en 2. Daarnaast zijn in de bijlagen van het EDOMAH-programma interview- en observatie-instrumenten, kaarten en ondersteunende materialen opgenomen die eveneens zijn aangepast op basis van vele jaren praktijkervaring. Hiernaar wordt verwezen in deel 2 van dit boek. Deze bijlagen zijn nu ook digitaal te vinden op de bijgevoegde dvd. Nieuw toegevoegd op de dvd zijn de praktische vaardigheden uit het EDOMAH-programma, die gedemonstreerd worden in reële situaties. Deze beelden worden eveneens op een beveiligde website geplaatst, waar ze regelmatig vernieuwd zullen worden. Hiermee presenteert dit boek een compleet ergotherapieprogramma, bestaande uit de theoretische achtergrond en modellen (deel 1, Achtergronden van het ergotherapieprogramma) en de stapsgewijs en concreet beschreven handelingen die de ergotherapeut uitvoert (deel 2 'Praktische toepassing van het EDOMAH-programma'), met bijlagen voor gebruik tijdens het ergotherapeutisch proces en demonstraties van vaardigheden ter voorbereiding op dit ergotherapeutisch proces (deel 3, de kijkwijzer en dvd), waarvan tezamen de 'evidence' (= het bewijs) inmiddels is aangetoond (par. 1.3). Dit EDOMAH-programma mag op basis van de resultaten uit onderzoek[1,5-7] een evidence-based ergotherapieprogramma genoemd worden.

De inhoud van dit ergotherapieprogramma[3] is in 1998 ontwikkeld op basis van alle stappen van effectieve richtlijn ontwikkeling.[4,8] Vervolgens zijn de verschillende niveaus van evidence voor deze ergotherapie-interventie vastgesteld[1,5-7,9,10], door alle stappen uit het 'model van toenemend bewijs' ('*Model of increasing evidence*',[1,11,12]) zorgvuldig uit te voeren en te evalueren. Dit onderzoeksmodel beschrijft de stappen voor de ontwikkeling en evaluatie van complexe interventies. Ergotherapie aan huis bij ouderen met dementie en hun mantelzorgers vormt zo'n complexe interventie, die zich richt op meerdere personen tegelijk, met verschillende behoeften, mogelijkheden en beperkingen, en waarbij naast de dementie vaak ook andere ziektebeelden een rol spelen en meerdere disciplines betrokken zijn. Het model van toenemend bewijs vormde de basis van de onderzoeken naar de evidence voor deze ergotherapie-interventie, die hieronder kort worden beschreven. Een gerandomiseerd klinisch experimenteel onderzoek vormde de belangrijkste stap waarin daadwerkelijk bewijs voor deze ergotherapie-interventie werd gevonden.

1.2.2 Doelgroep EDOMAH-programma

De doelgroep van het EDOMAH-programma wordt gevormd door die *ergotherapeuten die thuiswonende ouderen met lichte en matige dementie behandelen en met hun mantelzorgers een adviesproces ingaan*. Zonder mantelzorgers of thuiszorg kunnen ouderen met lichte en matige dementie niet zelfstandig thuis wonen. Daarom richt deze interventie zich niet alleen op de oudere met dementie maar ook op de mantelzorger. Zowel de behoeften van de oudere met dementie als van de mantelzorger staan centraal in het EDOMAH-programma. De mantelzorger heeft daarbij meerdere rollen: die van verzorger en die van cliënt. Onder 'mantelzorger' wordt een partner, familielid, vriend(in), kennis of buur verstaan. Onder thuiswonend kan ook het verblijf in een verzorgingshuis worden verstaan. In dat geval is er niet altijd sprake van een mantelzorger die de dagelijkse zorg verleent, maar kan (eventueel naast een mantelzorger) de eerst verzorgende als professioneel verzorger worden betrokken in de ergotherapie-interventie. Bij alleenwonende ouderen met dementie zonder mantelzorger kan de eerst verantwoordelijke van de aanwezige (gespecialiseerde) thuiszorg als professioneel verzorger worden betrokken. In beide gevallen kan de professioneel verzorger op ongeveer gelijke wijze als de mantelzorger in de rol van verzorger betrokken worden in de ergotherapie-interventie volgens dit EDOMAH-programma. Daarbij moet dus worden bepaald wie de eerst verantwoordelijke is bij de thuiszorg of in het verzorgingshuis waarmee wordt samengewerkt in de interventie en hoe deze interventie wordt overgedragen aan andere thuiszorgmedewerkers/verzorgers (door middel van een zorgdagboek). Het kan zijn dat de oudere met dementie aan het begin van de ergotherapie-interventie nog opgenomen is in een instelling of op de dagbehandeling komt. Er wordt geadviseerd de fase van probleeminventarisatie en -analyse in dat geval thuis te laten plaatsvinden. Door het uitvoeren van de probleemanalyse in de instelling kan informatie ontbreken die van belang is voor het vervolg van het ergotherapeutisch proces in de thuissituatie, waardoor de interventie minder effectief kan worden uitgevoerd. Dit heeft te maken met het feit dat ouderen met dementie moeite hebben met abstract denken. Zij denken meer associatief. Het kost hen moeite om vanuit de dagbehandeling of opname te benoemen wat zij wel en niet betekenisvol vinden om (weer) thuis uit te voeren en welke problemen zij daarbij ondervinden. Een gesprek dat niet thuis wordt gevoerd levert andere en minder adequate informatie op dan wanneer dezelfde vragen thuis worden gesteld. Dit geldt ook voor observaties die niet thuis worden uitgevoerd. In een vertrouwde omgeving worden handelingen anders en beter uitgevoerd. Dit heeft te maken met het feit dat ouderen met dementie ook moeite hebben met het generaliseren van vaardigheden naar andere of nieuwe situaties. Cliënten die zijn opgenomen in het verpleeghuis vormen niet de doelgroep van dit EDOMAH-programma, maar delen uit dit programma kunnen ook bij hen worden toegepast. In de praktijk is gebleken dat uitgangspunten van dit programma ook toepasbaar zijn binnen ergotherapie-interventies bij cliënten die in het verzorgingshuis wonen, jong dementerenden, cliënten met depressie en cliënten met andere cognitieve stoornissen als gevolg van CVA, hersenletsel of de ziekte van Parkinson.

1.3 Evidence voor het EDOMAH-programma

1.3.1 Het model van toenemend bewijs

In figuur 1.1 wordt het model van toenemend bewijs weergegeven.

Dit model voor de ontwikkeling en evaluatie van complexe interventies, bestaande uit een *continuüm van toenemend bewijs*, werd gevolgd voor de ontwikkeling en evaluatie van het EDOMAH-programma. De centrale vraag naar de effectiviteit en kosteneffectiviteit van de ergotherapie-interventie volgens het EDOMAH-programma werd beantwoord aan de hand van de

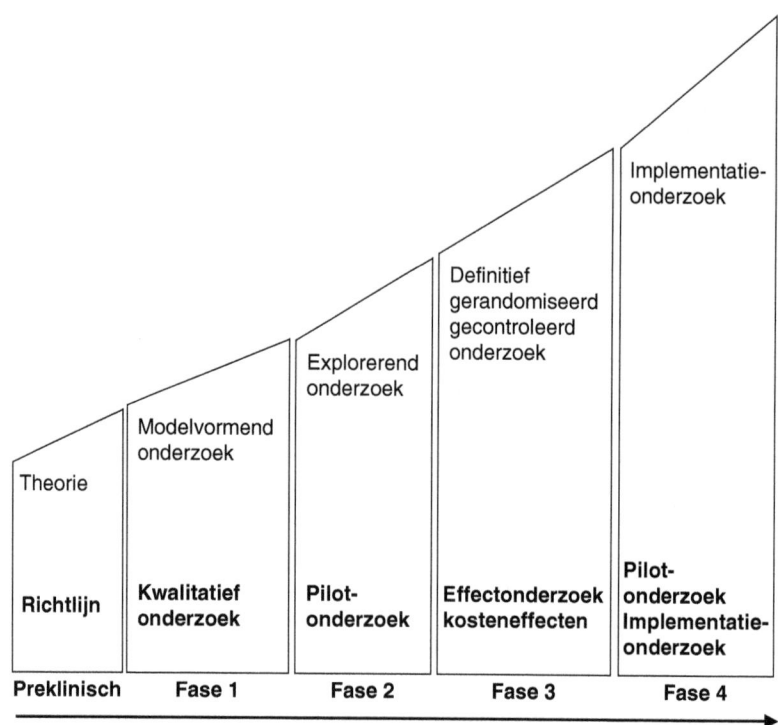

Figuur 1.1
Het model van toenemend bewijs.[11,12]

fasen uit dit continuüm van toenemend bewijs. Het model bestaat uit één preklinische en vier klinische onderzoeksfasen.
- Een theoretische fase. Hierin werd de richtlijn voor deze ergotherapie-interventie ontwikkeld en getest.
- Daarna volgde de modelvormende fase: hierin werden, in een kwalitatief onderzoek, casusanalyses uitgevoerd naar de succesfactoren van deze ergotherapie-interventie.
- Vervolgens werd in de explorerende fase een pilotonderzoek gedaan naar de haalbaarheid van de toepassing van uitkomstmaten voor de bepaling van de effectiviteit van de interventie.
- De definitieve gerandomiseerde, gecontroleerde onderzoeksfase. Hierin is het effectonderzoek en kosteneffectiviteitonderzoek uitgevoerd (waarmee de vraagstelling naar de effectiviteit en kosteneffectiviteit beantwoord werd).
- De laatste fase was de implementatiefase: hiertoe werd eerst een pilot-implementatieonderzoek uitgevoerd naar de barrières en mogelijkheden van implementatie van deze ergotherapie-interventie. Daarna werd een gerandomiseerd, gecontroleerd implementatieonderzoek uitgevoerd naar de effectiviteit van een nieuwe uitgebreide implementatiestrategie voor de landelijke implementatie van deze ergotherapie-interventie.

1.3.2 De ontwikkeling van de richtlijn

In de fase van richtlijnontwikkeling werd de *methode van effectieve richtlijnontwikkeling* gevolgd. In figuur 1.2 worden de stappen uit dit cyclisch proces beschreven.

In dit ontwikkelproces werd eerst een uitgebreide literatuurstudie uitgevoerd naar mogelijk bewijs voor (delen van) deze interventie en onderliggende theoretische modellen en concepten. Het *Model of Human Occupation*

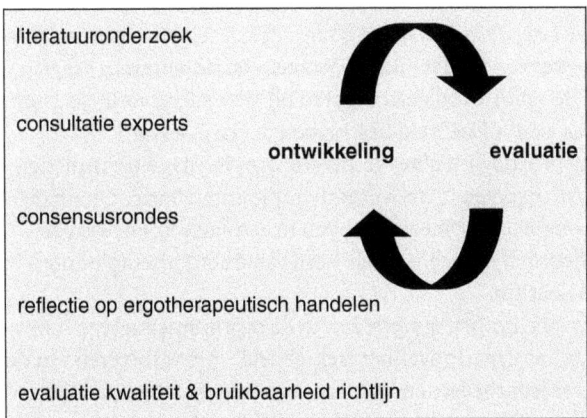

Figuur 1.2
De methode van effectieve richtlijnontwikkeling.[8,11]

(MOHO[13,14]) werd hierbij als meest geschikt cliëntgecentreerde en cliënt-systeemgericht model gekozen. Op basis hiervan werd samen met de opleiding ergotherapie van de Hogeschool van Amsterdam (HvA) een subsidieaanvraag geschreven[15]), die gehonoreerd werd door de HBO-raad. Hierdoor was financiering beschikbaar voor een innovatiecentrum MOHO. In dit innovatiecentrum MOHO, een samenwerkingsverband tussen de opleiding ergotherapie van de HvA en de afdeling ergotherapie van het UMC St Radboud, werd deze richtlijn voor ouderen met dementie en hun mantelzorgers ontwikkeld. Hierbij werd intensief samengewerkt met professor Gary Kielhofner (University of Illinois, VS).

Er werden nationaal en internationaal nog vele andere experts geconsulteerd, en van hun commentaar en advies is gebruikgemaakt in het ontwikkelproces.

Landelijk werd een expertgroep ofwel consensusgroep gevormd, aan welke steeds concepten van delen van de richtlijn werden voorgelegd. De richtlijn werd vervolgens op basis van consensus bijgesteld. In deze groepen hadden zitting: ergotherapeuten werkzaam met ouderen met dementie en andere cognitieve stoornissen, ergotherapiedocenten en -studenten, experts op het gebied van dementie vanuit diverse disciplines, het CBO, NIVEL, Ergotherapie Nederland, en afgevaardigden van patiëntenverenigingen waaronder Alzheimer Nederland.

De uiteindelijke evaluatie van de richtlijn op kwaliteit en bruikbaarheid werd uitgevoerd door dit panel van experts en door ergotherapeuten uit de praktijk, studenten en docenten. Zowel de kwaliteit als de bruikbaarheid werd als goed beoordeeld (gemiddeld rapportcijfer 8). De richtlijn vormde vanaf dat moment de basis voor de ergotherapie-interventie aan huis voor ouderen met dementie en hun mantelzorgers. Het proces van richtlijnontwikkeling staat uitgebreid beschreven in een artikel in het Nederlands Tijdschrift voor Ergotherapie.[4]

1.3.3 Kwalitatief onderzoek

In de eerste klinische fase, de kwalitatieve onderzoeksfase, werden *casusanalyses* uitgevoerd door twee onafhankelijke onderzoekers. De *context en het proces van de ergotherapie-interventie* werd geanalyseerd bij deze succesvolle casussen. Eén succesvolle casus werd uitgebreid beschreven in een casestudy.[10]

Bij ouderen met dementie bleek 'het verbeteren van het dagelijks functioneren' een centrale rol te spelen in deze ergotherapie-interventie. 'Onafhankelijkheid', 'autonomie' evenals 'plezier hebben in activiteiten' en 'waardering ontvangen' behoorden eveneens tot de kern van de ergotherapie-interventie volgens deze richtlijn.

Bij mantelzorgers speelde 'het verbeteren van de communicatie' een centrale rol. De kern was 'informatie over het ziektebeeld', 'het verbeteren van de probleemoplossingsvaardigheden' en 'toename van het gevoel van competentie'.

Met de methode van triangulatie van onderzoeksresultaten zijn de resultaten uit dit kwalitatieve onderzoek gelegd naast de kwantitatieve resultaten die verkregen zijn in de fase van het pilotonderzoek en vergeleken met de ergotherapietheorie. De kwantitatieve resultaten bevestigden de bevindingen uit dit kwalitatieve onderzoek en waren te verklaren vanuit de ergotherapietheorie.[10] De interventie had hiermee haar definitieve vorm gekregen.

> **Praktische toelichting bij de ergotherapiecasus**
>
> De casus zoals beschreven in het case-artikel van Graff en collega's[10] was succesvol omdat de betreffende oudere met dementie – in het artikel wordt hij Richard genoemd – door middel van de juiste instructies van zijn echtgenote, geheugensteuntjes en aanpassingen in de tuin, zijn passie 'tuinieren' weer op kon pakken. Hiermee werd zijn grootste probleem door de dementie, de passiviteit, doorbroken. Zijn echtgenote en mantelzorger, zij wordt Anne genoemd, leerde in de ergotherapie-interventie om effectieve instructies te geven, een deel van de tuin aan te passen aan de mogelijkheden van Richard en hem hiermee alleen aan het werk te laten gaan. Hierdoor kon Richard zonder haar hulp deze activiteit uitvoeren en kwam Anne weer toe aan haar eigen sociale contacten en activiteiten.

1.3.4 Pilotonderzoek

Het pilotonderzoek uit de explorerende onderzoeksfase omvatte een *haalbaarheidsstudie* waarin de gekozen meetinstrumenten werden getest op toepasbaarheid en gevoeligheid voor het meten van verandering.

De toepasbaarheid van de meetinstrumenten bleek goed te zijn. Zowel de cliënten als hun mantelzorgers vonden de afname van de meetinstrumenten niet belastend, omdat gevraagd werd naar onderwerpen die voor hen relevant waren. Dit gold ook voor de observatie van vaardigheden.

De meetinstrumenten werden voorafgaand en na afloop van de ergotherapie-interventie bij twaalf ouderen met dementie en hun mantelzorgers afgenomen. Het bleek dat de vaardigheden in dagelijkse activiteiten bij deze ouderen met dementie verbeterd waren en de behoefte aan hulp bij dagelijkse activiteiten was afgenomen. Bij de mantelzorger trad verbetering op in het gevoel van competentie. De meetinstrumenten bleken gevoelig voor het meten van veranderingen op de uitkomstmaten na zes weken. De studie gaf dus aanwijzingen voor het mogelijk vinden van effectiviteit voor deze ergotherapie-interventie bij ouderen met dementie en hun mantelzorgers in een grotere gerandomiseerde, gecontroleerde studie.[9]

1.3.5 Effectonderzoek

Daarmee waren we volgens ons studiemodel nu toegekomen aan het onderzoek in een echte gerandomiseerde, gecontroleerde trial en dus aangeland in de derde klinische fase, de gerandomiseerde, gecontroleerde onderzoeksfase van het model (zie figuur 1.1). Deze fase betrof het *effectonderzoek* en het onderzoek naar de *kosteneffectiviteit* van deze ergotherapie-interventie.

Om de eerste onderzoeksvraag naar de effectiviteit van het EDOMAH-programma te beantwoorden werd een gerandomiseerd, gecontroleerd onderzoek uitgevoerd onder 135 ouderen met dementie en hun mantelzorgers. De ouderen met dementie en hun mantelzorgers werden als paar 'at random' verdeeld over ofwel de experimentele groep, dit is de groep die (meteen) ergotherapie kreeg, ofwel de controlegroep, de groep die drie maanden op een wachtlijst werd geplaatst.

De onderzoekers waren blind wat betreft de verdeling over de groepen. Er werd voorafgaand aan de ergotherapie-interventie gemeten en na zes weken en drie maanden follow-up.

Na zes weken bleken de ouderen met dementie uit de ergotherapiegroep sterk verbeterd te zijn op de *primaire uitkomstmaten*. De 'vaardigheden en behoefte aan hulp bij het uitvoeren van dagelijkse activiteiten' waren verbeterd, vergeleken met de ouderen met dementie uit de controlegroep. Bij 84% van deze ouderen met dementie in de ergotherapiegroep trad een klinisch relevante verbetering in vaardigheden op, in vergelijking met 9% verbetering in de controlegroep. Dit verschil bleef behouden na drie maanden follow-up.

Bij de mantelzorgers verbeterde het 'gevoel van competentie' (dat is het gevoel de zorg aan te kunnen). Na zes weken was dit gevoel van competentie sterk verbeterd, maar ook tussen zes en twaalf weken follow-up, dus zes weken na afloop van de ergotherapie-interventie, bleef dit effect behouden en bleken de mantelzorgers zelfs nog vooruitgegaan. De verklaring voor deze stijging van het gevoel van competentie na afloop van de ergotherapie-interventie is waarschijnlijk dat mantelzorgers na afloop van de interventie steeds bekwamer worden in hun nieuwe manier van begeleiden. Dit stond in tegenstelling tot de controlegroep, die ongeveer hetzelfde bleef in de loop van de tijd.[5]

Ook werden er *secundaire uitkomstmaten*, na zes weken en drie maanden follow-up, in kaart gebracht. Dit waren 'kwaliteit van leven', 'stemming' en 'gezondheidstoestand', gemeten bij zowel de cliënten met dementie als hun mantelzorgers. 'Gevoel van controle' werd alleen bij de mantelzorgers gemeten. De resultaten op de secundaire uitkomstmaten laten een vergelijkbaar beeld zien als op de primaire effectmaten. Bij de cliënten uit de ergotherapiegroep was de kwaliteit van leven na zes weken sterk verbeterd, dus direct na afloop van de ergotherapie-interventie. Bij de cliënten uit de controlegroep, was de kwaliteit van leven niet verbeterd en zelfs in geringe mate verslechterd. Ook bij de secundaire uitkomstmaten bleek dat het effect van de ergotherapie-interventie op de kwaliteit van leven bij ouderen met dementie en bij hun mantelzorgers vrijwel geheel behouden bleef na twaalf weken follow-up.[6]

We denken dat de hoge effectiviteit van deze ergotherapie-interventie aan huis te verklaren is uit het feit dat deze ergotherapie-interventie vrijwel alle succesfactoren in zich heeft van diverse psychosociale interventies bij ouderen met dementie en hun mantelzorgers die in de literatuur (o.a. reviews) worden beschreven.[1]

1.3.6 Onderzoek naar de kosteneffectiviteit

De tweede vraag in deze onderzoeksfase was of deze ergotherapie-interventie aan huis ook kosteneffectief was. Voor de berekening van de kosten werd de gezondheidszorgconsumptie van zowel deze ouderen met dementie als van hun mantelzorgers bijgehouden in een dagboek. Vervolgens werd deze gezondheidszorgconsumptie omgerekend naar kostprijzen. Dit betrof zowel de kosten voor medicijngebruik als bijvoorbeeld consulten van huisartsen, de uren thuiszorg die men ontving, maar ook diensten als Tafeltje-dek-je en de uren zorg die werden geleverd door de mantelzorger. De effecten werden berekend op basis van het aantal succesvolle interventies, dit zijn interventies waarbij op alle primaire uitkomstmaten, effect optrad. Na berekening van de incrementele kosteneffectiviteitratio bleek dat er een besparing optrad van 1750 euro per succesvolle ergotherapie-interventie.[7]

Wij adviseren op basis van de in dit onderzoek aangetoonde effectiviteit en kosteneffectiviteit om deze ergotherapie-interventie aan huis bij ouderen met dementie en hun mantelzorgers als voorziening in te voeren in de Nederlandse gezondheidszorg en zorgverzekeringen.

1.3.7 Pilot-implementatieonderzoek

In het UMC St Radboud bleek de interventie volgens dit EDOMAH-programma zeer effectief. Hier werd gewerkt met twee zeer ervaren ergotherapeuten die al meerdere jaren werkzaam waren met ouderen met cognitieve stoornissen (waaronder dementie) en die na geschoold te zijn in deze richtlijn, ook al veel ouderen met dementie en hun mantelzorgers behandeld hadden volgens deze richtlijn (ieder 240 uur) alvorens het onderzoek startte. Daarnaast hadden zij voorafgaand aan dit onderzoek coaching op de werkplek ontvangen en werd er voorafgaand en gedurende het onderzoek door hen veel aan intercollegiale toetsing en intercollegiaal overleg gedaan (één keer per twee weken). Door de diverse projecten die op de afdeling geriatrie werden uitgevoerd in het kader van de ontwikkeling en evaluatie van deze richtlijn, waren de verwijzers, managers en overige disciplines al geïnformeerd en gemotiveerd om mee te werken aan deze ergotherapie-interventie in het kader van het gerandomiseerde, gecontroleerde effectonderzoek (zowel verwijzingen als facilitering door management voor deze ergotherapie-interventie aan huis), waardoor op dat gebied redelijk weinig barrières werden ondervonden.

Het pilot-implementatieonderzoek had tot doel het *inventariseren van de barrières en mogelijkheden tot landelijke implementatie* door middel van focusgroepen onder ergotherapeuten en interviews met verwijzers en managers.

Uit de interviews kwam naar voren dat er bij de ergotherapeuten, verwijzers en managers *barrières voor implementatie* bleken te liggen op alle drie de niveaus:
a de ergotherapeuten gaven aan te weinig implementatievaardigheden te hebben en onzeker te zijn over competenties;

b de verwijzers gaven aan dat ze onbekend waren met de interventie ergotherapie aan huis bij ouderen met dementie en hun mantelzorgers, waardoor zij ook niet verwezen naar deze ergotherapie-interventie aan huis bij dementie;
c de managers gaven aan onbekend te zijn met de vergoeding van extramurale ergotherapie, waardoor zij deze extramurale ergotherapie-interventie ook niet faciliteerden.[16]

In de interviews van het pilot-implementatieonderzoek kwamen de volgende *kansen voor implementatie* naar voren:[16]
a groot draagvlak onder ergotherapeuten;
b hoge prioriteit van Ergotherapie Nederland;
c belang verwijzers: 'iets te bieden' bij dementie;
d belang organisaties: effectieve evidence-based interventie, vergoeding;
e zorgverzekeraars: doeltreffende en doelmatige dienstverlening/product;
f groeiend draagvlak verwijzers, organisaties, zorgverzekeraars door bekendheid: toppublicaties (BMJ), vakbladen, congressen, pers (*NRC Handelsblad, De Telegraaf, de Volkskrant, de Gelderlander*).

1.3.8 Implementatieproject

De doelstelling van het implementatieproject was *landelijke implementatie en evaluatie van het EDOMAH-programma*. De doelgroep zijn verwijzers, managers en ergotherapeuten uit verschillende settings in de gezondheidszorg:
- geestelijke gezondheidszorg;
- verpleeghuizen;
- algemene en academische ziekenhuizen.

De vraagstelling luidde wat de effectiviteit is van een nieuwe, gecombineerde implementatiestrategie voor implementatie van dit EDOMAH-programma vergeleken met de oude, educatieve implementatiestrategie van dit programma. De nieuwe, gecombineerde implementatiestrategie vormt hierbij de experimentele implementatiestrategie. De educatieve implementatiestrategie bestaat uit de gebruikelijke post-hbo-scholing in dit programma en vormt in zekere zin de controle-interventie.

De experimentele gecombineerde implementatiestrategie bestaat naast de gebruikelijke post-hbo-scholing in het EDOMAH-programma uit:
1 informeren en motiveren van managers, verwijzers en ergotherapeuten met betrekking tot de inhoud, effectiviteit en kosteneffectiviteit van dit EDOMAH-programma;
2 feedback en reminders aan managers, verwijzers en ergotherapeuten met betrekking tot toepassing van dit EDOMAH-programma;
3 een webbased systeem ter ondersteuning van de ergotherapeuten om toepassing van de stappen uit het EDOMAH-programma te stimuleren (de kwaliteitsindicatoren), bestaande uit een digitaal overzicht van deze stap-

pen en reminders, met ruimte voor digitale verslaglegging en rapportage en de mogelijkheid tot het opvragen van feedback;
4 implementatiescholing om de competenties van de ergotherapeuten te vergroten in toepassing van dit programma in hun praktijk en instelling;
5 coaching op de werkplek om de ergotherapeuten te ondersteunen bij onzekerheden en praktische toepassingen;
6 regionale netwerken voor ergotherapeuten, verwijzers en managers om uitwisseling van kennis en vaardigheden te stimuleren en voorwaarden te scheppen om ergotherapie volgens dit EDOMAH-programma te verankeren in de organisaties in Nederland.[17]

De uitkomsten van dit implementatieonderzoek zullen worden gepubliceerd in nationale en internationale tijdschriften.

1.4 Samenvatting en conclusie

Het EDOMAH-programma voor de ergotherapie-interventie bij ouderen met dementie en hun mantelzorgers aan huis is een evidence-based programma dat zorgvuldig is ontwikkeld op basis van praktijk, literatuur en onderzoek, en is uitgebreid geëvalueerd volgens de stappen van het continuüm van toenemend bewijs. Er is daadwerkelijk bewijs gevonden voor de effectiviteit en kosteneffectiviteit van het EDOMAH-programma op het niveau van een gerandomiseerd, gecontroleerd onderzoek (RCT). Het EDOMAH-programma wordt inmiddels landelijk geïmplementeerd. Deze publicatie over het EDOMAH-programma is opgebouwd uit een eerste deel met theoretische achtergronden van dit programma, een tweede deel dat de stappen van de praktische toepassing van dit programma in de vorm van een stapsgewijs uitgewerkte richtlijn beschrijft, en een derde deel dat een dvd met praktische vaardigheden en bijbehorende kijkwijzer en de digitale registratieformulieren bevat.

Literatuur

1 Graff, M.J.L. (2008). *Effectiveness and efficiency of community occupational therapy in older people with dementia and their caregivers* (PhD thesis). Enschede: Ipskamp.
2 Melick, M.B.M. van, Graff, M.J.L. (2000). Ergotherapie bij geriatrische patiënten. De standaard voor de ergotherapeutische behandeling van geriatrische patiënten met niet-ernstige cognitieve stoornissen. *Nederlands Tijdschrift voor Ergotherapie, 28,* 176-181.
3 Melick, M.B.M. van, Graff, M.J.L., Mies, L. (1998). *Standaard ergotherapie voor de diagnostiek en behandeling van geriatrische patiënten met niet-ernstige cognitieve stoornissen.* Nijmegen: UMC St Radboud.
4 Graff, M.J.L., & Melick, M.B.M. van (2000). De ontwikkeling, het testen en implementeren van een ergotherapie standaard. De standaard voor de ergotherapeutische behandeling van geriatrische patiënten met niet-ernstige cognitieve stoornissen. *Nederlands Tijdschrift voor Ergotherapie, 28,* 169-174.

5 Graff, M.J.L., Vernooij-Dassen, M.J.F.J., Thijssen, M., Dekker, J., Hoefnagels, W.H.L., & Olde Rikkert, M.G.M. (2006). Community occupational therapy for dementia patients and their primary caregivers: a randomized controlled trial. *BMJ, 333*, 1196 [BMJonline 2006, doi:10.1136/BMJ 39001.688843.BE].

6 Graff, M.J.L., Vernooij-Dassen, M.J.F.J., Thijssen, M., Dekker, J., Hoefnagels, W.H.L., & Olde Rikkert, M.G.M. (2007). Effects of community occupational therapy on quality of life and health status in dementia patients and their primary caregivers: a randomized controlled trial. *Journals of Gerontology Series A: Biological Science and Medical Science, 62*(9), 1002-1009.

7 Graff, M.J.L., Adang, E.M.M., Vernooij-Dassen, M.J.F.J., Dekker, J., Jönsson, L., Thijssen, M., Hoefnagels, W.H.L., & Olde Rikkert, M.G.M. (2008). Community occupational therapy for older patients with dementia and their caregivers: a cost-effectiveness study. *BMJ, 336*, 134-138 [BMJonline 2008, doi:10.1136/BMJ.39408.481898.BE].

8 Grol, R.T.P.M., Everdingen, J.J.E. van, & Casparie, A.F. (1994). *Invoering van richtlijnen en veranderingen. Een handleiding voor de medische, paramedische en verpleegkundige praktijk.* Utrecht: De Tijdstroom.

9 Graff, M.J.L., Vernooij-Dassen, M.J.F.J., Hoefnagels, W.H.L., Dekker, J., & Witte, L.P. de (2003). Occupational therapy at home for older individuals with mild to moderate cognitive impairments and their primary caregivers: a pilot study. *Occupational Therapy Journal of Research, 23*, 155-164.

10 Graff, M.J.L., Vernooij-Dassen, M.J.F.J., Zajec, J., Olde Rikkert, M.G.M., Hoefnagels, W.H.L., & Dekker, J. (2006). How can occupational therapy improve the daily performance and communication of an older patient with dementia and his primary caregiver? A case study. *Dementia, 5*, 503-532.

11 Campbell, M., Fitzpatrick, R., Haines, A., Kinmonth, A.L., Sandercock, P., Speigelhalter, D., & Tyrer, P. (2000). Framework for design and evaluation of complex interventions to improve health. *BMJ, 321*, 694-696.

12 Campbell, N.C., Murray, E., Darbyshire, J., Emery, J., Farmer, A., Griffiths, F., Guthrie, B., Lester, H., Wilson, P., & Kinmonth, A.L. (2007) Designing and evaluating complex interventions to improve health care. *BMJ, 334*, 455-459.

13 Kielhofner, G. (1995). *A model of human occupation: Theory and application*. Baltimore, MD: Lippincott, Williams & Wilkins.

14 Kielhofner, G. (1998). *A model of human occupation: Theory and application* (2nd ed.). Baltimore, MD: Lippincott, Williams & Wilkins.

15 Kinébanian A. & Graff M. Subsidie-aanvraag HBO-raad. Amsterdam/Nijmegen: Innovatiecentrum MOHO, 1996.

16 Leven, N. van 't, Graff, M., Kaijen, M., Swart, B., Olde-Rikkert, M., & Vernooij-Dassen, M. *Facilitating and impeding factors for implementing an effective occupational therapy guideline for older persons with dementia and their informal caregivers* (submitted).

17 Graff, M.J.L., Vernooij-Dassen, M.J.F.J. (2008). Subsidieaanvraag ZONMW. Evaluatie van de implementatie van ergotherapie aan huis bij ouderen met dementie en hun mantelzorgers. ZONMw aanvraag doelmatigheidsronde. Den Haag: ZonMw.

2 Theoretische achtergronden van het EDOMAH-programma

'Een model is een vereenvoudigde weergave van de werkelijkheid.'
(Grol en Wensing)[1]

2.1 Inleiding

Het EDOMAH-programma werd ontwikkeld in de periode 1997-1998 en bevatte de eerste cliëntsysteemgerichte ergotherapierichtlijn in Nederland. Het EDOMAH-programma heette destijds: 'Standaard voor de ergotherapiebehandeling van geriatrische patiënten met niet-ernstige cognitieve stoornissen en hun mantelzorgers'[2-4] en was ontwikkeld voor meer cognitieve stoornissen dan alleen dementie. Vanwege de evidence[5-8] en de praktijkervaring met deze richtlijn bij de doelgroep ouderen met dementie en hun mantelzorger, is het huidige EDOMAH-programma geheel op ouderen met dementie en hun mantelzorgers toegespitst. Het theoretische kader van dit EDOMAH-programma is gelijk gebleven, maar ook met voorbeelden toegespitst op de huidige doelgroep. Het hele ergotherapeutisch proces van dit EDOMAH-programma is gebaseerd op twee theoretische kaders: *het cliëntgecentreerde Model of Human Occupation* (MOHO[9]) en het *systeemgerichte Etnografisch Raamwerk*.[10-11] Daarnaast zijn het plan van aanpak en de uitvoering van deze ergotherapie-interventie eveneens gebaseerd op het *Cognitive Disabilities Model*[12] en het *Consultmodel*.[13,14] Er wordt in de ergotherapie-interventie volgens het EDOMAH-programma ook gebruikgemaakt van *levensverhaalmethoden* en basisprincipes van *belevingsgerichte zorg*.[15-17] De afgelopen jaren is cliëntgecentreerd en systeemgericht werken in de ergotherapie in Nederland meer centraal komen te staan en worden ook andere cliëntgecentreerde en systeemgerichte modellen als kader in de ergotherapie toegepast. De hierboven genoemde modellen, methoden en basisprincipes zijn in het huidige EDOMAH-programma gehandhaafd gebleven omdat deze relevant, effectief en waardevol zijn gebleken voor de ergotherapie-interventie aan huis van ouderen met dementie en hun mantelzorgers.[5-8] De genoemde theoretische grondslagen worden in dit hoofdstuk nader toegelicht.

2.2 Het Model of Human Occupation (MOHO)

Het Model of Human Occupation (MOHO[9,18-20]) werd voor het eerst gepubliceerd in 1980. Het beschrijft het proces van het handelen van de mens vanuit een visie van open systemen. In 1985 is dit holistische model, in een meer uitgewerkte vorm, verschenen in het boek *Model of Human Occupation: theory and application*. In de jaren daarna zijn nog een aantal veranderingen aangebracht en is het model verder uitgewerkt en verschenen in een tweede (1998), derde (2002) en vierde editie (2008). Het MOHO wordt uitgebreid beschreven in de volgende bronnen:

- Expertise Centrum Ergotherapie. *OPHI-II NL. Model of Human Occupation;*[21]
- Kielhofner: *A model of human occupation: Theory and application* (4 ed.).[9]

Hieronder wordt een samenvatting van deze bronnen geven en wordt aan de hand van voorbeelden de toepassing van het MOHO in het EDOMAH-programma toegelicht.

2.2.1 Cliëntgecentreerd werken

'Alleen wanneer de wens van de cliënt wordt gehoord, zal meer kwaliteit van leven worden aangeboord.'
(Stelling proefschrift Maud Graff)[8]

Het MOHO is een *holistisch, cliëntgecentreerd model* waarbij het betekenisvol handelen (occupation based) van een cliënt in de eigen fysieke en sociale omgeving (context based) centraal staat. Het MOHO bevat concepten die de ergotherapeut in staat stelt zich meer bewust te zijn van *het perspectief en de situatie van de cliënt*. Het MOHO wordt om twee redenen cliëntgecentreerd genoemd.

Het MOHO beschouwt *iedere cliënt als een uniek individu*. De karakteristieken van de cliënt bepalen de aard van de interventiedoelen en -strategieën.

Het MOHO beschouwt wat de cliënt met overgave doet, denkt en voelt *(occupational engagement)* als het centrale mechanisme voor verandering.

> **Voorbeeld**
>
> Een herinnering aan een activiteit die een oudere met dementie vroeger met overgave uitvoerde, roept voor hem een gevoel van betrokkenheid en motivatie op en lokt uit tot het opnieuw uitvoeren van deze activiteit. Het is de taak van de ergotherapeut om de betekenis van deze activiteit voor het handelen van de oudere te achterhalen en samen met de oudere en mantelzorger te zoeken naar aangrijpingspunten voor ergotherapie om de oudere opnieuw een gevoel van overgave te laten ervaren. Hierbij wordt gezocht naar mogelijke aanpassing van deze activiteit of van de omgeving, maar kan ook gekozen

> worden voor een andere activiteit die eenzelfde betekenis heeft voor deze oudere.

In de cliëntgecentreerde benadering van het MOHO wordt uitgegaan van *actieve betrokkenheid* van de oudere met dementie en staan de *wensen, behoeften en belevingen van de oudere met dementie* en niet de ziekte en beperkingen van de cliënt centraal. De nadruk wordt gelegd op het *maken van eigen keuzes* door de oudere en de mantelzorger, in samenwerking met hun sociale omgeving en de ergotherapeut. Kielhofner stelt dat het de taak van de ergotherapeut is te bewaken dat de cliënt positieve *succesvolle ervaringen* opdoet in voor de cliënt *betekenisvolle activiteiten*, en dat dit de ervaring van controle, bekwaamheid, plezier en succes kan helpen vergroten. Het MOHO is sterk gericht op het vergroten van de participatie van de cliënt in betekenisvolle activiteiten in de eigen context van het dagelijks leven. Dit geldt in het EDOMAH-programma voor zowel de oudere met dementie als de mantelzorger.

> Wanneer een oudere met dementie complimenten krijgt omdat hijzelf de koffie serveert (die de mantelzorger samen met de benodigde kopjes voor hem heeft klaargezet), zal hij vaker geneigd zijn het initiatief te nemen om koffie te serveren en tot actief handelen te komen wanneer er mensen op bezoek zijn. De mantelzorger kan in die tijd even alleen met het bezoek praten, waardoor zij ook haar verhaal kwijt kan en niet alleen wordt aangesproken in haar rol van verzorger maar ook als persoon.

2.2.2 Focus op het handelen

Het MOHO is een model waarbij het handelen van de mens centraal staat. Onder 'handelen' wordt door het MOHO verstaan:

'The doing of work, play, or activities of daily living within a temporal, physical, and socio-cultural context that characterizes much of human life.'[9]

In het MOHO staan de volgende vragen centraal:
- Hoe is het handelen van een persoon gemotiveerd en georganiseerd in het dagelijks leven?
- Welke activiteiten zijn het meest betekenisvol voor deze persoon en waarom?
- Hoe handelt deze persoon in zijn omgeving?
- Welke problemen ervaart deze persoon in het handelen en hoe ontstaan deze?

- Hoe kan ergotherapie de participatie van mensen in betekenisvol handelen ondersteunen zodat dit bijdraagt aan het fysieke en emotionele welbevinden?

In het EDOMAH-programma worden deze vijf vragen voor zowel de oudere met dementie als de mantelzorger beantwoord. Hierbij wordt gebruikgemaakt van observaties en interviews met betrekking tot het betekenisvol handelen in hun sociale en fysieke handelingsomgeving uit de fase van probleeminventarisatie en -analyse. De aangrijpingspunten voor ergotherapie-interventie worden met de oudere met dementie en mantelzorger besproken in de fase van doelbepaling en plan van aanpak van het EDOMAH-programma.

> Voor een oudere met dementie kan tuinieren een betekenisvolle activiteit vormen omdat hij zich hierin vrij voelt om zelf te bepalen wat hij doet, in zijn eigen tempo kan werken en lekker buiten kan genieten van de natuur, zoals zijn planten, de vogels. Voor de mantelzorger kan het betekenisvol zijn om het huis en de tuin er altijd netjes bij te hebben liggen, om met plezier bezoek te kunnen ontvangen. Wanneer de mantelzorger het tuinieren overneemt omdat dit niet goed genoeg en op tijd gebeurt, kan dit voor beide personen leiden tot een vermindering van welbevinden. De mantelzorger krijgt pijn in haar rug van het zware werk (verminderd fysiek welbevinden) maar is blij met het resultaat van een netjes bijgehouden tuin (toegenomen emotioneel welbevinden). De oudere met dementie ervaart een gevoel van passiviteit en vermoeidheid (verminderd fysiek welbevinden) en voelt zich opgesloten doordat hij de tuin niet meer alleen kan bijhouden, in zijn eigen tempo; hij mist ook de rust en natuur om zich heen (verminderd emotioneel welbevinden).

Het is bij de ergotherapie-interventie van groot belang om erachter te komen welke betekenis mensen aan een activiteit, bijvoorbeeld tuinieren, geven en om vervolgens samen met de oudere en mantelzorger in gesprek te gaan en aangrijpingspunten voor ergotherapie-interventie te formuleren die voor beiden van belang zijn en hun welbevinden (zowel fysiek als emotioneel) kan doen toenemen.

2.2.3 Inhoud en opbouw van het MOHO

In het MOHO wordt gesteld dat alle aspecten van een persoon en zijn omgeving invloed hebben op het handelen (holistische visie). Deze invloed kan beperkend of bevorderend zijn. Voor een verandering in het handelen zijn vaak meerdere strategieën of oplossingen mogelijk, waarbij de cliënt bepaalt wat prioriteit heeft.

Het menselijk handelen en de omgeving beïnvloeden elkaar daarbij voortdurend.

2 Theoretische achtergronden van het EDOMAH-programma

- In het MOHO wordt *het handelen van een persoon* weergegeven als drie met elkaar samenhangende componenten. Dit zijn: de wil, de gewoonte en het uitvoeringsvermogen. Een van de principes van het MOHO is dat alle componenten gelijke invloed hebben. Er is nooit één oorzakelijke factor in de verandering van iemands gedachten, gevoelens of gedrag.
- *Het handelen in de omgeving* vindt plaats op drie niveaus, te weten: participatie, uitvoering en vaardigheden.
- De *participatie in het handelen van de persoon in zijn omgeving* leidt na verloop van tijd tot handelingsidentiteit, handelingscompetentie en handelingsadaptatie.

In figuur 2.1 wordt de interactie tussen de hierboven besproken componenten van een persoon en zijn omgeving schematisch weergegeven.

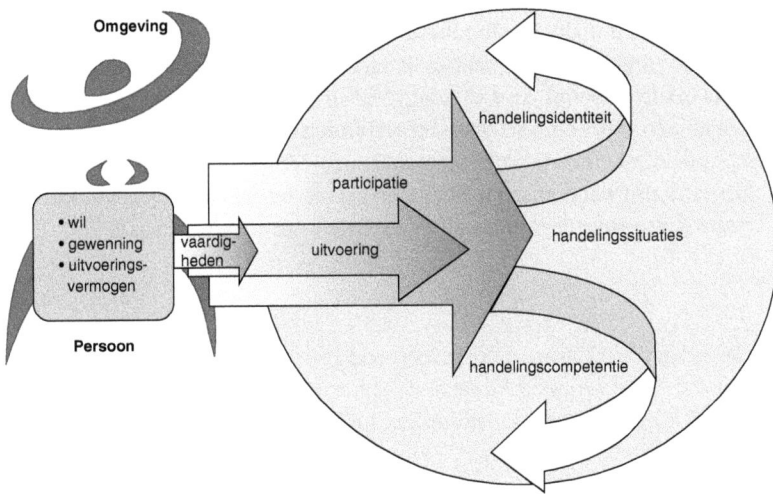

Figuur 2.1
MOHO-basisconcepten.
Bron: OPHI-versie 2.1, Expertisecentrum MOHO 2008; Parkinson, 2006.

Volgens het MOHO vloeit het handelen voort uit samenwerking tussen de drie componenten 'wil', 'gewenning', 'uitvoeringsvermogen' en de omgeving, die voortdurend op gelijk niveau in interactie met elkaar staan, zoals weergegeven in figuur 2.1. Deze componenten tezamen bepalen het gedrag. De mens wordt hierbij gezien als een dynamisch geheel dat onderhevig is aan veranderingen.

> In het ergotherapeutisch proces volgens het EDOMAH-programma worden alle aspecten van de oudere met dementie en mantelzorger in hun omgeving in kaart gebracht in de fase van probleeminventarisatie en -analyse. In de fase van doelbepaling en plan van aanpak bepalen zowel de oudere met dementie

> als de mantelzorger de prioriteiten van de ergotherapie-interventie en bewaakt de ergotherapeut dat de aanpak is gericht op positieve veranderingen waarbij wordt ingespeeld op de mogelijkheden van de oudere met dementie en van de mantelzorger, de mogelijkheden van de activiteit en de omgeving.

2.2.4 Wil

De wil is het *patroon van gedachten en gevoelens* die mensen over zichzelf hebben. Dat patroon ontwikkelt zich en verandert terwijl mensen anticiperen, kiezen, ervaren en interpreteren wat ze doen. De wil is opgebouwd uit drie componenten: persoonlijke effectiviteit, waarden en interesses.
- *Persoonlijke effectiviteit* is het beeld dat mensen hebben van hun eigen mogelijkheden en hun doeltreffendheid.
- *Waarden* zijn wat mensen belangrijk en betekenisvol vinden. Waarden bestaan uit 'persoonlijke overtuigingen' en 'gevoel van verplichting'. Waarden komen voort uit de cultuur en verbinden mensen, ze geven gemeenschappelijke betekenis aan het leven.
- *Interesses* zijn wat mensen leuk vinden of wat hen voldoening geeft. Interesses geven zowel het plezier als de voorkeur in activiteiten aan.

> Als een activiteit succesvol is uitgevoerd en de persoon deze leuk of waardevol vindt, is het waarschijnlijk dat hij de activiteit later opnieuw uitvoert, ook omdat hij weet dat hij deze activiteit doeltreffend kán uitvoeren. Hij schat zijn persoonlijke effectiviteit hoog in.

De wil heeft voortdurend invloed op ons dagelijks leven. De vorming en verandering ervan is een cyclisch proces van 'anticiperen', 'kiezen', 'ervaren' en 'interpreteren'.

De *wil* staat voor hoe ouderen het leven ervaren of vroeger hebben ervaren en hoe ze tegen zichzelf en de wereld aankijken!

2.2.5 Gewenning

Als gevolg van gewenning laten mensen *consequente gedragspatronen* zien. Deze gedragspatronen worden gestuurd door 'gewoonten' en 'geïnternaliseerde rollen'.
- Een *gewoonte* is het op een consistente manier uitvoeren van automatische reacties en handelingen in bekende omgevingen en situaties.
- Een *rol* bestaat uit de door de omgeving en/of persoon zelf bepaalde sociale status en de gedragingen en handelingen die daarbij horen.

2 Theoretische achtergronden van het EDOMAH-programma

Iedereen handelt vanuit bepaalde rollen en maakt zich deze eigen door er een identiteit en uiterlijk aan te koppelen en door handelingen uit te voeren die passen bij die rol.

> Wanneer een oudere met dementie op zijn beperkingen en rol van patiënt wordt aangesproken, zal hij of zij gedrag vertonen dat past bij een patiënt en het onvermogen laten zien dat de omgeving verwacht van een patiënt. Hij zal zich laten verzorgen en passief in een stoel blijven zitten. Wanneer deze oudere wordt aangesproken op krachtige perioden uit zijn leven en bijvoorbeeld op zijn vroegere passie voor tuinieren en de rol van tuinier, zal hij geneigd zijn activiteiten in de tuin te gaan uitvoeren, omdat hij weet dat men dit verwacht van een tuinier. Hierbij zal hij gebruikmaken van oude gewoonten en routines. Het is de taak van de ergotherapeut om gebruik te maken van deze oude gewoonten en routines, en om daarnaast de mogelijkheden tot het aanpassen van de activiteit en omgeving vast te stellen. Doel is om de activiteit succesvol te laten zijn, voor zowel de oudere met dementie als zijn mantelzorger.

2.2.6 Uitvoeringsvermogen

Het uitvoeringsvermogen is *de mogelijkheid om dingen te doen* waarbij de 'objectieve componenten' en de 'subjectieve beleving' een rol spelen.
- De *objectieve componenten* zijn onder andere het bewegingsapparaat, het zenuwstelsel, het hart- longstelsel, het geheugen, de waarneming en de cognitie. Deze worden gebruikt bij het handelen.
- De *subjectieve beleving* is de ervaring of beleving van deze objectieve componenten.

> De fysieke en mentale mogelijkheden en de subjectieve ervaring hiervan door de oudere bepalen mede de motivatie tot handelen. Het is de rol van de ergotherapeut om hier zicht op te krijgen en in de ergotherapie-interventie op een positieve manier in te spelen op de mogelijkheden en belevingen van de oudere.
> Ouderen met dementie kunnen door hun achteruitgang onzeker worden en dit kan leiden tot het vermijden van activiteiten/rollen. Hun subjectieve beleving is dat ze deze activiteiten/rollen niet meer kunnen uitvoeren, in de praktijk blijkt echter vaak dat de oudere meer kan dan hijzelf denkt.

2.2.7 Omgeving

Het handelen krijgt betekenis en wordt altijd beïnvloed door de *fysieke en sociaal-culturele context* waarin het plaatsvindt. Dit wordt de 'omgeving' ofwel

'handelingsomgeving' genoemd. De omgeving heeft invloed op de motivatie, organisatie en uitvoering van het handelen. De omgeving bestaat uit:
- de *ruimten* waarin mensen handelen, de *voorwerpen* die zij gebruiken, de *mensen* waarmee ze contact hebben;
- *sociale groepen* met de handelingsvormen en -taken die daarbij horen. Daarbij wordt het handelen sterk beïnvloed door culturele aspecten en de politieke en economische omstandigheden;
- enerzijds *mogelijkheden en middelen* en anderzijds *eisen en beperkingen*; de interactie tussen de kenmerken van de omgeving en de kenmerken van de persoon bepaalt wat de invloed van de omgeving op die persoon is; deze invloed wordt de omgevingsinvloed (*environmental impact*) genoemd en kan iemand stimuleren of juist remmen in het handelen.

▼ Het ergotherapeutisch redeneren op basis van MOHO richt zich op het begrijpen van de oudere met dementie en de mantelzorger in termen van hun persoonlijke waarden, interesses, capaciteiten en inschatting van de effectiviteit, hun rollen, gewoonten en ervaringen met het uitvoeren van activiteiten en participatie in een betekenisvolle omgeving. Gewenste veranderingen komen voort uit de behoefte van de oudere of vanuit de situatie en omgeving van de oudere. MOHO stelt hierbij dat *'occupational engagement'*, dat wat de oudere met overgave doet, denkt en voelt hierin centraal staat en het aangrijpingspunt vormt voor verandering.

2.2.8 Participatie, uitvoering en vaardigheid

In het handelen onderscheidt het MOHO *drie niveaus*: 'participatie', 'uitvoering' en 'vaardigheid'.
- *Participatie* is handelen in de breedste zin van het woord. Het verwijst naar handelen op het niveau van werk, ontspanning en activiteiten van het dagelijkse leven. De participatie wordt beïnvloed door wil, gewenning, uitvoeringsvermogen en omgeving.
- *Uitvoering* verwijst naar het uitvoeren van een handelingsvorm. Omdat uitvoering vooral voorkomt in de dagelijkse routine, heeft de gewenning hier grote invloed op. Tevens wordt de uitvoering sterk beïnvloed door de omgeving.
- *Vaardigheid* is het meest gedetailleerde niveau. Dit wordt gedefinieerd als observeerbare en doelgerichte acties die een persoon gebruikt tijdens de uitvoering van een handeling. Er worden drie typen vaardigheden onderscheiden. Onder de 'motorische vaardigheden' worden zowel de bewegingen van de persoon als het bewegen van objecten verstaan. 'Procesvaardigheden' bestaan uit het logisch plannen van acties, het selecteren en gebruiken van de juiste middelen en materialen, en het vermogen om de uitvoering van een handeling aan te passen. De 'communicatie- en interactievaardigheden', ten slotte, verwijzen naar het vermogen om intenties en behoeften over te brengen, en het vermogen om sociaal gerichte acties zo te coördineren dat mensen samen met anderen kunnen handelen.

2.2.9 Handelingsidentiteit, -competentie en -situaties

Het leven van de meeste mensen bevat *verschillende soorten van participatie*. Gedurende een periode resulteert deze participatie in 'handelingsidentiteit', 'handelingscompetentie' en 'handelingssituaties'.

- *Handelingsidentiteit* wordt gedefinieerd als een samengesteld beeld van wie iemand is en wie men wil worden als (handelend) mens. Dit wordt gebaseerd op het eigen verleden ten aanzien van participatie. Iemands motivatie, rollen en gewoonten, en subjectieve ervaringen zijn een deel van de identiteit. Het ontwikkelen van een handelingsidentiteit begint met kennis over onze capaciteiten door opgedane ervaring en loopt door tot het vormen van een visie over de toekomst die we verlangen.
- De mate waarin iemand zijn handelingspatroon kan onderhouden, zodat het een goede weergave is van de handelingsidentiteit, wordt de *handelingscompetentie* genoemd. Deze handelingscompetenties zijn daadwerkelijke acties, terwijl de handelingsidentiteit te maken heeft met de betekenis die iemand aan zijn leven geeft. De handelingscompetentie begint bij het op een bepaalde manier inrichten van het dagelijks leven zodat er tegemoet wordt gekomen aan verantwoordelijkheden. Dit breidt zich uit tot het voldoen aan verplichtingen ten aanzien van rollen, en eindigt uiteindelijk bij het bereiken van een bevredigend en interessant leven.
- *Handelingssituaties* worden gedefinieerd als het in de loop van de tijd vormen van een positieve handelingsidentiteit en het bereiken van het juiste niveau van handelingscompetentie, in de specifieke context van iemands omgeving.

Wanneer mensen handelen, vormen of veranderen zij hun eigen capaciteiten, of kiezen zij ervoor om deze te behouden of versterken. Ditzelfde geldt voor hun geloof en denkbeelden. Zodoende is het van belang om *het verhaal over de handelingsgeschiedenis van de oudere met dementie* te begrijpen omdat die geschiedenis de oudere met dementie heeft gevormd. Het creëert een doorlopend levenstraject waarin deoudere met dementie zich bevindt.

> Een oudere (met dementie) heeft al een heel leven achter zich waarin hij is gevormd en geworden tot deze boeiende mens. Het EDOMAH-programma wil een beeld krijgen van dit leven om de identiteit van deze oudere te leren kennen en te weten wat betekenisvol was en is voor deze oudere en waar aangrijpingspunten liggen voor ergotherapie-interventie. Ook al heeft de oudere met dementie moeite met herinneren, hij herinnert zich nog wel wie hij was.

2.3 Levensverhaalmethoden

'Mensen met dementie vergeten veel, maar niet wie ze zijn en waren.'
(Stelling proefschrift Maud Graff)[8]

Levensverhaalmethoden worden vooral toegepast bij mensen die een breuk in de levensloop ervaren, kwetsbaar zijn, en zorg en begeleiding nodig hebben. Dit geldt bijvoorbeeld voor chronisch zieken, zoals ouderen met dementie. Bij ouderen met dementie komt deze breuk in de levenslijn vaak tot uiting op het moment waarop zij grip beginnen te verliezen op hun leven als gevolg van geheugenverlies, hetgeen bij de meeste van hen leidt tot gevoelens van onzekerheid. Bij ouderen met dementie staan herinneringen uit het verleden steeds meer centraal in hun belevingswereld en deze geven houvast. Bij het vertellen van hun levensverhaal en *handelingsgeschiedenis,* de verhalen over vroeger, over de tijd waarin zij competent en in de kracht van hun leven waren, valt bij veel ouderen met dementie het gevoel van afhankelijkheid grotendeels weg. De terugblik op krachtige perioden uit hun leven blijkt in veel gevallen hun identiteit te versterken, het geeft zelfvertrouwen en ondersteunt gevoelens van eigenwaarde. Ook stimuleert het gevoelens van verbondenheid en veiligheid. Door gebruik te maken van levensverhaalmethoden kunnen positieve herinneringen doelbewust worden opgewekt om emoties, stemmingen en gedrag te beïnvloeden.[22]

In het EDOMAH-programma worden herinneringen uit het verleden opgeroepen om betekenisvol handelen in kaart te brengen. Levensverhaalmethoden worden in dit EDOMAH-programma in de fase van probleeminventarisatie en -analyse gebruikt om dicht bij de kracht en identiteit van de oudere met dementie te komen. In deze fase laat de ergotherapeut de oudere met dementie vertellen over zijn handelingsgeschiedenis, over zijn vroegere rollen, interesses, gewoonten, rolgebonden keuzes en belangrijke levensgebeurtenissen, en wordt aan de oudere met dementie gevraagd wat hierin betekenisvol is geweest. Vanuit het perspectief van het verleden wordt geleidelijk de link naar het heden en de toekomst gelegd. Dit levert veel informatie op over wie iemand was en is, en wat belangrijk voor deze persoon was en is. Meestal komen hierbij ook de wensen en behoeften van de oudere met dementie naar voren, die aangrijpingspunt vormen voor het bepalen van doelen en het plan van aanpak van de ergotherapie-interventie.

Het Occupational Performance History Interview (OPHI-II,[23]) is een narratief interviewinstrument dat is gebaseerd op het MOHO, en dat in het EDOMAH-programma wordt gehanteerd om de handelingsgeschiedenis uit het levensverhaal van de oudere met dementie in kaart te brengen. In het EDOMAH-programma is de mantelzorger eveneens cliënt in de ergotherapie-interventie. De beleving van de zorgsituatie en wat betekenisvol voor de mantelzorger is en in het verleden was, wordt in de fase van probleeminventarisatie en -analyse eveneens in kaart gebracht. Daarnaast wordt hierbij gevraagd naar de gewoonten, normen en waarden, en inschatting van de eigen mogelijkheden van de mantelzorger. Dit zijn aspecten die relevant zijn voor het opstellen van doelen en plan van aanpak van een ergotherapie-interventie. Het verhaal van de mantelzorger wordt in kaart gebracht met de methode van het Etnografisch Interviewen[24] en dat past binnen het Etnografisch Raamwerk.[10,11]

2.4 Het Occupational Performance History Interview (OPHI-II NL)

2.4.1 Doel OPHI-II NL

Het OPHI-II NL (OPHI, tweede Nederlandse versie) is een narratief interviewinstrument dat in het EDOMAH-programma wordt gebruikt om de *handelingsgeschiedenis* vanuit het *verhaal van de oudere met dementie* in kaart te brengen, waarbij de beleving van betekenisvolle activiteiten vanuit het perspectief van deze oudere centraal staat. De informatie die met dit instrument verzameld wordt, biedt een raamwerk voor het bepalen van de focus van de ergotherapie-interventie vanuit het perspectief van de oudere met dementie. Doordat de *oudere met dementie eigen ervaringen deelt* kan de ergotherapeut met hem zoeken naar activiteiten, doelen en interventies die goed aansluiten bij zijn handelingsgeschiedenis en persoonlijkheid. Het OPHI-II NL is gefocust op het *betekenisvol handelen en de beleving van het handelen* in het verleden en het heden, en wat dit betekent voor de toekomst van de cliënt. Hiertoe bestrijkt het interview vijf thema's en richt zich daarbij op hoe de identiteit, competentie, situaties en omgeving van de cliënt zijn gevormd. Het OPHI-II NL wordt gebruikt als middel om de ergotherapie-interventie zo *cliëntgecentreerd* mogelijk te laten zijn, en aan te laten sluiten op de beleving van het handelen van de oudere met dementie in zijn eigen omgeving.

Door gebruik te maken van het OPHI-II NL kan de ergotherapeut op flexibele wijze een interview afnemen bij de cliënt. Met de verzamelde gegevens kan de ergotherapeut *een verhaal schrijven over de handelingsgeschiedenis*. Dit geeft een overzicht van de handelingsgebieden die betekenisvol zijn en waren voor de cliënt, de sterke en zwakke kanten van de cliënt en biedt een handvat voor het opstellen van ergotherapiedoelen.

2.4.2 Opbouw OPHI-II NL

Het OPHI-II NL bestaat uit de volgende onderdelen.
1 *Een semigestructureerd interview* om het handelingsverleden van de cliënt te achterhalen, dat is gericht op vijf thema's:
   a Rollen;
   b Dagelijkse routine;
   c Handelingssituaties/omgeving;
   d Activiteit/handelingskeuzes;
   e Beslissende levensgebeurtenissen.
2 *Een verhaal over de handelingsgeschiedenis*, waarin de (kwalitatieve) gegevens uit het interview vanuit het verleden tot het heden in een verhaal worden beschreven en deze geschiedenis eventueel ook grafisch (in een lijn, zoals bij de plots van een toneelstuk waar de lijn omhoog- en omlaaggaat) wordt

weergegeven. Het verhaal over de handelingsgeschiedenis zal over het algemeen alle vijf de thema's van het interview weerspiegelen: gegevens uit de volgende onderdelen komen naar voren: Rollen, Dagelijkse routine, Handelingssituaties/omgeving, Activiteit/handelingskeuzes en Beslissende levensgebeurtenissen.

3 *Scoreschalen*: deze schalen dienen voor interpretatie en kwantificering van het handelen van de oudere met dementie. Ze worden in het EDOMAH-programma niet gebruikt. Interpretatie van het handelen van de oudere met dementie vindt plaats op basis van het verhaal van de oudere met dementie en geeft waardevolle informatie om als aangrijpingspunt van ergotherapie-interventie te gebruiken.

Interpretatie van de ergotherapeutische probleeminventarisatie in een probleemanalyse vindt in het EDOMAH-programma plaats op basis van zowel het verhaal van de oudere met dementie als het verhaal van de mantelzorger, als de observaties van de ergotherapeut (het verhaal van de ergotherapeut).

2.4.3 Gebruik OPHI-II NL

Om effectief gebruik te maken van het OPHI-II NL heeft de ergotherapeut kennis nodig over het doel, de theoretische basis (het MOHO), de inhoud en de toepassingen van het instrument. Wanneer je het OPHI-II NL wilt toepassen wordt geadviseerd om eerst de handleiding hiervan te bestuderen en deze vervolgens te gebruiken als naslagwerk. Deze handleiding is opgenomen in de bijlage en is te vinden op de dvd. Het sleutelwoordenschema uit het OPHI-II NL, dat in deze publicatie apart als bijlage is opgenomen, vormt een handige checklist om te gebruiken tijdens een OPHI-II NL. Deze kan worden geplastificeerd om als kaart mee te nemen op huisbezoek. Daarnaast wordt in deel 2 van het EDOMAH-programma ook stap voor stap beschreven hoe het OPHI-II NL te gebruiken is in de ergotherapie-interventie bij een oudere met dementie.

2.4.4 Doelgroep OPHI-II NL

Het OPHI-II is als interviewinstrument geschikt voor alle volwassenen en ouderen die in staat zijn om te vertellen en zich gebeurtenissen en/of ervaringen uit het leven te kunnen herinneren. Er zijn echter twee uitzonderingen te noemen, die met name te maken hebben met de emotionele en psychische belastbaarheid van een cliënt.
- Cliënten die een zeer geringe draagkracht hebben of weinig belastbaar zijn. Hierbij kan gedacht worden aan cliënten die het gevoel hebben dat ze gefaald hebben in het verleden en daardoor in een soort rouwfase zitten. Of cliënten waaraan geen eisen/verwachtingen gesteld kunnen worden zonder dat ze negatief gedrag gaan vertonen.
- Cliënten die zich erg onveilig of angstig voelen, of waar andere psychische problemen en/of stoornissen een reden vormen om geen OPHI-II NL af

te nemen. Zoals een oudere met een posttraumatische stressstoornis als gevolg van het meemaken van een oorlog.

In het EDOMAH-programma wordt geadviseerd het OPHI-II NL af te nemen bij alle ouderen met dementie waarbij dit mogelijk is. De hierboven genoemde omstandigheden zijn redenen om dit niet te doen en bij deze ouderen wordt geadviseerd om in ieder geval zicht te krijgen op de wil van deze oudere, door gebruik te maken van het observatie-instrument 'Handleiding Observatie Wil-systeem', dat in paragraaf 2.5 van dit hoofdstuk wordt beschreven.

De praktische toepassing van het OPHI-II NL wordt nader beschreven in deel 2 'Praktische toepassing van het EDOMAH-programma' in de fase van probleeminventarisatie en -analyse. Het OPHI-II NL is als instrument met bijbehorende handleiding te vinden op de dvd.

2.5 De HOW (Handleiding Observatie Wil-systeem)

In die situaties waarin het OPHI-II NL niet is af te nemen (zie hierboven) kan de *motivatie* voor betekenisvol handelen van ouderen met dementie door observaties in kaart worden gebracht. Hiervoor wordt het op het MOHO gebaseerde observatie-instrument de Handleiding Observatie Wil-systeem (HOW) gebruikt.

2.5.1 Doel HOW

De HOW is ontwikkeld om door observaties de componenten van de wil te evalueren bij mensen met communicatieve, cognitieve of psychische beperkingen, waarbij afname van een OPHI niet mogelijk is. De HOW wordt dus alleen in bijzondere situaties gehanteerd.

Het instrument is ontwikkeld in de psychiatrie, voor de observatie van de motivaties tot handelen van chronisch psychiatrische patiënten en verstandelijk gehandicapten. Inmiddels is het instrument voor veel doelgroepen toepasbaar met als doel om *door middel van observatiesmotivaties tot betekenisvol handelen in relatie tot verschillende omgevingscontexten in kaart te brengen*. Hierbij worden de waarden, interesses, persoonlijke effectiviteit en positieve en negatieve omgevingsfactoren voor de cliënt door middel van observaties in kaart gebracht.

De HOW probeert hiermee een beeld te krijgen van:
a de optimale omstandigheden waarin de cliënt zijn wil uit;
b de behoeften van de cliënt aan sociale ondersteuning uit de omgeving;
c de verschillende omgevingscontexten die het proces van wilsuiting vergemakkelijken.

De HOW vervangt dus niet het OPHI maar geeft zicht op een van de drie componenten van de persoon, zoals beschreven in het MOHO: de Wil.

2.5.2 Opbouw en gebruik HOW

Tijdens observatiesessies worden cliënten uitgenodigd *verschillende activiteiten in verschillende contexten te exploreren* en hiermee ervaringen op te doen. Het gedrag van de cliënt wordt aan de hand van een scoresysteem op verschillende items beoordeeld. Hierbij kan de cliënt *spontaan, betrokken, aarzelend* of *passief gedrag* laten zien op een observatie-item.

Vooraf verzamelt de ergotherapeut informatie bij de oudere met dementie zelf (voor zover mogelijk) en bij mensen of instanties uit zijn sociale omgeving over welke activiteiten voor de betreffende oudere betekenisvol waren en/of zouden kunnen zijn. Op grond van observatie scoort de ergotherapeut de verschillende items van de HOW in verschillende activiteiten met verschillende niveaus (gemakkelijk tot uitdagend) en aanbiedingsvormen (gestructureerd tot ongestructureerd, verschillende materialen). Hiermee krijgt de ergotherapeut een beeld van de motivatie tot uitvoeren van de activiteiten en welke aspecten daarbij mogelijk betekenisvol zijn. De informatie die is verkregen met betrekking tot de motivatie, de uitvoering en participatie in verschillende soorten en vormen van activiteiten levert aangrijpingspunten op voor ergotherapie-interventie.

Op het samenvattingsformulier van de HOW kunnen de gegevens worden gecombineerd en samengevat in termen van *persoonlijke effectiviteit, waarden* en *interesses*. Hieruit kunnen aandachtspunten voor ergotherapie worden geformuleerd en keuzes voor benaderingswijzen worden gemaakt, waarbij de informatie uit de scorelijsten met betrekking tot de *omgevingscontext* een belangrijke rol speelt.

De HOW is toepasbaar in de thuissituatie, waarbij de groep gevormd wordt door de oudere met dementie, de mantelzorger en de ergotherapeut, en eventueel nog een andere persoon (familielid, buur). Op de dagbehandeling is de HOW zeer goed bruikbaar als observatie-instrument bij een groepsactiviteit, waarbij het zaak is de activiteit en de omgeving wel te wisselen, en de persoon die geobserveerd wordt meerdere keuzes aan te bieden in de structuur van de activiteit, de keuze van materialen en wat betreft omgevingscontexten.

Voor cliënten met cognitieve of communicatieve beperkingen vormt de HOW een geschikt hulpmiddel om in ieder geval enig inzicht te krijgen in de activiteiten waartoe en de omstandigheden waarin een persoon te motiveren is.

De praktische toepassing van de HOW wordt nader beschreven in deel 2 'Praktische toepassing van het EDOMAH-programma' in de fase van probleeminventarisatie en -analyse. De HOW zelf is als instrument met bijbehorende handleiding te vinden op de dvd.

2.6 Het Etnografisch Raamwerk en -Interview

Het Etnografisch Interviewen is een narratieve, belevingsgerichte interviewtechniek waarmee het *verhaal van de mantelzorger* over het *betekenisvol handelen en diens draaglast* in kaart wordt gebracht.

Het Etnografisch Raamwerk werd in 1995 beschreven door Gitlin, Corcoran en Leinmiller-Eckhardt en is gebaseerd op de methode van het Etnografisch Interviewen van Hasselkus.[24] Dit interviewen wordt vervolgens ook door Gitlin[11] beschreven als semigestructureerde interviewmethode voor de mantelzorger. De term 'etnografie' komt uit de antropologie en verwijst naar een onderzoeksmethodologie waarbij geprobeerd wordt om systemen die een cultuur vormen, te begrijpen vanuit het perspectief van de mensen uit die cultuur.

2.6.1 Doel Etnografisch Raamwerk

Het Etnografisch Raamwerk biedt een kader om meer *inzicht* te krijgen in het *perspectief van de mantelzorger*. Inzicht in de *waarde van de zorg om de oudere met dementie voor de mantelzorger*, welke betekenis de mantelzorger aan het zorgen vanuit zijn context geeft en welke visies hij hierop heeft. Het geeft ook *inzicht in de waarden, normen, gewoonten, rollen* en *behoeften van de mantelzorgers als persoon* en welke activiteiten voor hem betekenisvol zijn (of vroeger waren). Dit kunnen activiteiten van de mantelzorger alleen zijn of van de mantelzorger en de oudere met dementie samen. Het Etnografisch Raamwerk bestaat uit vier stappen die hierna afzonderlijk worden toegelicht.[10,11]

Stap 1 – Ga na wie de meest betrokken mantelzorger is

Dit is de mantelzorger die het meest betrokken is bij de zorg om de oudere met dementie. Deze mantelzorger is de *ervaringsexpert* op het gebied van de zorgsituatie.

Stap 2 – Probeer te achterhalen vanuit welk perspectief deze mantelzorger handelt

Dit wordt de 'Emic approach' genoemd. Elke mantelzorger handelt vanuit zijn eigen *perspectief* en visie. In hoofdstuk 5 'De mantelzorger' wordt hier dieper op ingegaan.

Stap 3 – Laat de mantelzorger zijn eigen verhaal vertellen

Vraag door naar de *betekenissen die het zorgen* heeft voor de mantelzorger, vraag naar visies, normen en waarden, gewoonten, rollen en interesses van de mantelzorger. Voer ook observaties uit van de zorgverlening door de mantelzorger, van de veiligheid en mate van aanpassingen in de fysieke omgeving en welke betekenis bepaalde voorwerpen of omgevingselementen hebben voor de mantelzorger.

Stap 4 – Probeer zo te begrijpen welke waarden en overtuigingen het gedrag van de mantelzorger sturen

Hierbij staan drie fundamentele vragen centraal:

1 Wat betekent de stoornis of beperking van de oudere met dementie voor de mantelzorger?
2 Hoe ervaart de mantelzorger de activiteit waarin hij zorg verleent?
3 Wat is de beste behandelstrategie om in te spelen op de mogelijkheden en behoeften van de mantelzorger?

Dit is onderdeel van het professioneel en narratief redeneren van de ergotherapeut en is nader uitgewerkt in hoofdstuk 6.

2.6.2 Etnografisch Interviewen

Etnografisch Interviewen is de methode die in het EDOMAH-programma gebruikt wordt in de fase van probleeminventarisatie en -analyse bij de mantelzorger. Etnografisch Interviewen heeft tot doel de *waarden en normen die het gedrag organiseren* in de zorg voor ouderen met dementie, te onderzoeken *vanuit het perspectief van de mantelzorger* en om *het betekenisvol handelen van de mantelzorger als persoon* in kaart te brengen. De *mantelzorger is* binnen het EDOMAH-programma naast verzorger *ook cliënt*. Datgene wat betekenisvol voor de mantelzorger is en was (voordat zijn familielid dementie kreeg), wordt in het Etnografisch Interviewen eveneens in kaart gebracht. Daarnaast wordt gevraagd naar de gewoonten, normen en waarden, en inschatting van de eigen mogelijkheden van de mantelzorger. Dit zijn aspecten die relevant zijn voor het opstellen van doelen en plan van aanpak voor een ergotherapie-interventie.

Het Etnografisch Interviewen is een methode waarbij gebruikgemaakt wordt van een semigestructureerd interview en waarbij enerzijds de *ervaringen, belevingen en de betekenis van het zorgen* van een mantelzorger in kaart worden gebracht en de daaruit voortvloeiende behoeften. Anderzijds wordt datgene wat betekenisvol handelen is voor een mantelzorger als persoon in kaart gebracht met de daaruit voortvloeiende behoeften. Het dynamische proces van Etnografisch Interviewen gaat uit van een gelijkwaardige relatie tussen de interviewer en de geïnterviewde. De geïnterviewde mantelzorger is de expert op het gebied van zijn eigen situaties, de interviewer is 'lerend' ten opzichte van de informatie die de mantelzorger vertelt. De interviewer is deskundig in de techniek van het Etnografisch Interviewen: het doorvragen naar betekenissen en belevingen van de zorgsituatie voor de mantelzorger en vraagt naar het betekenisvol handelen voor de mantelzorger als persoon en de normen en waarden van de mantelzorger. Door middel van de techniek van het Etnografisch Interviewen is het mogelijk zicht te krijgen op het verhaal van de mantelzorger. Pas als dat verhaal verteld is, is het mogelijk af te leiden aan welke ondersteuning de mantelzorger behoefte heeft. Hierbij wordt ook doorgevraagd naar de feitelijke zorgsituatie, naast de betekenis en beleving daarvan. De techniek van het Etnografisch Interviewen vertoont grote overeenkomsten met het OPHI-II NL. Het is een interview dat doorvraagt naar de *betekenis van het handelen voor een persoon*. Het is echter niet de bedoeling de gehele handelingsgeschiedenis van de mantelzorger in kaart te brengen. In deze zin verschilt de informatie die verkregen wordt met

Etnografisch Interviewen van de informatie verkregen met de OPHI-II NL, die uitgebreider naar de geschiedenis van het handelen (van de cliënt met dementie) vraagt.

> **Uitgangspunten van het Etnografisch Interviewen[10,11,24]**
>
> - De interviewer is de lerende, de mantelzorger de expert.
> - Het interview is semigestructureerd. Start met globale vragen en vraag dan door op basis van hetgeen de mantelzorger vertelt. Geef de mantelzorger de ruimte te vertellen.
> - Probeer aan te sluiten bij de taal van de mantelzorger.
> - Zoek naar thema's, metaforen, die in het verhaal van de mantelzorger terugkomen.
> - Laat regelmatig merken dat je geïnteresseerd bent in wat de mantelzorger vertelt; zorg dat de mantelzorger zich erkend voelt.
> - Let op dat je niet in de expertrol treedt. Laat vooral merken dat jij geen kennis hebt van wat de zorgsituatie voor deze mantelzorger betekent; geef geen oplossingen. Probeer een open houding aan te nemen.
> - Vraag door en zorg dat de mantelzorger de gelegenheid krijgt nauwkeurig te beschrijven wat hij bedoelt.
> - Herhaal regelmatig wat er is gezegd en controleer regelmatig of je het goed begrepen hebt.
> - Het interview is asymmetrisch, dat wil zeggen: zorg ervoor dat de mantelzorger het meest aan het woord is.

De praktische toepassing van het Etnografisch Interviewen wordt nader beschreven in deel 2 'Praktische toepassing van het EDOMAH-programma', in de fase van probleeminventarisatie en -analyse. De gesprekstechniek en richtinggevende vragen van het Etnografisch Interviewen zijn te vinden in de bijlage 2 A, deel 2 'De mantelzorger'.

2.7 Belevingsgerichte zorg

Het EDOMAH-programma is gebaseerd op principes van belevingsgerichte zorg. Belevingsgerichte zorg gaat uit van de *geobserveerde emotionele en sociale behoeften*, en plaatst dit naast de fysieke en psychologische mogelijkheden. Bij belevingsgerichte zorg sluit de communicatie van de hulpverlener aan op de beleving van de oudere met dementie.

2.7.1 Doel belevingsgerichte zorg

Belevingsgerichte zorg is zorg die zoveel mogelijk probeert aan te sluiten bij de *belevingswereld en functionele mogelijkheden van de oudere met dementie*. Hierbij wordt gebruikgemaakt van verschillende belevingsgerichte benaderingwijzen, zoals: *validation* (bevestiging), empathische communicatie), snoezelen/zintuigactivering (contact leggen door geluiden, geuren of knuffels), reminiscentie (ophalen van herinneringen met oude foto's of voorwerpen) en passieve deelnam aan het dagelijks leven (met aandacht voor een prettige lig- of zithouding en het doen van passieve ontspanningsoefeningen). Er zijn twee basisprincipes in de toepassing van deze benaderingswijzen: aan de ene kant de *geobserveerde emotionele en sociale behoeften* van de individuele dementerende en aan de andere kant hun *fysieke en psychologische mogelijkheden*.[15-17]

Bij belevingsgerichte zorg speelt *de ervaringsdeskundigheid van de oudere met dementie* een even grote rol als de professionele deskundigheid van de ergotherapeut of een andere professionele zorgverlener. De zorgverlener moet zich verplaatsen in de kijk die de oudere met dementie heeft op zijn situatie. Daarbij moet de ergotherapeut of zorgverlener beschikken over zeer goede communicatieve vaardigheden.[25] Dit is herkenbaar in de uitgangspunten bij afname van de OPHI-II NL en Etnografisch Interviewen.

De toepassing van principes van belevingsgerichte zorg wordt nader beschreven in hoofdstuk 3 'Dementie' in deel 1 van dit boek.

2.8 Het Cognitive Disabilities Model

Het Cognitive Disabilities Model speelt een rol in de fasen van doelbepaling, plan van aanpak en uitvoering van het EDOMAH-programma.

Het Cognitive Disabilities Model van Claudia Allen[12] is een model dat als uitgangspunt heeft om mensen met cognitieve stoornissen een *zo optimaal mogelijk leven* te laten leiden, gegeven de beperkingen die zij hebben. Het doel is de *intacte cognitieve mogelijkheden* te identificeren en te *versterken, om andere cognitieve stoornissen te compenseren* bij het uitvoeren van noodzakelijke of gewenste activiteiten. Het geeft richting aan ergotherapeuten bij het bedenken van compensaties uit de omgeving bij moeilijke situaties in het dagelijks leven. Daarnaast geeft het model handvatten om iedere normale dagelijkse activiteit zo aan te passen dat de vroegere interesses en gewoonten van de cliënt met een cognitieve stoornis kunnen worden gecontinueerd. Het model biedt *interventiemethoden* waarmee de ergotherapeut mantelzorgers kan leren om adequaat op problemen in het gedrag van de cliënt met cognitieve problemen tijdens de activiteit in te spelen of op te lossen. De ergotherapie-interventie volgens het EDOMAH-programma maakt gebruik van stappen uit dit model.

2.9 Het Consultmodel voor de mantelzorger

Het *Consultmodel* wordt gebruikt in de fase van de uitvoering van het plan van aanpak van het EDOMAH-programma. Het Consultmodel is gebaseerd op het *Adviesprocesmodel* aan de mantelzorger[13,14] en richt zich op het bereiken van een optimale wijze van uitvoeren van activiteiten door de cliënt met dementie en mantelzorger. Het doel daarbij is om de probleemoplossende vaardigheden van de mantelzorger te versterken. Dit Consultmodel en adviesproces vertoont daarom ook veel overeenkomsten met de principes van zelfmanagement.

Bij het vormgeven van het *adviesproces aan de mantelzorger* zijn er een aantal *uitgangspunten*.
- De ergotherapeut is dienstverlener, dat wil zeggen dat de ergotherapeut erop gericht is om de problemen die de mantelzorger en het cliëntsysteem ervaren samen met de mantelzorger te analyseren en de mantelzorger te ondersteunen bij het zoeken naar geschikte oplossingen.
- De mantelzorger gaat actief op zoek naar alternatieven c.q. oplossingen voor de problemen in de zorgsituatie. De ergotherapeut neemt die verantwoordelijkheid niet over, maar helpt de mantelzorger de zorgsituatie adequaat te analyseren, en stimuleert en ondersteunt de mantelzorger bij het zoeken naar oplossingen.
- Concrete ervaringen die de mantelzorger of de oudere met dementie als probleem ervaart zijn het uitgangspunt.
- De relatie tussen de ergotherapeut en mantelzorger is gelijkwaardig. De mantelzorger is expert op het gebied van zijn eigen zorgsituatie, de ergotherapeut is deskundig als adviseur en helpt de mantelzorger het adviesproces adequaat te doorlopen.
- De ergotherapeut geeft het adviesproces zodanig vorm dat het probleemoplossend vermogen van de mantelzorger wordt versterkt en dat deze zich na afloop competenter voelt en meer vertrouwen in eigen capaciteiten heeft.

Er wordt dus een *actieve rol van de mantelzorger* verwacht. Het is belangrijk om hier duidelijk over te zijn en dit vooraf met de mantelzorger af te spreken.

Het *Consultmodel ofwel adviesproces* doorloopt de volgende *fasen*.
1. Het maken van afspraken over de samenwerking.
2. Het maken van een probleemanalyse.
3. Het formuleren van doelstellingen met de HKU-formule.
4. Het verkennen en selecteren van mogelijke acties/probleemoplossingen.
5. Implementatie en evaluatie.

Deze stappen vormen een cyclisch proces. Wanneer een probleem is opgelost, is het proces afgerond. Het kan voorkomen dat het proces meerdere rondes moet doorlopen alvorens het probleem is opgelost. In dat geval wordt er na stap 5 opnieuw gestart bij stap 2.

Fase 1 – Het maken van afspraken over de samenwerking

In het traject gericht op de oudere met dementie en de mantelzorger zijn de ergotherapeut, de mantelzorger en zo mogelijk de oudere met dementie *samen verantwoordelijk* voor de resultaten van de interventie. In het traject gericht op de mantelzorger ligt de verantwoordelijkheid bij de mantelzorger en is de rol van de ergotherapeut ondersteunend. De ergotherapeut en de mantelzorger komen tot afspraken over de wijze waarop het adviesproces uitgevoerd wordt. Het is belangrijk dat dit voor de mantelzorger duidelijk is, omdat het een actieve inbreng vraagt.

Fase 2 – Het maken van een probleemanalyse

In deze fase worden de door de mantelzorger ervaren problemen verhelderd. Hierbij wordt gebruikgemaakt van de techniek van het Etnografisch Interviewen (beschreven in par. 2.6). Doel is dat de *mantelzorger* zijn *eigen verhaal* vertelt en de door hemzelf ervaren problemen in eigen woorden benoemt. Door dit verhaal krijgt de ergotherapeut zicht op hoe de mantelzorger de zorgsituatie ervaart. Dit vormt de basis voor het adviesproces.

Fase 3 – Het formuleren van doelstellingen met de HKU-formule

Uitgangspunt bij het adviesproces en Consultmodel is dat de *mantelzorger verantwoordelijk* is en blijft voor zijn eigen zorgsituatie. Het heeft geen zin om als ergotherapeut de verantwoordelijkheid over te nemen. Het is de kunst de doelstellingen van het adviesproces zo te formuleren dat de mantelzorger de eigen hulpvraag herkent, en dat duidelijk is dat van de mantelzorger een actieve rol wordt verwacht bij het oplossen van het probleem. Hierbij wordt aangeraden de *doelstelling te formuleren volgens de HKJ- of HKU-formule*: 'hoe kun je bereiken dat ...', of: hoe kunt u bereiken dat ...'

Fase 4 – Het verkennen en selecteren van mogelijke acties/probleemoplossingen

a Ervaringsleren *Het uitgangspunt is een ervaring*: een concrete situatie die men heeft meegemaakt en waar men zich achteraf ontevreden over voelt. De ervaring waarvan uit wordt gegaan, doet zich voor in een situatie waarin de mantelzorger met de oudere met dementie te maken heeft. De ergotherapeut is in deze situatie niet aanwezig. Het betreft een ervaring waar de mantelzorger en/of oudere met dementie zich sterk bij betrokken voelen. Door na te denken over wat er is gebeurd (reflectie) en waarom dat gebeurde (vorming van abstracties) kan men bedenken hoe men in een vergelijkbare situatie anders zou kunnen handelen. Dit andere gedrag wordt uitgeprobeerd en geëvalueerd. Het ervaringsleren van Kolb sluit hier nauw bij aan.[26] Door samen met de mantelzorger de verschillende fasen van het cyclische proces (soms meerdere malen) te doorlopen ontstaat bij de mantelzorger in toenemende mate inzicht in de situatie, en kan in kleine stapjes verbetering worden bereikt.

b Reflectie op de ervaring Het doel in deze fase is dat de mantelzorger en de ergotherapeut meer zicht krijgen op de probleemsituatie. Dit is de fase van reflecteren op de ervaring. Het gaat om de *feiten* (wat gebeurt er precies?) en om *de belevingen* (wat betekent dat voor u?). In deze fase is vooral de mantelzorger aan het woord, hij vertelt zijn verhaal. De ergotherapeut heeft een actieve luisterhouding, stelt open vragen, vertoont empathische reacties en gevoelsreflecties, en vat regelmatig samen. Pas als het probleem van de mantelzorger erkend is, kan de ergotherapeut ingaan op de feitelijke kant. Welke vragen over de feitelijke situatie relevant zijn, hangt af van het soort probleem dat zich voordoet. Naast het bevragen van de mantelzorger kan de ergotherapeut ook observaties uitvoeren in de probleemsituatie. De ergotherapeut deelt de bevindingen daarvan vervolgens met de mantelzorger.

c Verklaren van het probleem Als het probleem helder verwoord is en duidelijk is wat de mantelzorger wil bereiken, is het van belang een verklaring te formuleren voor het probleem dat zich voordoet. Pas daarna is het zinvol om na te denken over mogelijke oplossingen.

d Voornemen tot ander handelen Hierna stimuleert de ergotherapeut de mantelzorger om *zoveel mogelijk oplossingen/acties* te bedenken, aanvankelijk zonder een afweging te maken over de haken en ogen die er aan de oplossingen zitten. Een manier om dit te bereiken is, door als ergotherapeut de gegevens uit de eerdere fasen voor de mantelzorger samen te vatten en van hieruit de mantelzorger oplossingen te laten bedenken. De ergotherapeut stelt opnieuw de vraag: *volgens de HKJ- of HKU-formule:* 'Hoe kunt u bereiken dat ...' In deze fase kan het nodig zijn om de mantelzorger eerst van informatie te voorzien, zoals over benaderingswijzen bij gedragsproblemen die samenhangen met de dementie, over hulpmiddelen of voorzieningen. In tweede instantie kan de ergotherapeut zelf oplossingen suggereren en de mantelzorger laten nadenken of dit zou passen. Een oplossing waar de mantelzorger actief aan heeft bijgedragen, zal gemakkelijker worden geaccepteerd en geïmplementeerd. Een *effectief advies* kan worden uitgedrukt in de volgende formule:

$$E = f(K, A, M)$$

Hierbij staat E voor het effect van het advies, dat een functie (f) is van de Kwaliteit (K), mate van Acceptatie (A) en van de mogelijkheid het advies te Managen (M). Een advies is effectief wanneer alle factoren redelijk hoog scoren.

Fase 5 – Implementatie en evaluatie

Deze fase betreft de concrete ervaring en implementatie van het voornemen tot verandering van het handelen. De implementatie speelt zich in de praktijk meestal af tussen de oudere met dementie en de mantelzorger, zonder dat de ergotherapeut erbij is.

In de volgende bijeenkomst met de ergotherapeut wordt de *verandering van het handelen* geëvalueerd en waar nodig bijgesteld, waarbij de voorgaande fasen van verkennen en selecteren van oplossingen, en implementatie opnieuw doorlopen kunnen worden. Wanneer het oorspronkelijke probleem is opgelost kunnen het adviesproces en het Consultmodel voor dit probleem worden afgesloten. Wanneer dit niet het geval is, wordt de cyclus meerdere malen herhaald, tot het probleem is opgelost.

De Consultmodel wordt gehanteerd in de fase van uitvoer van plan van aanpak (hoofdstuk 8) en in deel 2, C 2: 'Mantelzorger'.

2.10 Samenvatting en conclusie

Het MOHO vormt het cliëntgecentreerde en systeemgerichte, centrale theoretische kader van de gehele ergotherapie-interventie volgens het EDOMAH-programma. Daarnaast staat in de gehele ergotherapie-interventie het systeemgerichte, etnografische raamwerk centraal. Het Cognitive Disabilities Model en het Consultmodel zijn eveneens modellen waar in het EDOMAH-programma gebruik van wordt gemaakt in de fase van plan van aanpak en uitvoering. Levensverhaalmethoden, narratieve technieken en principes van belevingsgerichte zorg maken de praktische toepassing van dit theoretisch kader mogelijk in de fase van probleeminventarisatie en -analyse en de fase van doelbepaling bij ouderen met dementie en hun mantelzorgers.

Literatuur

1. Grol, R.T.P.M., Wensing, M.J.P. (2006). *Implementatie, effectieve verandering in de patiëntenzorg.* Derde druk. Reed Business BV.
2. Graff, M.J.L., & Melick, M.B.M. van (2000). De ontwikkeling, het testen en implementeren van een ergotherapie standaard. De standaard voor de ergotherapeutische behandeling van geriatrische patiënten met niet-ernstige cognitieve stoornissen. *Nederlands Tijdschrift voor Ergotherapie, 28,* 169-174.
3. Melick, M.B.M. van, & Graff, M.J.L. (2000). Ergotherapie bij geriatrische patiënten. De standaard voor de ergotherapeutische behandeling van geriatrische patiënten met niet-ernstige cognitieve stoornissen. *Nederlands Tijdschrift voor Ergotherapie, 28,* 176-181.
4. Melick, M.B.M. van, Graff, M.J.L., & Mies, L. (1998). *Standaard ergotherapie voor de diagnostiek en behandeling van geriatrische patiënten met niet-ernstige cognitieve stoornissen.* Nijmegen: UMC St Radboud.
5. Graff, M.J.L., Vernooij-Dassen, M.J.F.J., Thijssen, M., Dekker, J., Hoefnagels, W.H.L., & Olde Rikkert, M.G.M. (2006). Community occupational therapy for dementia patients and their primary caregivers: a randomized controlled trial. *BMJ, 333,* 1196 [BMJonline 2006, doi:10.1136/BMJ 39001.688843.BE].
6. Graff, M.J.L., Vernooij-Dassen, M.J.F.J., Thijssen, M., Dekker, J., Hoefnagels, W.H.L., & Olde Rikkert, M.G.M. (2007). Effects of community occupational therapy on quality of life and health status in dementia patients and their primary caregivers: a randomized controlled trial. *Journals of Gerontology Series A: Biological Science and Medical Science, 62*(9), 1002-1009.

7   Graff, M.J.L., Adang, E.M.M., Vernooij-Dassen, M.J.F.J., Dekker, J., Jönsson, L., Thijssen, M., Hoefnagels, W.H.L., & Olde Rikkert, M.G.M. (2008). Community occupational therapy for older patients with dementia and their caregivers: a cost-effectiveness study. *BMJ, 336*, 134-138 [BMJonline 2008, doi:10.1136/BMJ.39408.481898.BE].

8   Graff, M.J.L. (2008). *Effectiveness and efficiency of community occupational therapy in older people with dementia and their caregivers* (PhD thesis). Enschede: Ipskamp.

9   Kielhofner, G. (2008). *A model of human occupation: Theory and application* (4 ed.). Baltimore, MD: Lippincott, Williams & Wilkins.

10 Gitlin, L.N., Corcoran, M., & Leinmiller-Eckhardt, S. (1995). Understanding the family perspective: an ethnographic framework for providing occupational therapy in the home. *American Journal of Occupational Therapy, 49*(8), 802-808.

11 Gitlin, L.N. (2005). *Occupational Therapy and Dementia Care. The home environmental skill-building program for individuals and families*. Bethesda, MD: AOTA.

12 Allen, C.K., & Blue, T. (1998). Cognitive Disabilities Model: How to make clinical judgements. In: Katz, N. *Cognition and occupation in rehabilitation. Cognitive models for intervention in occupational therapy*. Bethesda, MD: AOTA.

13 Uden, M. van (1997). *Het adviesproces: een consultmodel. Post-HBO cursus: adviseren over zorg en begeleiding*. Amsterdam: HvA.

14 Uden, M. van (1999). Mantelzorgers. In: A. Heijsman, C. Kuijper, & M. Lemette. *De ergotherapeut als adviseur. Methodiek en adviesvaardigheden*. Utrecht: Lemma.

15 Feil, N. (1998). Validation: an emetic approach to the care of dementia. *Clinical gerontologist, 8*(3), 89-94.

16 Finnema, E. (2000). *Emotion oriented care in dementia. A psychosocial approach*. PhD Thesis. Groningen: Stichting Drukkerij C. Regenboog.

17 Kooij, C.H. van der (1999). *Gewoon lief zijn: belevingsgerichte zorg voor de dementerende verpleeghuisbewoner*. Apeldoorn: IMOZ.

18 Kielhofner, G. (1995). *A model of human occupation: Theory and application*. Baltimore, MD: Lippincott, Williams & Wilkins.

19 Kielhofner, G. (1998). *A model of human occupation: Theory and application* (2nd ed.). Baltimore, MD: Lippincott, Williams & Wilkins.

20 Kielhofner, G. (2002). *A model of human occupation: Theory and application* (3rd ed.). Baltimore, MD: Lippincott, Williams & Wilkins.

21 Expertise Centrum Ergotherapie (2008). *OPHI-II NL Model Of Human Occupation. Versie 2.0 en 2.1*. Amsterdam: Hogeschool van Amsterdam, Expertise Centrum Ergotherapie.

22 Mies, L. (2007). Levensverhalen in de praktijk. Interventies in gezondheidszorg en welzijnswerk. In: E. Bohlmeijer, L. Mies, & G. Westerhof. *De betekenis van levensverhalen. Theoretische beschouwingen en toepassingen in onderzoek en praktijk*. Houten: Bohn Stafleu van Loghum, 2007.

23 Riopel-Smith, R., & Kielhofner, G. (1998). *Occupational Performance History Interview II*. Chicago: University of Illinois.

24 Hasselkus, B.R. (1990). Ethnographic Interviewing: A tool for practice with family caregivers for the elderly. *Occupational Therapy Practice, 2*(1), 9-16.

25 Pool, A., Kruyt, J., & Walters, M. (1998). *Zorgen heb je samen, belevingsgerichte zorg in de praktijk, tussen thuis en ziekenhuis*. Utrecht: NIZW.

26 Kolb, D.A. (1984). *Experiential learning*. Englewood Cliffs, NJ.: Prentice Hall.

3 Dementie

'Elke oudere met dementie is uniek.'
(Gedachtegoed MOHO, Kielhofner, 1995)

3.1 Inleiding

Er bestaan verschillende *soorten dementie* en elke dementie heeft haar *eigen kenmerken*. Voor de ergotherapeut is het belangrijk kennis te hebben van het ziektebeeld dementie en de gevolgen hiervan. Enerzijds om het ergotherapeutisch proces goed vorm te geven en anderzijds omdat met name de mantelzorger behoefte heeft aan voorlichting over het ziektebeeld en over wat deze in de toekomst kan verwachten.

Dit hoofdstuk geeft een kort overzicht van de meest voorkomende dementiële beelden en hun kenmerken, de meest voorkomende gedragsproblemen die een gevolg zijn van dementie, landelijke ontwikkelingen rondom dementie, en de huidige mogelijkheden van therapie en zorg.

3.2 Het ziektebeeld dementie

Dementie is een ziekte die vooral zeer oude mensen treft. Het aantal zeer oude mensen in ons land neemt de komende decennia aanzienlijk toe. Als genoemde prevalentiecijfers niet veranderen en curatieve behandelingen uitblijven, zal het aantal mensen met dementie, dat nu ongeveer 230.000 bedraagt, in 2050 zijn opgelopen tot ruim 412.000.[1]

▼ Dementie is een klinisch syndroom dat gekenmerkt wordt door het volgende.
1 *Geheugenstoornissen*: verminderd vermogen nieuwe informatie te leren of zich eerder geleerde informatie te herinneren.
2 Een (of meer) van de volgende *cognitieve stoornissen*:
   a taalstoornis (*afasie*);
   b verminderd vermogen motorische handelingen uit te voeren ondanks intacte motorische functies (*apraxie*);

c onvermogen objecten te herkennen of thuis te brengen ondanks intacte sensorische functies (*agnosie*);
d stoornis in uitvoerende functies (*executieve functies*), dat wil zeggen: plannen maken, organiseren, logische gevolgtrekkingen maken, abstraheren.
3 Bovengenoemde cognitieve stoornissen hebben een duidelijke negatieve invloed op dagelijks functioneren, werk, sociale activiteiten en relaties.
4 De stoornissen komen niet uitsluitend voor tijdens het beloop van een delirium.

Bovengenoemde karakterisering is gebaseerd op de Diagnostic and Statistical Manual of Mental Disorders (DSM-IV[2]), op basis waarvan de diagnose van dementie door een geriater of neuroloog (en soms de huisarts) wordt vastgesteld.

De *meest voorkomende vormen* van dementie zijn de *ziekte van Alzheimer* en *vasculaire dementie*. Hersenonderzoek dat na overlijden bij alzheimerpatiënten wordt uitgevoerd, laat in het weefsel van de hersenen microscopische afwijkingen zien, de zogenaamde plaques en tangles, hetgeen wordt toegeschreven aan een teveel van het eiwit bèta-amyloïde. Daarnaast ziet men ook vaak vasculaire afwijkingen in het hersenweefsel. De veronderstelling is dat de meeste ouderen met dementie – driekwart van de mensen met dementie is ouder dan tachtig jaar – een mengvorm van verschillende dementieën heeft. Het vakgebied van de classificatie van dementieën is nog volop in beweging. In onderzoeken is nog geen mogelijkheid tot genezing van dementie gevonden. Wel is bekend dat risicofactoren bij hart- en vaatziekten, zoals roken, verhoogde bloeddruk en artherosclerose, ook de kans op dementie verhogen, zowel op vasculaire dementie als op alzheimerdementie.

Om tot een diagnose te komen verzamelt de geriater of neuroloog de volgende informatie:
- uit uitgebreid neuropsychologisch onderzoek (uitgevoerd door neuropsycholoog);
- over de onomkeerbaarheid en progressiviteit van de achteruitgang;
- over een mogelijke verstoring van het dagelijks leven (vaak vastgesteld door een ergotherapeut);
- uit aanvullende diagnostiek als een EEG (elektro-encefalogram = hersenfilmpje) of beeldvormende diagnostiek zoals een CT-, MRI- of SPECT-scan; deze aanvullende diagnostiek kan de diagnose dementie ondersteunen, met name in het geval van de vasculaire dementie; de diagnose dementie van het alzheimertype kan nooit met honderd procent zekerheid worden gesteld.[3]

Uiteindelijk gaan alle eerdergenoemde functies achteruit, treedt er incontinentie op, kan de oudere niet meer lopen en overlijdt hij geheel verzwakt. Vanaf het moment van het stellen van de diagnose dementie leven de meesten van hen nog vele jaren, maar overlijden wel eerder dan leeftijdgenoten zonder dementie.

Op basis van lokalisatie in de hersenen kunnen drie groepen dementie onderscheiden worden. Dit zijn de *corticale dementie* (stoornis in de cortex), *subcorticale dementie* (stoornis in vooral de witte stof in het binnenste van de hersenen) en *frontaalkwabdementie* (stoornis in de frontale kwabben van de hersenen). In de praktijk is er vaak sprake van mengvormen van corticale en subcorticale dementie.

Corticale dementie kenmerkt zich door geheugenstoornissen, en hierbij staat afasie, apraxie en agnosie op de voorgrond. Andere functies van de grote hersenen die aangedaan kunnen zijn, zijn redeneren, abstract denken, rekenen, overzicht houden, analyseren en klok kijken.

Bij een subcorticale dementie is er sprake van inkrimping van de hersengedeelten onder de cortex. Bij deze dementie staat de vertraging van het denken en handelen op de voorgrond. Daarnaast zijn er geheugenstoornissen en vaak veranderingen in stemming (depressiviteit, apathie). De geheugenstoornissen bestaan met name uit het moeite hebben met het ophalen van informatie, dat wil zeggen: de informatie is wel aanwezig maar de oudere met dementie kan alleen bij de informatie komen na lang nadenken, of via associaties. Bij het aanbieden van een meerkeuzevraag kan de oudere met dementie wel het goede antwoord geven. De dementie die voorkomt bij de ziekte van Parkinson is de subcorticale dementie.

Er bestaan verschillende uitingsvormen van dementie en elk van deze vormen heeft zijn eigen kenmerken; de meest voorkomende worden in dit hoofdstuk beschreven.

3.2.1 Alzheimerdementie

Dementie van het alzheimertype is de meest voorkomende veroorzaker van dementie: twee derde van de mensen met dementie heeft deze vorm van dementie. Deze dementie wordt gekenmerkt door een *geleidelijk verloop van de ziekte* en begint met subtiele veranderingen in het psychisch functioneren, met name lichte concentratieproblemen of lichte vergeetachtigheid. De geheugenstoornis kenmerkt zich door een inprentingsstoornis: de oudere met alzheimerdementie kan de informatie niet opslaan in zijn geheugen. Hierdoor is reproduceren van de informatie niet mogelijk en kan herkenning achteraf ook niet plaatsvinden; de informatie is immers afwezig in het geheugen. Het denktempo is niet vertraagd; dit geldt ook voor de motoriek. Soms begint deze dementie met alleen vage angstklachten, achterdocht, depressie, suïcidale gedachten of een scala aan lichamelijke klachten waar geen oorzaak voor te vinden is. Het kan voorkomen dat de alzheimerdementie vooraf wordt gegaan door een periode van depressieve klachten zonder psychische oorzaak en dat deze na behandeling weer verdwijnen. Na een of twee jaar blijkt er vervolgens toch sprake van dementie.[3]

De oudere met een beginnende alzheimerdementie laat vaak 'façadegedrag' zien: de oudere met dementie ontkent dat hij problemen met het geheugen heeft en lijkt er overheen te praten ('nee, ik weet niet in welk jaar we leven, maar wat wilt u op mijn leeftijd').

3.2.2 Vasculaire dementie

De term vasculaire dementie verwijst naar iedere vorm van dementie die kan worden toegeschreven aan bloedvatproblemen en doorbloedingsstoornissen van de hersenen, en is ook wel bekend als multi-infarctdementie, aderverkalking of arteriosclerose. De vasculaire dementie is evenals de alzheimerdementie een corticale dementie en heeft ongeveer dezelfde kenmerken als het alzheimertype. De vasculaire dementie kenmerkt zich echter door een *schoksgewijs verloop*. Doordat afsluitingen van de bloedvaten in de hersenen zich van het ene op het andere moment kunnen voordoen, kan de al bestaande achteruitgang in psychisch functioneren plotsklaps overgaan in een veel grotere achteruitgang, waarbij het niveau van functioneren vaak enige tijd stabiel blijft, maar ook weer plotseling opnieuw kan verslechteren. De oudere met een vasculaire dementie heeft lange tijd een goed besef van het verlies van bepaalde hersenfuncties, hetgeen voor hemzelf maar ook voor de omgeving emotioneel zwaar is. Het geheugen blijft vaak nog lange tijd redelijk intact. Vaak is er sprake van een wisselend functioneren bij ouderen met vasculaire dementie.

Grofweg tien tot twintig procent van alle dementieën kan worden toegeschreven aan doorbloedingsproblemen van de hersenen, en bij ongeveer een kwart van de mensen die een CVA doormaken ontstaat deze vorm van dementie.[3]

3.2.3 Lewy-bodydementie

Vermoedelijk is Lewy-bodydementie na de ziekte van Alzheimer en vasculaire dementie de derde meest voorkomende vorm van dementie. Lewy-lichaampjes zijn bepaalde eiwitdeeltjes die bij deze vorm van dementie verspreid in de hersenen voorkomen. Typerend voor deze dementie is dat er dikwijls *visuele hallucinaties* (dingen zien terwijl er eigenlijk niets te zien is), evenals *visuele illusies* (dingen voor iets anders aanzien dan in werkelijkheid het geval is), optreden. Dit ziektebeeld *verloopt erg snel*: in een tijdsbestek van een jaar verslechtert het algemeen functioneren in een rap tempo. De cognitieve toestand van de oudere met Lewy-bodydementie wisselt vaak van dag tot dag, van uur tot uur, van minuut tot minuut. Periodes van redelijk functioneren kunnen afgewisseld worden met periodes van forse verwardheid zodat het lijkt of de oudere delirant is. Uitgesproken geheugenstoornissen kunnen in het begin ontbreken. Indien aanwezig kunnen deze geheugenstoornissen het karakter hebben van stoornissen in het leervermogen zoals bij corticale dementie, of kenmerken hebben van een subcorticale dementie, waarbij vergeetachtigheid met een relatief intacte recognitie bestaat. Ouderen met Lewy-bodydementie kunnen zich vaak slecht concentreren en moeilijk hun aandacht richten. Er is sprake van diverse spierproblemen, waarbij gewoonlijk de verhoogde spierspanning vooropstaat. Valneiging, neiging tot flauwvallen en herhaaldelijk vallen komen bij Lewy-bodydementie vaak voor maar zijn niet noodzakelijk aanwezig om de diagnose te kunnen stellen.[3,4]

3.2.4 Frontotemporale dementie

Frontotemporale dementie kenmerkt zich door een *geleidelijk ontstane gedrags- en persoonlijkheidsverandering, stoornissen in de executieve functies* (uitvoerende functies), met pas veel later in het beloop geheugenstoornissen. De gedragsstoornissen staan in het begin meestal op de voorgrond; daarom wordt vaak in het begin gedacht aan een psychiatrische aandoening. Er kan sprake zijn van een apathiesyndroom (initiatiefverlies, desinteresse, emotionele vervlakking), ontremd gedrag (bijvoorbeeld ontremd koopgedrag, eetgedrag of seksueel gedrag) of stereotiep-dwangmatig gedrag (bijvoorbeeld het uitvoeren van ritualistische handelingen of dwangmatigheid met etenstijden). Daarbij treedt vroeg in het verloop verlies van empathie of emotionele betrokkenheid op, en heeft de oudere met dementie geen of verminderd inzicht in zijn toestand. Ook wordt vaak een reductie van de spontane spraak gezien, die gepaard gaat met woordvindingsstoornissen, en die uiteindelijk kan leiden tot mutisme.[4]

3.2.5 Overige dementieën

De *ziekte van Hungtinton* is een aandoening waarbij dementie optreedt en die zich verder kenmerkt door het *voorkomen van chorea en psychiatrische stoornissen*, vertraagde informatieverwerking en stoornissen in de executieve functies.

De *ziekte van Creutzfeldt-Jakob* is een andere bekende vorm van dementie, die zich vaak op relatief *jonge leeftijd* openbaart, gemiddeld tussen de 45 en 75 jaar. Deze kent een *agressief karakter*: de ziekteduur is gemiddeld zes maanden. In het begin is de diagnose moeilijk te stellen: er is sprake van depressieve stemmingsklachten, lichte geheugenstoornissen of gewichtsverlies, en soms van gedragsproblemen of psychotische symptomen. Vervolgens uiten zich in rap tempo cognitieve en motorische problemen.

3.2.6 Delirant beeld

Een delier is een *acuut hersenfalen* ten gevolge van *stoornissen elders in het lichaam*. Er is altijd sprake van bewustzijnswisselingen, aandachts- en concentratiewisselingen in de loop van de dag, en cognitieve stoornissen en/of waarnemingsstoornissen. Vaak wordt een delier voorafgegaan door symptomen van onrust, angst en prikkelbaarheid, en slaapstoornissen. Een delier komt vaak voor bij ouderen (onder andere als gevolg van een zwakke conditie en cognitieve achteruitgang), zij hebben een verhoogde kans op het krijgen van een delier. Een delier is per definitie nooit chronisch.[3]

3.2.7 Mild Cognitive Impairment (MCI)

Uit onderzoeken blijkt dat met het toenemen van de leeftijd ook het vergeten toeneemt, maar dat dit niet verward moet worden met geheugenverlies of beginnende dementie.[5] De vier meest genoemde vergeetachtigheden bij ouderen met dementie zijn het vergeten om plannen uit te voeren, niet op woorden kunnen komen, namen die niet direct te binnen willen schieten en niet meer precies weten hoe lang iets geleden is.[5] Wanneer geheugenproblemen ernstiger zijn dan de vergeetachtigheid die op oudere leeftijd veel voorkomt, maar toch niet zo ernstig dat er sprake is van dementie, spreekt men van een Mild Cognitive Impairment (MCI).

Bij mensen met een MCI is er sprake van *achteruitgang van een van de denkvaardigheden*, zoals het taalgebruik, het herkennen, de aandacht, het handelen of het plannen, maar meestal betreft de achteruitgang het geheugen. De ernst van de achteruitgang van het geheugen is matig. De geheugenklachten worden bevestigd door de sociale omgeving en de diagnose dementie ontbreekt. Mensen met MCI ondervinden hinder in het dagelijks leven, maar kunnen zich in het algemeen nog goed redden zonder extra hulp. De diagnose MCI wordt evenals dementie vastgesteld door een medisch specialist middels een uitgebreid geheugenonderzoek, vaak uitgevoerd door een neuropsycholoog. Er bestaat nog veel onduidelijkheid over de diagnose MCI. Wel staat vast dat mensen met een MCI een beduidend grotere kans hebben op het ontwikkelen van dementie dan hun leeftijdgenoten zonder MCI: het blijkt dat tien tot dertig procent van de mensen met MCI na twee jaar dementie heeft ontwikkeld.[6]

Volgens Draaisma is het grote verschil tussen ouderdomsvergeetachtigheid en vergeten bij dementie dat de dementerende niet meer weet *dat* hij iets vergeten is.[5] De beperkingen van het geheugen sluiten steeds meer (activiteiten)gebieden af die de oudere eerder met een intact geheugen met veel genoegen bezocht.

3.3 Jong dementerenden

Een dementie waarvan de eerste symptomen zich vóór het 65e levensjaar manifesteren, wordt ook wel *preseniele dementie* genoemd. Jong dementerenden beseffen vaak wel dat ze ziek zijn, maar doordat ze lichamelijk over het algemeen fit zijn, hebben ze de neiging zichzelf beter in te schatten dan ze in werkelijkheid zijn. Gevoelens van machteloosheid, frustratie, somberheid en intens verdriet zijn daarom veel heftiger. Jong dementerenden hebben vaak nog een *actieve rol in de maatschappij*, een relatief jong gezin met jonge partners en soms nog opgroeiende/studerende kinderen. Beslissingen met betrekking tot het maatschappelijk functioneren zijn vaak erg ingrijpend. Het ziekteproces van jong dementerenden gaat meestal sneller dan bij ouderen met dementie, en de verschijnselen als afasie, apraxie en agnosie treden vaak eerder en in ernstiger mate op (Alzheimer Nederland, 2009).

3.4 Gedragsproblemen bij dementie

Veel mensen denken dat de oudere met dementie niets meer weet en dus niet meer voelt. Maar de oudere met dementie heeft en voelt wel degelijk psychische pijn. Angst, achterdocht, neerslachtigheid, boosheid, rusteloosheid en lusteloosheid verminderen het welbevinden van de oudere met dementie.[7]

Volgens Droës en Finnema zien we bij mensen met dementie naast cognitieve stoornissen, die een direct gevolg zijn van de hersendegeneratie, vrijwel altijd ook andere ontregelingen van het psychisch functioneren en het gedrag.[7] Voorbeelden hiervan zijn depressie en angstig gedrag, agitatie, dwaalgedrag, achterdocht, wanen en hallucinaties. In het verleden werden deze ontregelingen ook als min of meer directe gevolgen van de hersendegeneratie beschouwd, maar tegenwoordig heerst de opvatting dat psychologische en sociale factoren – naast de organische – een belangrijke rol kunnen spelen bij de verstoring van het psychische en gedragsmatige evenwicht.

In de literatuur spreekt men over *Behavioural and Psychological Symptoms of Dementia* (BPSD) oftewel *Gedragsmatige en Psychologische Symptomen van Dementie* (GPSD). Bij ongeveer negentig procent van de ouderen met dementie is er op enig moment sprake van probleemgedrag, waarbij de vorm van het probleemgedrag varieert met de ernst van de dementie. Depressie en angst komen het meest voor bij beginnende dementie. Er bestaat een samenhang tussen depressie en agressie, dat wil zeggen dat bij het samengaan van depressie en dementie de kans op agressie groter is. Het hebben van wanen gaat vaak samen met agressie. Vanuit een waan worden soms gewone handelingen als bedreigend ervaren en gaat de oudere zich verdedigen. In het algemeen komen vormen van agitatie (agressie, vloeken, roepen) het meest voor bij ernstige dementie.[3]

Voorbeelden van gedragsproblemen bij dementie

Apathie
Dit kan veroorzaakt worden door het verminderd vermogen tot plannen, en kan verergerd worden doordat veel dingen mislukken en de oudere met dementie hier een naar gevoel aan overhoudt, waardoor de neiging ontstaat om niets meer te doen.

Stemmingsstoornissen
Veel mensen die lijden aan dementie kunnen hierdoor depressief worden.
   Agitatie. Opgewonden, prikkelbaar zijn, fel reageren tot agressie toe, vaak veroorzaakt door verschillende factoren, als verminderd vermogen om vat op de omgeving te krijgen en het niet meer in staat zijn eigen wensen kenbaar te maken.

Angst, wanen en hallucinaties
Veel ouderen met dementie hebben als gevolg van het verliezen van de grip op hun leven zeer angstige gevoelens. Daarnaast kan het zijn dat zij door deze angst onbewust vluchten in een andere werkelijkheid, waardoor wanen en hallucinaties ontstaan.

Ontremming
Veel ouderen met dementie hebben (tijdelijk) last van ontremming, dat wil zeggen dat ze niet kunnen stoppen met handelen, of handelingen vertonen op een plaats of ten opzichte van iemand waar dat niet gepast is.

Vluchtgedrag
Veel ouderen met dementie hebben niet meer de mogelijkheid om hun situatie te beïnvloeden of om aan te geven dat iets te belastend is. In plaats daarvan lopen ze vaak weg.

Uit de analyses van de casuïstiek en van de ervaring van de ergotherapeuten die voor het promotieonderzoek van Graff[8] het EDOMAH-programma hebben uitgevoerd, blijkt dat ergotherapeutische interventies vaak gericht zijn op het vergroten van de onafhankelijkheid, het leren omgaan met het initiatiefverlies en het stimuleren van de oudere om weer plezierige activiteiten uit te gaan voeren. Het niet meer hebben van plezierige ervaringen speelt vaak een rol bij het ontstaan van stemmingsstoornissen bij ouderen met dementie.

3.4.1 Apathie

Uit onderzoek blijkt dat er geen consensus bestaat over de diagnostische criteria voor apathie als syndroom. Meestal wordt apathie gedefinieerd als een motivatieprobleem, zichtbaar in *verminderd doelgericht handelen* en *achteruitgang in cognitie*.[9]

Belangrijkste symptomen van apathie[3]

- Anderen moeten activiteiten aandragen en structureren.
- Zich niet inspannen.
- Geen interesse tonen, ook niet voor nieuwe dingen.
- Geen belangstelling tonen voor de eigen problemen.
- Verminderde uitingen van emoties.
- Verminderd affect.

Apathie komt veel voor bij dementie. Van de mensen die lijden aan frontale dementie lijdt ongeveer 77% aan apathie. Mensen die depressief en dement zijn, lijden in vijftig procent van de gevallen aan apathie. Apathie kan blijvend of tijdelijk van aard zijn. Een tijdelijke apathie kan een normale reactie zijn op verlies van bijvoorbeeld een dierbare of op verminderde gezondheid. Blijvende apathie heeft meestal een neurologische oorzaak, zoals bij dementie, waarbij er verbindingen in de hersenen verloren gaan en de hoeveelheid van de diverse overdrachtstoffen kan verminderen. Dit leidt tot het niet meer kunnen uitvoeren van handelingen (apraxie) en/of niet genoeg energie hebben voor het uitvoeren van handelingen.[3] De ernst van de apathie is echter niet altijd evenredig aan de ernst van de apraxie, en het initiatiefverlies kan niet alleen verklaard worden vanuit de neurologische stoornis. Medicatie, sociale en omgevingfactoren, en stress kunnen ook een rol spelen. Veel medicijnen die gegeven worden tegen pijn of gedragsproblemen werken versuffend en verergeren de apathie. Daarnaast kan dementie leiden tot armoede aan ideeën, het vergeten van gebeurtenissen en moeite hebben met het bedenken van zaken, waardoor het deelnemen aan sociale contacten steeds moeilijker wordt. Omgevingsfactoren kunnen ook een belangrijke rol spelen in het in stand houden en/of verergeren van de apathie. Door dementie wordt de omgeving van ouderen beperkt: zelfstandig buitenshuis vertoeven is vaak onmogelijk. Anderzijds leidt de handelingsarmoede ertoe dat de oudere minder uit zijn omgeving haalt. Het is dus heel belangrijk dat de omgeving niet te veel maar ook niet te weinig prikkels biedt.

Door de dementie vallen vaak veel leuke activiteiten weg, waardoor de tevredenheid van ouderen met dementie vaak lager is. Tegelijkertijd lopen hun pogingen om iets te bereiken vaak stuk op onmacht (niet kunnen) of onmogelijkheden (de omgeving laat het niet toe iets te doen). De frustratie van het wel willen en niet kunnen leidt ertoe dat veel pogingen om iets te doen een negatief gevoel opleveren, waardoor uiteindelijk geen pogingen meer worden gedaan om iets te ondernemen. Het gevolg is apathie.[3]. Stress kan deze apathie verergeren. Als dementerenden gestimuleerd worden tot het uitvoeren van activiteiten die of te makkelijk of te moeilijk zijn, dan levert dit vaak stress op. Door de hoge stress wordt dan het tegenovergestelde bereikt van wat eigenlijk de bedoeling was, en de oudere met dementie voelt zich nog meer geblokkeerd. Het gevolg is dat de oudere met dementie steeds meer (onbewust) de activiteit gaat vermijden die dat vervelende gevoel oproept, waardoor hij in een vicieuze cirkel terechtkomt.

Apathie en wat te doen?

Wanneer de oudere met dementie apathisch gedrag vertoont, is het heel belangrijk te achterhalen waar dit gedrag vandaan komt. Ligt het aan de ernst van de dementie of aan het soort dementie? Apathie komt immers bij frontotemporale dementie al in een vroeg stadium voor. Is er bijvoorbeeld sprake van een sombere stemming? Is de oudere met dementie faalangstig, en durft hij niets meer te ondernemen omdat er dan ook niets mis kan gaan? Is de omgeving niet prikkelend genoeg, bijvoorbeeld omdat er de laatste tijd bijna niemand meer langskomt? Zijn de huidige (deel)activiteiten/taken te moeilijk, waardoor de oudere steeds weer geconfronteerd wordt met zijn achteruitgang? Is de omgeving te druk, zijn er te veel prikkels, wat de oudere met dementie niet meer kan verwerken?

De juiste begeleiding bij apathie is *individuele begeleiding*, afgestemd op die ene persoon met zijn normen, waarden en identiteit. In het algemeen kan worden gezegd dat de oudere met dementie met apathisch gedrag, baat heeft bij een veilige omgeving waarin de oudere met dementie uitgenodigd wordt (deel)handelingen uit te voeren die succes opleveren en die door de omgeving worden bekrachtigd. Dit geeft hem een gevoel van waardering, hetgeen een stimulans vormt om de volgende keer ook weer iets te ondernemen. Een vast ritme in het leven geeft de oudere met dementie houvast en verkleint de onzekerheid. Structuur, bijvoorbeeld in de vorm van een dagprogramma op papier, maakt dat de oudere met dementie weer regie over zijn dag krijgt. Het is niet altijd nodig om erg actief te zijn. Ook passieve activiteiten, zoals buiten op een bankje zitten of luisteren naar muziek, kunnen een plezierig gevoel geven. [3]

Uit onderzoek in het kader van de MAAstricht Study of BEhaviour in Dementia (MAASBED) blijkt dat mantelzorgers van ouderen met dementie apathie als grootste gedragsprobleem ervaren.

> 'Dat lusteloze gehang, daar werd ik dol van. Kom op man, dacht ik wel eens, doe eens een keertje je best! ... Soms wilde ik hem het liefst door elkaar rammelen, zo nijdig kon ik ervan worden. Nee, natuurlijk heb ik dat nooit gedaan ... Ik zie ook wel in dat hij er niets aan kan doen. Het was niet een kwestie van niet willen, maar van niet kunnen. Het was gewoon die nare ziekte ...'
> Bron: Zorgboek Dementie[10]

3.4.2 Depressie

Hoewel depressiviteit in het onderzoek naar de effectiviteit van het EDOMAH-programma om onderzoeksredenen als exclusiecriterium werd gehanteerd, is het voor de ergotherapie-interventie bij ouderen met dementie wel belangrijk om depressieve klachten te herkennen, omdat depressie niet alleen een negatieve invloed heeft op de stemming maar ook op initiatiefname en motivatie. Het EDOMAH-programma kan ook worden toegepast bij ouderen met alleen een depressie of met een depressie naast een dementie. Ouderen met dementie die ook depressief zijn, functioneren slechter op het gebied van cognitie en ADL. Bij bestrijding van de depressie gaan die ouderen met dementie op deze twee gebieden weer beter functioneren.

Wat is een depressie?

Depressie is een *ziekelijke aandoening en veel erger dan somber gestemd* zijn omdat er van alles tegenzit. Een depressie bij dementie kent globaal drie groepen symptomen: stemmingssymptomen, symptomen veroorzaakt door de dementie, en lichamelijke symptomen. Het is moeilijk vast te stellen welke symptomen te wijten zijn aan de dementie en welke aan de depressie. Het vaststellen van de diagnose van depressie bij dementie is niet eenvoudig en moet bij voorkeur worden gesteld door een geriater, gerontoloog en/of psychiater.

Uit onderzoek blijkt dat depressie bij dementie vaak voorkomt: schattingen lopen op tot ongeveer vijftig procent van de mensen met dementie.[3] Ernstige depressie komt met name voor bij ouderen die al eerder psychiatrische aandoeningen hebben gehad. Over het algemeen zijn *lichtere vormen* van depressie bij dementie een *reactie op het besef* bij de oudere *dat hij achteruitgaat*.

Stemmingsklachten kunnen bij ouderen met dementie sterk wisselen, van dag tot dag, waardoor het de ene week lijkt of er sprake is van een depressie en de volgende week weer niet. Bovendien is het niet helemaal duidelijk of de klachten van een depressie bij ouderen met dementie anders zijn dan bij ouderen zonder dementie. Onderzoeken spreken elkaar tegen, maar waarschijnlijk ziet een depressie er bij een demente niet echt anders uit, met mogelijk een uitzondering voor mensen met een ernstige dementie. Hierbij kan de depressie zich atypisch voordoen, bijvoorbeeld in de vorm van schreeuwen, slaan of automutilatie. Er is wel overeenstemming over het feit dat somberheid en interesseverlies de meest gebruikelijke kenmerken zijn bij depressieve ouderen met dementie. De overige 'gebruikelijke' depressiesymptomen die kunnen voorkomen zijn schuldgevoelens, minderwaardigheidsgevoelens, suïcidaliteit, slechte concentratie, verminderde eetlust en gewichtsverlies, (door)slaapproblemen, moeheid, obstipatie et cetera. Het lastige is dat sommige van deze klachten ook kunnen voorkomen bij dementie zonder depressie. Het is in concrete gevallen daarom niet alleen belangrijk om te observeren of er depressieve klachten bestaan, maar vooral te observeren (of aan de familie te vragen) of de klachten toenemen.

Bij de alzheimerdementie blijkt ernstige depressie minder vaak voor te komen dan matige depressie. Bij vasculaire dementie hebben de mensen vaker een zware depressie dan een lichte, maar enige voorzichtigheid is hier wel op zijn plaats. Ouderen met een vasculaire dementie lijken depressief omdat ze erg geremd zijn, maar bij navraag geven ze aan zich niet depressief te voelen. Er zijn geen gegevens bekend over depressie bij ouderen met Lewybodydementie. Het is echter goed voor te stellen dat het snel wisselende cognitief functioneren tot depressieve gevoelens kan leiden.

Eerder hebben we bij het gedragsprobleem apathie gezien dat de oudere met dementie in een vicieuze cirkel terecht kan komen. Het principe van de vicieuze cirkel kan ook een rol spelen bij ouderen met een beginnende dementie en sombere gevoelens. De oudere met dementie kan zich eenzaam en somber voelen, en hierbij gedachten hebben als 'ik kan niets meer'. Deze sombere en verdrietige gedachten leiden vaak tot terugtrekgedrag en/of passief gedrag. Alle (selectieve) aandacht gaat dan naar de nadelen van de huidige situatie, bijvoorbeeld 'ik heb hulp nodig, ik kan niets alleen'. Als naasten in de omgeving de zorg ook inderdaad gaan overnemen, dan wordt de oudere bekrachtigd in het feit dat hij niets meer kan, en blijft de vicieuze cirkel bestaan.

Depressie en wat te doen?

Wanneer de diagnose depressie door een arts gesteld is, zijn er verschillende mogelijkheden voor therapie.[3].

- *Medicijnen*, de zogenaamde antidepressiva. Belangrijk om te weten is dat deze medicijnen pas na zes weken goed gaan werken en bijwerkingen hebben als een droge mond, trillerigheid, potentiestoornissen, wazig zien en hartklachten.
- *Beweging.*
- Veel *leuke dingen* doen, ook passieve activiteiten.
- *Lichttherapie.*

Zoals eerder vermeld blijkt uit het onderzoek van Graff en collega's dat de stemming van ouderen met dementie na tien uur ergotherapie aan huis is verbeterd.[11] Het samen met de oudere en de mantelzorger zoeken naar activiteiten waaraan de oudere weer plezier kan ontlenen, heeft hier mogelijk in belangrijke mate aan bijgedragen.

Wanneer er sprake is van sombere gevoelens als reactie op achteruitgang in functioneren, is het belangrijk samen met de oudere en/of mantelzorger deze gevoelens te benoemen en een verband te leggen met het uitvoeren van activiteiten. Indien de oudere met dementie door zijn sombere gevoelens moeite heeft met initiatief nemen en de neiging heeft activiteiten te vermijden, dan is raadzaam uitleg te geven over de vicieuze cirkel. Het is goed hierbij ook het gedrag van de mantelzorger te benoemen en uit te leggen hoe deze de oudere kan helpen bij het doorbreken van het initiatiefloze gedrag. Verder is het belangrijk te laten zien hoe mantelzorgers soms onbedoeld het passieve gedrag van de oudere kunnen bevestigen door bijvoorbeeld te veel activiteiten uit handen te nemen of te meevoelend te zijn. Veel belangrijker is het de oudere te belonen als hij leuke activiteiten onderneemt of zelf initiatieven toont (zonder dat hier een prestatie aan vastzit).

3.5 Landelijke ontwikkelingen

Dementie is niet te genezen. Antidementiemiddelen, zoals cholinesteraseremmers die gegeven worden voor ouderen met een beginnende alzheimerdementie, helpen niet om dementie te genezen. Deze medicijnen leiden slechts tot een lichte afremming van de achteruitgang en hebben veel bijwerkingen. Echter, de symptomen van dementie zijn wel te verminderen door een juiste keuze van zorg, begeleiding en behandeling. Er is veel te verwachten van symptoombestrijding en van interventies die het welbevinden van de oudere met dementie en zijn mantelzorger op een aanvaardbaar niveau kunnen houden. Maatwerk en een individuele benadering zijn hierbij belangrijk, omdat de ziekte niet alleen lichamelijke maar vooral ook psychosociale problemen met zich meebrengt. Het tijdig signaleren van comorbiditeit bij de oudere met dementie en van overbelasting van de mantelzorger is een belangrijk aandachtspunt in de huidige en toekomstige zorg voor de steeds groter wordende groep dementerenden en hun naasten. De Gezondheidsraad constateert in het *Rapport Dementie*[1] dat er weinig onderzoek beschikbaar is om de effectiviteit van interventies aan te tonen, en dat samenhang en integratie van geboden voorzieningen aan ouderen met dementie en hun mantelzorgers veelal ontbreekt. De Gezondheidsraad benadrukt hierbij het belang van interventies die zich richten op het welbevinden van de oudere met dementie én van de mantelzorger.

Vanwege de grote diversiteit in het aanbod van voorzieningen aan dementerenden en hun mantelzorgers was het Ministerie van Volksgezondheid, Welzijn en Sport, in samenwerking met ZonMw, Vilans, Alzheimer Nederland en het CBO, een Landelijk Dementie Programma (LDP) gestart, met als doel de zorg en samenwerking in de zorg rondom ouderen met dementie en hun mantelzorgers te verbeteren middels regionale actieprogramma's. In de periode dat dit programma liep (2005-2008) zijn 57 regio's in Nederland actief geschoold. Uiteindelijk was het de bedoeling ketenzorg rondom dementie te ontwikkelen, zodat de dementerende vanaf het begin tot het einde mogelijkheden heeft om zorg in te schakelen. In het kader van het LDP heeft Alzheimer Nederland veertien probleemgebieden benoemd waar de oudere met dementie en mantelzorger mee te maken krijgen. Vooral in de eerste fase van dementie is er veel behoefte aan informatie over het ziektebeeld en hoe ermee is om te gaan. In de latere fase is ondersteuning van de mantelzorger essentieel. Mantelzorgers geven aan het belangrijk te vinden goed geïnformeerd te worden over het zorgaanbod, en van begin tot eind een vast contactpersoon te hebben.[12] Hieruit blijkt dat voorlichting aan ouderen met dementie en mantelzorger, en aandacht voor de problemen van de mantelzorger een belangrijke plaats innemen in de begeleiding van ouderen met dementie.

Ook regionaal zijn er vele ontwikkelingen rondom dementie. Vanaf 2002 zijn er in bepaalde regio's dementieconsulenten werkzaam. Deze functie is ingesteld om in een vroegtijdig stadium continuïteit te bieden op het gebied van informatie, advies, steun, psychosociale begeleiding en bemiddeling. De dementieconsulent werkt onafhankelijk van zorgaanbieders en heeft als doel bij te dragen aan het verhogen van de kwaliteit van zorg thuis, het verhogen van de kwaliteit van leven voor dementerenden en mantelzorger, en het voorkomen van onnodige opname. In verschillende andere regio's bestaan aanverwante functies met andere benamingen, zoals casemanager, ouderenadviseur of vertrouwenspersoon.

3.6 Dementie en therapie

De vraag of geheugentraining zinvol is bij ouderen met dementie is niet zo eenvoudig te beantwoorden. De opstellers van het protocol Cognitieve Revalidatie van Niet-aangeboren Hersenletsel[13] sluiten ouderen met een dementie uit, omdat de behandelwijze zoals geschetst in dit protocol een te groot beroep doet op resterende cognitieve mogelijkheden van de cliënt.

Hierbij volgen zij de mening van Berg en Schmidt.[14] Cliënten moeten in staat zijn de geheugenstrategieën te begrijpen, te onthouden en toe te passen in het dagelijks leven. Berg en Schmidt zien strategietraining gericht op het geheugen als een methode om informatie te vinden, met als doel die te kunnen toepassen in verschillende taken. De cliënt moet dus kunnen generaliseren. Geschikte vormen van geheugentherapie bij ouderen met dementie zijn volgens hen het inslijpen van makkelijke taken en het aanpassen van de omgeving.

Verder blijkt uit het protocol Cognitieve Revalidatie van Niet-aangeboren Hersenletsel dat:
- geheugentraining het meest effectief is wanneer cliënten enigszins onafhankelijk functioneren in het dagelijks leven, zelf inzicht hebben in hun geheugenproblemen, en in staat en gemotiveerd zijn om continu actief en zelfstandig geheugenstrategieën te gebruiken;
- is aangetoond dat compensatietraining (het aanleren van het gebruik van zowel externe als interne strategieën) effectief is bij patiënten met lichte geheugenstoornissen;
- is aangetoond dat bij patiënten met matige tot ernstige geheugenstoornissen training van specifieke vaardigheden in functionele situaties effectief is.

Acevedo en Loewenstein concluderen op basis van uitgebreid literatuuronderzoek dat er behoefte is aan gedegen gerandomiseerde trials gericht op cognitieve interventies bij ouderen, inclusief ouderen met alzheimer en vasculaire dementie.[15] Verschillende onderzoeken laten zien dat *geheugentraining* voor ouderen met alzheimer *aantoonbaar effect* heeft op het verbeteren van geheugenvaardigheden zoals het benoemen van voorwerpen, het herinneren van persoonlijke informatie, het leren van naam-gezichtcombinaties en voorwerpen gekoppeld aan een vaste plaats. Ouderen met ernstige stoornissen in het episodisch geheugen blijken in staat nieuwe motorische vaardigheden te leren. De conclusie van de onderzoekers is dat de laatste ontwikkelingen op het gebied van geheugentraining bij ouderen met dementie veelbelovend zijn en dat verder onderzoek gewenst is. Desondanks vragen de onderzoekers zich af of interventies gericht op het *trainen van functionele* vaardigheden niet *effectiever* zijn dan het trainen van cognitieve processen die de functionele vaardigheden ondersteunen. Dit blijkt in ieder geval wel uit de resultaten van het onderzoek van Graff en collega's.[8,16] In dit onderzoek werd een significante verbetering in het dagelijks functioneren bij ouderen met dementie aangetoond na afloop van ergotherapie aan huis, waarbij met name de functionele vaardigheden in betekenisvolle dagelijkse activiteiten waren getraind.

Ook Hazelhof en collega's stellen dat de ervaring leert dat ouderen met dementie nog in staat zijn om de volgende zaken te onthouden.[3]
- *Gevoel*: de oudere met dementie kan zich misschien niet meer herinneren wat je komt doen, maar hij kan zich wel het gevoel herinneren dat hoorde bij het vorige bezoek. Daarom is het ook heel belangrijk een bezoek altijd met een positief gevoel af te sluiten.

- *Gezichten*: ouderen met dementie kunnen vaak nog gezichten onthouden en het gevoel dat erbij hoort.
- *Ritmes*: elke dag dezelfde handeling op dezelfde tijd uitvoeren bouwt een vast ritme op waar de oudere met dementie steun aan heeft. In het begin van de dementie leveren ritme en structuur informatie waardoor de oudere met dementie zich beter kan oriënteren; later in de dementie worden structuur en ritme gebruikt ter herkenning. Bijvoorbeeld als de oudere elke dag begint met een lekker ontbijtje, dan is het opstaan gemakkelijker omdat dit gevoelsmatig gekoppeld is aan een prettig begin van de dag.

Ouderen met dementie onthouden gevoel en dus zijn zij gevoelig voor beloning. Dit betekent dat gedragsproblemen beïnvloed kunnen worden: positief gedrag kan bekrachtigd worden en negatief gedrag kan genegeerd worden, om op deze manier gewenst gedrag uit te lokken. Vele benaderingen bij dementie maken gebruik van dit principe, zo zal blijken in de volgende paragraaf.

3.7 Benaderingswijzen bij dementie

3.7.1 Algemene benaderingswijze van ouderen met dementie

Dementie kent verschillende stadia, en de *ernst van de dementie* vraagt steeds om een *andere manier van communiceren* en omgaan met de oudere met dementie. Desondanks bestaan er basisregels in de omgang met ouderen met een dementie.[10,17]

Benader de oudere als een individu, door:
- op een volwassen manier te communiceren met de oudere;
- respect te hebben voor de persoonlijke biografie van de oudere.

Toon respect, bijvoorbeeld door:
- niet ongevraagd te tutoyeren of met de voornaam aan te spreken;
- de privacy van de oudere in acht te nemen;
- niet over hem/haar praten waar diegene bij is.

Laat de oudere met dementie zoveel mogelijk zelf keuzes maken Het maken van eigen keuzes geeft een gevoel van controle. Dit is erg belangrijk voor de oudere die toch al met verlies wordt geconfronteerd. Omdat een volledige vrijheid van keuze bij de oudere met dementie meestal niet mogelijk is, moeten de keuzes zodanig worden afgebakend (bijvoorbeeld in aantal) dat de oudere met dementie controle ervaart door de *mogelijkheid* om te kunnen kiezen. Averell beschrijft drie typen van controle, te weten:[18]
- *uitvoerende controle*: door handelingen zelf te verrichten, behoudt de oudere met dementie een gevoel van controle, bijvoorbeeld door zelf de deur dicht te maken ter waarborging van de privacy;

- *cognitieve controle*: de oudere is op de hoogte van testuitslagen of krijgt bijvoorbeeld feedback op zijn gedrag;
- *controle van beslissen*: de oudere kiest zelf tussen twee of meer opties.

Benader ouderen met dementie zo normaal mogelijk, door:
- rekening te houden met leeftijd en persoonlijke voorkeuren, bijvoorbeeld met smaak en waarden van de oudere bij de keuze van materialen;
- ouderen met dementie te helpen weer deel te nemen aan sociale relaties in hun eigen omgeving;
- ouderen met dementie aan te spreken op hun mogelijkheden en niet hun beperkingen.

Luister vooral goed naar de lichaamstaal van de oudere met dementie en haast de oudere niet in zijn communicatie:
- maak gebruik van korte en eenvoudige zinnen;
- stimuleer antwoorden en herhalingen;
- maak gebruik van vroegere gebeurtenissen om een brug te bouwen naar het heden;
- beperk de conversatie tot een specifiek onderwerp;
- gebruik en stimuleer humor;
- geef steeds commentaar op gebeurtenissen rondom de oudere met dementie.

Zorg voor overzicht:
- doe of vraag één ding tegelijk;
- volg bekende patronen;
- maak taken eenvoudig;
- biedt regelmaat en rust;
- overleg met elkaar wat gedaan gaat worden;
- biedt een vertrouwde omgeving aan.

Probeer de sensorische gebreken zoveel mogelijk te compenseren:
- maak gebruik van hulpmiddelen;
- pas de omgeving aan, denk daarbij aan goed licht en vermindering van achtergrondgeluiden;
- maak oogcontact/spreek op gelijk niveau met de oudere met dementie;
- spreek langzaam en duidelijk, schreeuw niet;
- vraag eerst aandacht, alvorens te gaan praten;
- stimuleer om objecten te voelen, te ruiken en/of te proeven;
- vermijd grote groepen en ruimten, dezen nodigen niet uit om contacten te leggen.

3.7.2 Belevingsgerichte zorg

In de zorgverlening van ouderen met dementie worden de subjectieve ervaringen van mensen met een dementie en de individuele manier waarop zij omgaan met de gevolgen van hun ziekte steeds belangrijker gevonden. Wanneer de persoonlijke ervaringen van de oudere met dementie het uitgangspunt zijn van de zorg, spreekt men van belevingsgerichte zorg.

Belevingsgerichte zorg wordt op verschillende manieren omschreven.[7] Belevingsgerichte zorg wordt bijvoorbeeld gedefinieerd als zorg die is gericht op het verbeteren van het emotionele en sociale functioneren van mensen met dementie, door hen te begeleiden in het omgaan met de gevolgen van de ziekte, en door aan te sluiten bij de individuele mogelijkheden en de subjectieve beleving. Het is goed ons ervan bewust te zijn dat deze definitie is opgesteld vanuit een bepaald theoretisch perspectief, namelijk dat van aanpassing en 'coping'. In dit perspectief wordt verondersteld dat mensen die dementeren niet alleen geconfronteerd worden met cognitieve gevolgen van hun ziekte – zoals stoornissen in het geheugen, de oriëntatie, de taal en het handelen – maar eveneens met emotionele en sociale gevolgen. En ook dat zij, bewust of onbewust, te midden van al die veranderingen proberen een zeker evenwicht te bewaren.

Het 'verlaagde-stressdrempelmodel' van Hall en Buckwalter gaat ervan uit dat de kans op gedragsstoornissen bij dementie niet alleen toeneemt door de voortschrijdende hersendegeneratie, maar ook doordat de patiënt in het verloop van de ziekte eerder stress ervaart.[7] De op dit model gebaseerde zorg richt zich op het verlagen van de stress door de omgeving aan te passen aan het stresstolerantieniveau van de dementerende, bijvoorbeeld door structuur te bieden en allerlei prikkels op de afdeling te verminderen (minder geluid, kleine groepen, rustige kleuren enzovoort). Het 'adaptatiemodel' van Droës gaat ervan uit dat de oudere met dementie moeite heeft met het uitvoeren van adaptieve taken en dat de oudere ondersteund moet worden in het verder aanpassen van zijn gedrag. Voor de zorg betekent dit model dat men in geval van gedragsproblemen steeds moet proberen te achterhalen of de dementerende moeite heeft met een van de adaptieve taken. Heeft men het vermoeden dat dit zo is, dan worden de begeleiding en de ondersteuning vooral daarop gericht.[7]

Belevingsgerichte zorg wordt vanuit verschillende theoretische perspectieven geboden. Maar bij al deze theorieën is het centrale uitgangspunt dat mensen met dementie begeleiding nodig hebben die aansluit bij hun individuele mogelijkheden en hun belevingswereld.

Uit onderzoek is gebleken dat belevingsgerichte benaderingen de tevredenheid van mensen met dementie vergroten, de communicatie verbeteren, en de inactiviteit, agressie, agitatie en angst verminderen.

Bij belevingsgerichte zorg worden principes gebruikt voortkomend uit verschillende benaderingen, zoals realiteitsoriëntatiebegeleiding, validation, warme zorg, reminiscentie en snoezelen.[7]

Belevingsgerichte zorg wordt ook beschreven in hoofdstuk 2 'Theoretische achtergronden van het EDOMAH-programma' in deel 1 van dit boek.

Realiteitsoriëntatiebegeleiding (ROB)

Bij ROB ligt de nadruk op de *oriëntatie op de werkelijkheid*, zoals we die met z'n allen zien. De belangrijkste basisprincipes zijn het bieden van duidelijkheid, veiligheid en vertrouwen. Het benadrukken van het realiteitsbesef is vooral bestemd voor ouderen met dementie die zich in het eerste stadium van dementie bevinden. Deze ouderen voelen zich onveilig door het besef dat ze steeds meer vergeten. Informatie en/of hulpmiddelen die hen helpen zich te oriënteren in het hier en nu bieden hen in dit geval houvast. Doelen van ROB zijn het verminderen van de verwardheid, het leren omgaan met verlies van cognitieve functies en het bevorderen van zelfstandig functioneren. Daarnaast biedt ROB zorgverleners handvatten voor de omgang met de cognitieve stoornissen bij ouderen met een beginnende dementie.[3]

Validation

Bij de *validation*-benadering staat het *inleven in de belevingswereld van de oudere met dementie* centraal, waarbij empathie het sleutelwoord is. Als de dementie voortschrijdt heeft de oudere met dementie geen behoefte meer aan hulp om zich te oriënteren, maar veel meer aan het hebben van contact, om gevoelsmatig begrepen te worden. De doelstellingen van validation zijn het herstellen van gevoelens van eigenwaarde, het verminderen van stress en het helpen verwerken van onverwerkte gevoelens uit het verleden, zonder diepgaand de problemen te analyseren en te interpreteren. Naomi Feillis, de grondlegster van deze benadering, heeft zich voornamelijk gebaseerd op het ontwikkelingsmodel van Erikson, die de menselijke ontwikkeling beschouwt als een levenslang proces met acht opeenvolgende stadia, die alle doorlopen moeten worden om te komen tot ego-integriteit en het op een positieve manier kunnen afronden van het leven. Feill heeft hier een negende stadium aan toegevoegd voor ouderen met cognitieve stoornissen, waarin het aandacht geven aan niet-verwerkte emoties en gevoelens uit de levensloop centraal staat.[7]

Warme zorg

Warme zorg is zorg voor dementerenden waarbij door middel van huiselijkheid, kleinschaligheid en een goede relatie tussen de dementerende en de zorgverlener het gevoel van veiligheid bevorderd wordt. Deze benadering komt voort uit de *gehechtheidstheorie* van Bowlby. Bowly verstaat onder gehechtheidsgedrag gedrag dat gericht is op het verkrijgen en behouden van de nabijheid van iemand waaraan men gehecht is.

De Nederlandse psycholoog Bère Miesen gebruikte de gehechtheidstheorie om het fenomeen van ouderfixatie bij mensen met dementie te verklaren. Miesen ontdekte dat mensen vaker gehechtheidsgedrag vertonen, naarmate zij meer cognitieve stoornissen hebben. Op basis van deze bevindingen ontwikkelde men in Engeland een educatief programma om verpleeghuispersoneel te leren de emotionele behoeften van demente bewoners beter in te schatten. Dit programma bleek een succes: de bewoners kregen meer aandacht en waren minder angstig.[7]

Reminiscentie

Bij *reminiscentie* worden met hulpmiddelen als foto's *herinneringen opgehaald* om zo makkelijker een gesprek aan te gaan en de oudere met dementie plezierige momenten te laten beleven. De nadruk ligt op positieve herinneringen.[10]

Snoezelen

Bij *snoezelen* worden *aangename zintuiglijke prikkels* aangereikt aan de dementerende, zoals geuren, aanraking met zachte materialen, lichteffecten.[10]

Belevingsgerichte zorg kan vanuit verschillende theoretische perspectieven worden geboden, en de keuze voor een bepaald theoretisch model hoeft andere benaderingen vanuit andere theorieën niet automatisch uit te sluiten. De keuze voor een benadering is niet alleen vanuit een theoretisch perspectief te beantwoorden. Uitgangspunt is steeds de individuele persoon met dementie, met zijn functionele mogelijkheden en zijn behoeften.

Het kiezen van de juiste benadering is in het individuele geval zelden een eenvoudige opgave. Het gebruikmaken van kennis en kunde, uitgaande van bovenstaande theorieën, in combinatie met gevoelsmatig en intuïtief handelen zijn belangrijke onderdelen van een professionele handelwijze. Wanneer de ergotherapeut erin slaagt om aan te sluiten bij de belevingswereld van de dementerende, draagt dit direct bij aan zijn kwaliteit van leven.

Hoe meer kennis je hebt over benaderingswijzen en hoe meer je je deze hebt eigen gemaakt, hoe meer openheid en zelfvertrouwen je uitstraalt. In de praktijk betekent dit veel met elkaar overleggen, zowel met de mantelzorger als met professionals uit de zorgketen, zoals wijkverpleegkundigen/verzorgenden en andere paramedici.[19]

3.7.3 Benaderingswijzen en fasen van dementie

Cora van der Kooij onderscheidt *vier fasen van dementie*.[20] De ouderen die hebben deelgenomen aan het onderzoek van Graff[8] zijn gediagnosticeerd met een milde tot matige dementie volgens de normen van de Brief Cognitive Rating Scale (BCRS) en zouden volgens het schema van Van der Kooij grotendeels behoren tot fase 1 en 2.

Van der Kooij omschrijft de vier fasen van het dementieproces in termen van de ik-beleving: het bedreigde, verdwaalde, verborgen en verzonken ik.

Bedreigd ik

Deze fase kenmerkt zich door *grote onzekerheid*, gevoel van bedreiging en angst voor verlies. Hierdoor zie je vaak een gespannen houding en mimiek. Deze ouderen met dementie hebben veel behoefte aan houvast, regels en structuur. Ze zoeken veiligheid bij anderen die wel zeker lijken van zichzelf (bijvoorbeeld de ergotherapeut) en hebben behoefte aan informatie gebaseerd op feiten. Verliezen worden nog vaak ontkend en gaten in het geheugen worden verbloemd door middel van confabuleren. Emoties worden zoveel mogelijk beheerst, en geprojecteerd op de buitenwereld, bijvoorbeeld 'die Jan gaat achteruit, die kan ook niets meer onthouden'.

Oogbewegingen en handelingen zijn doelgericht, waarbij het vasthouden aan oude gewoonten en rollen erg belangrijk is.

Structuur betekent houvast en dat kan bereikt worden door bijvoorbeeld een duidelijke dagindeling, een vaste plek in de woonkamer, vaste gewoonten, steeds terugkerende grapjes, gezegden en gebaren.

Verdwaald ik

Als de dementie zich verder ontwikkelt, vervaagt het onderscheid tussen verleden, heden en toekomst, net als het verschil tussen 'de werkelijkheid' en de innerlijke belevingswereld. Mensen raken als het ware *verdwaald in hun eigen innerlijke werkelijkheid*. In deze fase van 'verdwaald-ik-beleving' willen mensen gevoelsmatig begrepen worden, ze hebben behoefte aan contact, nabijheid en saamhorigheid. Het is in deze fase van de dementie nog heel goed mogelijk met ouderen met dementie van gedachten te wisselen, maar de gesprekspartner moet de lijn van het gesprek vasthouden, woorden aanreiken en conclusies trekken.

Dementerenden in deze fase nemen graag passief deel aan activiteiten: ze voelen zich fijn in een groep zonder dat ze veel hoeven te presteren. Ze genieten van het bezig zijn van anderen. Hun gevoel van eigenwaarde ontlenen zij aan respect voor de mens die zij waren en aan contact met de mens die zij nu zijn.

Verborgen ik

De ouderen met dementie in deze fase *lijken in zichzelf verzonken* en niet meer open voor contact. Echter, wie toch probeert contact te maken, zal merken dat dit nog mogelijk is. Je moet als het ware op zoek naar het ik van de oudere met dementie. Het contact maken moet worden afgestemd op de behoeften van de dementerende: spiegelen van lichaamshouding en beweging, oogcontact, aanraken. Contact maken is sterk gericht op lichamelijk en zintuiglijk ervaren. Veel mensen staan in deze fase nog open voor vrolijkheid, muziek, beweging en levendigheid. Het belangrijkste is dat er een wisselwerking is en wederkerigheid ontstaat.

Verzonken ik

Als er *geen wederkerigheid meer mogelijk* is, is er sprake van de 'verzonken-ik-beleving'. Mensen in deze fase lijken echter nog wel te kunnen genieten van passief samenzijn, koestering en zintuiglijke prikkeling, wat zij laten zien door een glimlach, ontspanning in de lichaamshouding of een moment van oogcontact. Ook de oudere waarbij het ik zover 'weggezonken' is heeft nog steeds behoefte aan veiligheid en liefde.

3.8 Samenvatting en conclusie

Het hebben van kennis over de verschillende groepen en vormen van dementie, hun verloop en de invloed hiervan op het gedrag, is essentieel in de begeleiding van ouderen met een dementie en hun mantelzorgers. Niet alleen organische factoren als de hersendegeneratie, maar ook psychologische en sociale factoren verstoren het evenwicht van de oudere met dementie. De subjectieve ervaringen van ouderen met dementie en de individuele manier waarop zij met de gevolgen van de ziekte omgaan, worden daarom in de zorgverlening steeds belangrijker gevonden. Wanneer de persoonlijke ervaringen uitgangspunt zijn van de zorg spreekt men van belevingsgerichte zorg. Belevingsgerichte zorg is gebaseerd op uiteenlopende theoretische perspectieven. De combinatie van kennis van deze perspectieven en een open en vertrouwenwekkende houding vormt de kern van het professioneel handelen bij ouderen met dementie.

Voor de ergotherapie betekent dit dat in de begeleiding van ouderen met dementie en hun mantelzorgers de beleving van de oudere centraal staat. Voor de ene oudere is (een gevoel van) zelfstandigheid belangrijk en voor de andere oudere staat het hebben van plezier in een activiteit op de voorgrond. De uitdaging voor de ergotherapeut is de activiteit te laten aansluiten op de beleving van de oudere, zodat zijn gevoel van eigenwaarde behouden blijft, en de mantelzorger deelgenoot te maken van deze positieve ervaringen.

Literatuur

1. Gezondheidsraad (2002). *Rapport Dementie* (Publicatie nr. 2002/04). Den Haag: Gezondheidsraad.
2. American Psychiatric Association (APA) (1994). *Diagnostic and Statistical Manual of Mental Disorders (DSM-IV)*. Washinghton, DC: American Psychiatric Association.
3. Hazelhof, T., Garenfeld, W., & Verdonschot, T. (2004). *Dementie en psychiatrie in woord en beeld*. Maarssen: Elsevier Gezondheidszorg.
4. Weinstein, H.C., Jonker, C., & Scheltens, Ph. (2003). *Dementie handboek, een beknopte leidraad voor de praktijk* (2e druk). Utrecht: Alzheimer Centrum VUmc.
5. Draaisma, D. (2008). *De heimweefabriek. Geheugen, tijd & ouderdom*. Groningen: Historische Uitgeverij.
6. Joosten, L., Berg, S. van den, & Teunisse, J.-P. (2007). *Help me even herinneren, een gids voor mensen met milde geheugenproblemen en hun naasten*. Houten: Bohn Stafleu van Loghum.
7. Droës, R., & Finnema, E. (2002). Belevingsgerichte zorg bij dementie (1), theorie en dagelijkse zorg. *Denkbeeld*, augustus 2001.
8. Graff, M. (2008). *Effectiveness and efficiency of community occupational therapy for older people with dementia and their caregivers* (Proefschrift). Enschede: Ipskamp.
9. Starkstein, S.E. (2008). The nosological position of apathy in clinical practice, *Journal of Neurology, Neurosurgery and Psychiatry*, In: www.ouderenpsychiatrie.nl. 0: juup.2007.136895v1.

10 Coene, D., Kok, S., & Kollaard, S. (2004). *Zorgboek Dementie*. Amsterdam: Stichting September.

11 Graff, M.J.L., Vernooij-Dassen, M.J.F.J., Thijssen, M., Dekker, J., Hoefnagels, W.H.L., & Olde Rikkert, M.G.M., (2007). Effects of community occupational therapy on quality of life and health status in dementia patients and their primary caregivers: a randomized controlled trial. *Journals of Gerontology Series A: Biological Science and Medical Science*, 62(9),1002-1009.

12 Broek, L. van den, Corpeleijn, S., Denis, R., Meerveld, J., & Schumacher, J. (2008). *Vier jaar LDP: dementie op de kaart*. Alphen aan den Rijn: Vilans, CBO en Alzheimer Nederland.

13 Rasquin, S.M.C., & Heugten, C.M. van (2007). *Richtlijn Cognitieve Revalidatie Niet-aangeboren Hersenletsel*. Consortium Cognitieve Revalidatie.

14 Berg, I.J., & Schmidt, I.W. (2002). Cognitive rehabilitation of memory disorders. In W.H. Brouwer, A.H. van Zomeren, I.J. Berg, A. Bouma, & E.H.F. de Haan (Eds.), *Cognitive rehabilitation: a clinical neuropsychological approach* (pp. 143-165). Amsterdam: Boom.

15 Acevedo, A., & Loewenstein, D.A. (2007). Nonpharmacological cognitive interventions in aging end dementia, *Journal of Geriatric Psychiatry and Neurology, 20,* 239.

16 Graff, M.J.L., Vernooij-Dassen, M.J.M., Thijssen, M., Dekker, J., Hoefnagels, W.H.L., & Olde Rikkert, M.G.M. (2006). Community based occupational therapy for patients with dementia and their caregivers: a randomised controlled trial. *BMJ,333*, 1196 [BMJonline 2006, doi:10.1136/bmj.39001.688843.BE].

17 Holden, U., & Woods, R.T. (1995). *Positive approaches to dementia care*. New York: Churchill Livingstone.

18 Kiernat, J.M. (1987). Promoting independence and autonomy through environmental approaches. *Top Geriatric Rehabilitation, 3*(1), 1-6.

19 Kooij, C. van der (2001). Belevingsgerichte zorg bij dementie (2). *Denkbeeld*, oktober 2001, 16-20.

20 Kooij, C. van der (2009). *Ik-beleving in de dementie, een overzicht van de observatiepunten voor de gedragskenmerken van de verschillende fasen van Ik-beleving bij dementie*. Retrieved [2009], from http://www.imoz.nl.

4 De oudere met dementie

'Ik weet zeker dat ik vanmorgen mijn tas nog had! ... geloof ik.'
(Citaat van oudere met dementie, 2007)

4.1 Inleiding

In dit hoofdstuk wordt beschreven hoe de *huidige gezonde oudere, de kwetsbare oudere en de oudere met dementie* worden gezien in de literatuur. Ouderen worden in de loop van de tijd geconfronteerd met achteruitgang in fysieke, psychische en sociale mogelijkheden. Dit hindert hen in het uitvoeren van dagelijkse activiteiten, het vervullen van bepaalde rollen en het deelnemen aan sociale activiteiten.

In dit hoofdstuk worden kenmerken van de oudere met dementie besproken in hun relatie tot de ergotherapie-interventie. De ergotherapeut kan met deze factoren rekening houden, wanneer de ergotherapie-interventie wordt gestart. 'De oudere' wordt in dit hoofdstuk met 'hij' aangeduid, hiervoor kan ook 'zij' worden gelezen.

Belangrijke begrippen in dit hoofdstuk zijn: *motivatie, gebruikmaken van levensverhalen, betekenisvolle activiteiten, autonomie, veilige omgeving, vaste gewoonten* en *aanpassen activiteiten*.

4.2 De gezonde oudere

De positie van ouderen in de samenleving is de afgelopen jaren veranderd. Dankzij de toegenomen levensduur, het uitstel van gezondheidsproblemen en de gunstige uittredingsregelingen zijn ouderen van nu veel langer actief en zichtbaar in maatschappelijke verbanden dan voorheen.[1]

In de literatuur wordt de term 'oudere' verschillend omschreven. Sommige auteurs verstaan onder ouderen alle personen van een leeftijd van 55 jaar en ouder[2], anderen hanteren de grens van 65 jaar, omdat vanaf deze leeftijd de kans op ziekten en beperkingen, en de vraag naar verzorging en verpleging toeneemt.[3] Ook worden termen gebruikt als 'jongere ouderen', 'toekomstige ouderen' versus 'oudere ouderen' en 'huidige ouderen', waarbij met de laatste termen de 85-plussers worden aangeduid en met de eerste alle leeftijden daaronder.

De levensverwachting van de mens neemt toe en ook het aantal ouderen in Nederland zal toenemen. Naar verwachting zijn in 2035 bijna zes miljoen mensen ouder dan 55 jaar, waarvan bijna vier miljoen 65-plusser. Ter vergelijking: in 1975 waren er 2,6 miljoen ouderen in de leeftijd van 65 en ouder.

Niet alleen het aandeel van ouderen in de bevolking is de afgelopen jaren toegenomen, ook hun opleidingsniveau, inkomenspositie en gezondheid zijn verbeterd.[2,4] Ouderen onderhouden tegenwoordig betere relaties met hun sociale netwerk dan voorheen. Vermoedelijk is dit een positief effect van het nog steeds stijgende opleidingsniveau van ouderen.[5]

Volgens Bergsma zou de huidige groep ouderen *vitaler, gelukkiger en tevredener* zijn dan enige andere generatie ouderen in het verleden.[6] De jongere ouderen blijken actiever, mondiger, kapitaalkrachtiger, zelfredzamer en meer gesteld op persoonlijke vrijheid en autonomie dan de oudere ouderen.

Het denken over de positie van de oudere op de arbeidsmarkt is veranderd.[1] Twintig jaar terug sprak men nog van het plaatsmaken van ouderen voor jongeren, tegenwoordig gaan de gedachten uit naar het behouden van ouderen voor de arbeidsmarkt.

De jongere ouderen verschillen op een aantal belangrijke punten van de oudere ouderen. De jongere ouderen zijn meer dan de oudere ouderen opgegroeid met het idee dat je zelf inhoud kunt geven aan je leven, eventueel in de vorm van lang participeren op de arbeidsmarkt.[2] Ook in de tijdsbesteding zijn er verschillen tussen de jongere en de oudere ouderen te vinden. Jongere ouderen (50-59-jarigen) maken meer gebruik van pc en internet dan 60-plussers. Ouderen (65+) bewegen te weinig. Ouderen (65+) beschikken over meer vrije tijd dan jongeren; met name in de leeftijdsgroep 60+ blijken vooral mannen over beduidend meer vrije tijd te beschikken dan vrouwen. Dit hangt grotendeels samen met het vervallen van arbeidsverplichtingen bij deze groep mannen. Vrouwen doen tot de leeftijd van 70 jaar tweemaal zoveel in het huishouden als mannen. De verdeling van de tijd die mannen en vrouwen aan het huishouden besteden, is onder oudere leeftijdsgroepen meer gelijk.

Tegenover de positieve beelden van ouderdom en ouder worden, staan ook sombere beelden van ouderen die op hoge leeftijd hulpbehoevend worden en geïsoleerd raken van de samenleving.

De ouderdom komt met gebreken. Beperkingen in het dagelijks leven komen vaker voor naarmate de leeftijd toeneemt. Beperkingen in de huishoudelijke verzorging (met name het zwaar huishoudelijk werk) en het verplaatsen (vooral traplopen) komen het meest voor, zintuiglijke beperkingen, mede dankzij allerlei hulpmiddelen, het minst. Bij ouderen tot 85 jaar zijn de beperkingen meestal niet ernstig, maar onder 85-plussers geldt dat voor een meerderheid wel.[3]

Rollen veranderen gedurende het leven. Op het moment dat de pensioengerechtigde leeftijd aanbreekt, hebben veel ouderen even tijd nodig een nieuwe invulling aan hun leven te geven. Mogelijk wordt de werknemersrol ingeruild voor een rol als vrijwilliger, reiziger, opa/oma of oppasopa/-oma.

Vele ouderen worden mantelzorger van hun partner of van een van de ouders. Deze nieuwe rollen brengen andere attitudes en gedragingen met zich mee.

Doordat de ouderen steeds ouder worden, zullen ze ook vaker te maken krijgen met chronische aandoeningen en comorbiditeit, wat hen kwetsbaar maakt. Wanneer we in dit boek spreken over ouderen, bedoelen we de leeftijd van 65 jaar en ouder.

4.3 De kwetsbare oudere

Kwetsbaarheid oftewel *fragiliteit* neemt toe met het stijgen van de leeftijd. In deze paragraaf wordt de term 'kwetsbaarheid' in relatie tot de ouderdom toegelicht.

Kwetsbare ouderen worden in de literatuur ook wel fragiele ouderen genoemd, maar er is geen eenduidige en volledige definitie van kwetsbaarheid te vinden.[7]

Rockwood en collega's omschrijven fragiliteit als volgt: 'een combinatie van veroudering, ziekte en andere factoren, die sommige mensen kwetsbaar maakt'.[8] Brown en collega's geven aan dat fragiliteit een 'verminderd vermogen is om *belangrijke* praktische en sociale activiteiten van het dagelijks leven uit te voeren'.[9]

Fried en collega's geven aan dat fragiliteit niet per definitie betekent dat er ook beperkingen en/of comorbiditeit bestaat, maar dat er wel sprake is van overlap tussen deze begrippen.[10,11] Beperkingen kunnen de fragiliteit van een persoon verergeren en comorbiditeit kan bijdragen aan de ontwikkeling van fragiliteit. Niet alle oudere personen met beperkingen zijn fragiel, en omgekeerd hebben ook niet alle fragiele ouderen beperkingen.[7,10,11]

Kwetsbaarheid heeft volgens het Sociaal en Cultureel Planbureau (SCP) te maken met een hoge draaglast en een geringe draagkracht.[2] Voorbeelden van hoge draaglast zijn ernstige lichamelijke beperkingen, psychische problemen, comorbiditeit en het meemaken van meerdere ingrijpende levensgebeurtenissen in een kort tijdsbestek. Voorbeelden van zaken die een lage draagkracht veroorzaken, zijn: een inkomen onder de armoedegrens, niet of nauwelijks kunnen lezen of schrijven en beperkte digitale vaardigheden.

De komende decennia neemt het aantal kwetsbare ouderen dat zorg nodig heeft, aanzienlijk toe.[3] Ondanks alle inspanningen van de hulpverlening om kwalitatief goede zorg te leveren, blijven er kwetsbare ouderen die niet in de maatschappij kunnen participeren. Kwetsbare ouderen hebben een groter risico op vallen, infecties, beperkingen, hospitalisatie, institutionalisering, en een hogere sterfkans dan hun leeftijdsgenoten die niet kwetsbaar zijn.[12]

Bij het ouder worden krijgt men te maken met verlies van fysieke en/of psychische gezondheid, en deze vormen van verlies van gezondheid beïnvloeden elkaar. De mate waarin een oudere met een verslechterde gezondheid het gevoel heeft grip op zijn situatie te hebben, hangt samen met de aanwezige steun in zijn sociale omgeving. Kleine veranderingen kunnen de oudere uit zijn evenwicht brengen en een kettingreactie van problemen op de verschillende gebieden met zich meebrengen, met vaak een snelle achteruitgang tot gevolg.

Ook bij het 'gezond' oud worden treden toch vaak ouderdomsproblemen op. Veelvoorkomende klachten zijn: een verminderd gezichtsvermogen, mobiliteitsbeperkingen en ouderdomsvergeetachtigheid. Bij cognitieve achteruitgang is er sprake van verminderde snelheid van informatieverwerking, achteruitgang van geheugenfuncties, verminderde uitvoerende functies en verminderde spraak en praktische vaardigheden. Een gevolg van dit alles kan zijn dat rollen en activiteiten niet langer kunnen worden uitgevoerd zoals de oudere dit zou willen; het wordt ook steeds moeilijker om de regie over het eigen leven te behouden. Een andere dreiging bij het ouder worden is de afname van sociale contacten, door het wegvallen van dierbaren, maar ook doordat er geen initiatief meer wordt genomen om contact te zoeken. Dit zijn factoren die een oudere kwetsbaar maken.

Het idee afhankelijk te worden, roept bij ouderen angstige gevoelens op, omdat daarmee de eigen identiteit wordt bedreigd. Ouderen die niet langer deel kunnen nemen aan de samenleving, terwijl zij wel die wens hebben, verdienen extra aandacht.

Kwetsbaarheid ontstaat door een combinatie van factoren. Interventies die gericht zijn op het verminderen van de kwetsbaarheid van een persoon, zullen zich dienen te richten op de combinatie van fysieke, gedragsmatige, omgevings- en sociale factoren.[13]

4.4 De oudere met dementie

Dementie is een ziektebeeld dat zich kenmerkt door *geleidelijke achteruitgang in het cognitieve functioneren*, waardoor de zelfstandigheid en het gevoel van welbevinden van de oudere met dementie minder worden. Bij de achteruitgang van het geestelijk functioneren staan geheugenstoornissen op de voorgrond, en dementie leidt ertoe dat het uitvoeren van dagelijkse activiteiten verstoord raakt (Alzheimer Nederland, 2009). Andere kenmerken zijn stoornissen in het taalgebruik, het herkennen, de aandacht, het handelen of het plannen, en de onomkeerbaarheid en progressiviteit van de achteruitgang. Het welbevinden van de oudere met dementie wordt verminderd door angst, achterdocht, neerslachtigheid, boosheid, rusteloosheid en lusteloosheid.

Door het *verlies van zelfstandigheid, autonomie* en/of arbeid kunnen dementerenden zich nutteloos en minderwaardig voelen, en het gevoel hebben dat ze niet meer meetellen in de maatschappij. Wanneer mensen niet meer op hun eigen capaciteiten kunnen vertrouwen, wordt het succesvol uitoefenen van activiteiten een steeds grotere opgave. Dit heeft een negatieve invloed op het zelfvertrouwen, waardoor mensen initiatiefloos kunnen worden. Ook kan de oudere met dementie zijn eigen problemen bagatelliseren (ontkennen, vermijden van moeilijke situaties). In hoofdstuk 3 'Dementie' is uitvoerig stilgestaan bij de verschillende soorten dementie en de kenmerken die daarbij horen.

Het is aangetoond dat ergotherapeutische interventie aan huis een meerwaarde heeft voor zowel ouderen met lichte dementie als voor ouderen met dementie van matige ernst, en voor hun mantelzorgers.[14-16] Hierna staat beschreven welke invloed lichte en matige dementie heeft op het handelen van deze ouderen.[27]

▼ **Beginnende dementie**
In de regel heeft een oudere met een beginnende dementie moeite met het inprenten en ophalen van informatie uit het episodisch geheugen, evenals met de hogere executieve functies zoals overzicht houden, abstraheren en anticiperen. Het tempo waarin complexe handelingen worden uitgevoerd is vertraagd en de oudere met dementie heeft moeite met meerdere taken tegelijk uitvoeren (ook wel 'multi-tasken' genoemd). In de loop van een bepaalde activiteit kan de oudere nog wel zelf initiatief nemen (hoewel vertraagd of mogelijk inefficiënt), plannen maken (hoewel reductie van prikkels belangrijk is en de mantelzorger het overzicht behoudt), en heeft hij geen praxisproblemen. Ouderen met beginnende dementie vergeten afspraken, raken vaak voorwerpen kwijt (zoals boodschappenlijstjes) en hebben moeite om onder druk te presteren (zoals betalen in de supermarkt terwijl er een lange rij staat). Ouderen met een beginnende dementie en een hoog intelligentieniveau kunnen in het algemeen hun geheugenverlies gemakkelijker en voor langere tijd compenseren.

▼ **Matige dementie**
De oudere die niet meer zonder hulp tot doelgericht handelen komt, heeft duidelijke geheugenproblemen zowel in het episodisch als semantisch geheugen, maar het taalbegrip is intact. Hij is gedesoriënteerd in tijd en plaats, en er bestaan duidelijke stoornissen in de executieve functies. Hij is snel afgeleid en het opdiepen van informatie kan alleen met herkenbare cues. Ouderen met matige dementie hebben hulp nodig bij het uitvoeren van complexe taken, maar ook het uitvoeren van meer routinematige activiteiten als ADL-taken verloopt moeizamer. De oudere vertoont enige mate van apathisch gedrag, hij is op zichzelf gericht en het ziekte-inzicht is mogelijk verminderd. De oudere met matige dementie heeft baat bij activiteiten die zoveel mogelijk spontaan handelen uitlokken, die zijn aangepast aan zijn mogelijkheden, in een stimulerende omgeving, en waarbij de mantelzorger ondersteunend is. Belangrijke taken kunnen worden geleerd middels inslijpen, maar dit kost veel tijd en motivatie van met name de mantelzorger.[27]

Omdat *dementie niet te genezen* is, zijn een oudere met dementie en diens mantelzorger het meest gebaat bij *een aanpak die gericht is op het handelen* van de persoon, zijn omgeving en op zijn beleving van het dagelijks handelen. Somberheid en nervositeit hebben een negatieve invloed op geheugenklachten; de beste remedie is het geheugen zoveel mogelijk actief te houden, middels het blijven uitvoeren van dagelijkse activiteiten en het onderhouden van sociale contacten.

Het creëren van een veilige omgeving (bijvoorbeeld bekende, vertrouwde spullen op vaste plaatsen), het gebruikmaken van vaste gewoonten en patronen, een stimulerende en respectvolle benadering en het participeren in betekenisvolle activiteiten (bijvoorbeeld vereenvoudigen van taken) zijn belangrijke manieren om identiteit en competenties zo lang mogelijk in stand te houden.

4.5 Belangrijke factoren voor ergotherapie-interventie voor de oudere met dementie

In deze paragraaf worden belangrijke factoren weergegeven die van invloed kunnen zijn op het al dan niet slagen van de ergotherapie-interventie bij de oudere met dementie en zijn mantelzorger.

Ergotherapie bij dementerenden heeft tot doel de *kwaliteit van leven te verbeteren*, door ouderen met dementie te helpen bij het weer uitvoeren van betekenisvolle activiteiten. Dit is gebaseerd op de overtuiging dat een mens zich beter en effectiever voelt als hij activiteiten die betekenis voor hem hebben op een succesvolle manier uitvoert. Succes bij activiteiten is van vele factoren afhankelijk, zoals de motivatie en de vaardigheden om de activiteit uit te voeren (fysiek, psychisch, cognitief, communicatief), en de fysieke en sociale omgeving. Al deze factoren beïnvloeden elkaar en moeten als een systeem worden opgevat. Er kan wel worden gesteld dat met name de sociale omgeving bij ouderen met cognitieve stoornissen een belangrijke rol speelt in de ergotherapie-interventie. De oudere wordt immers in het uitvoeren van dagelijkse activiteiten steeds afhankelijker van zijn mantelzorger.

Het is goed als de ergotherapeut zich vooraf een beeld vormt van belangrijke factoren die van invloed kunnen zijn op de ergotherapie-interventie bij een oudere met dementie. Voor elke oudere zal het aangrijpingspunt voor verandering ergens anders liggen. De vraag 'wat motiveert deze oudere tot verandering', staat dus centraal.

4.5.1 Motivatie

Vanaf het beginstadium van het ergotherapeutisch proces wordt aandacht besteed aan de motivatie tot veranderen. De motivatie van de oudere zal in belangrijke mate afhangen van zijn doelen en verwachtingen.

Een oudere met dementie heeft vaak geen behoefte aan verandering. De wereld om hem heen is al bedreigend en verwarrend genoeg, en verandering kan dit gevoel van onveiligheid nog groter maken. Nieuwe, onbekende situaties vragen om aanpassingsvermogen. Juist het vermogen om te kunnen anticiperen op veranderingen is bij een oudere met dementie beperkt. De confrontatie met achteruitgang brengt onzekerheid, verdriet, frustratie of schaamte met zich mee. Als gevolg hiervan ontstaan vaak gespannen situaties waarin iemand weigert mee te werken of gewoonweg ontkent dat er problemen zijn. Voor een ergotherapeut is het belangrijk om deze gespannen situaties te voorkomen, want een positieve stemming van de oudere met dementie draagt bij aan een goede start van de ergotherapie-interventie. Een ontspannen sfeer draagt ertoe bij dat de oudere zijn medewerking verleent.

Rosenfeld ziet gebrek aan motivatie als het belangrijkste probleem waarmee een therapeut te maken krijgt tijdens het interventieproces van geriatrische cliënten.[17] Van therapeuten wordt verwacht dat ze zowel psychosociale begeleiders als functionele coaches zijn. In zijn boek volgt Rosenfeld de visie van Miller en Rollnick (2005), die stellen dat motivatie geen karaktereigenschap is maar een 'staat van zijn', beïnvloed door externe factoren zoals omgeving, materialen en relaties, waarbij relaties gezien worden als belangrijkste factor. De betrokkenheid bij het interventieproces van een voor de cliënt belangrijk persoon (bijvoorbeeld de mantelzorger) wordt gezien als een belangrijke predictor voor het slagen van de interventie. De ergotherapeut kan deze rol op zich nemen en op deze manier een belangrijke bijdrage leveren aan de motivatie van ouderen. De opbouw van een goede ergotherapeut-cliëntrelatie is dus enorm belangrijk voor het slagen van de ergotherapie-interventie.

Rosenfeld diept het onderwerp motivatie verder uit door te refereren naar Kemp. Volgens Kemp bestaat motivatie uit vier factoren, namelijk:[17]
1 doelen en verwachtingen (*wants*);
2 geloof in vooruitgang (*beliefs*);
3 de beloning die iemand te wachten staan aan het einde van de revalidatie of interventie (*rewards*);
4 wat de interventie of revalidatie iemand kost (*costs*).

Samen bepalen ze de grootte van de motivatie en de richting van de motivatie (meewerken of tegenwerken tijdens het proces van revalideren). Kemp heeft een formule ontwikkeld waarin de mate van motivatie wordt bepaald aan de hand van de hierboven genoemde factoren.

$$\text{Motivation} = \frac{\text{Wants} \times \text{Beliefs} \times \text{Rewards}}{\text{Costs}}$$

Figuur 4.1
Factoren die volgens Kemp de mate van motivatie bepalen.

Bij ergotherapie-interventie bij een oudere met dementie kan er niet zomaar van uit worden gegaan dat deze oudere een juiste inschatting kan maken van zijn mogelijke vooruitgang en zijn eigen mogelijkheden tot revalideren. Bij iemand met een verminderd ziekte-inzicht en/of depressieve klachten kan de verwachting en het geloof in vooruitgang vertroebeld zijn, en in sommige gevallen zal eerst hieraan aandacht moeten worden besteed, alvorens met de ergotherapie-interventie te kunnen starten.

Voor sommige ouderen met dementie is het werken aan hun eigen doelen (zoals het weer oppakken van een oude hobby) voldoende om gemotiveerd te blijven tijdens het ergotherapeutisch proces. Bij anderen is het belangrijk te werken met externe beloningen, zoals een maaltijd, een compliment of een gesprek over een favoriet onderwerp als afsluiting van de ergotherapie-interventie. Voorwaarde is dat de ergotherapeut de oudere goed kent en weet wat zijn waarden zijn, zodat de beloning past bij de situatie.

Revalideren kost veel moeite: wie wil oogsten, moet eerst zaaien. De energie die revalideren kost en de frustratie en soms schaamte die het met zich meebrengt, kunnen demotiverend werken. Voor een ergotherapeut is het daarom van groot belang om inzicht te hebben in de behoeften en motivatie van ouderen. Het opstellen van een strategie waarbij de oudere een zo groot mogelijke inbreng heeft, vormt een voorwaarde voor het beginnen met de interventie.

Verzorgende	'Meneer is niet gemotiveerd om mee te werken bij het maken van transfers, wanneer we hem van de rolstoel in een stoel willen zetten.'
Dochter	'Mijn vader geeft telkens aan dat hij dolgraag bij mij op bezoek wil komen, maar ik zie er tegenop om hem in en uit de auto te krijgen. Dit kost me mijn rug.'

Het maken van de transfer (stoel-rolstoel en rolstoel-auto) wordt met de ergotherapeut, dochter en verzorgende geoefend, met als einddoel dat meneer weer op bezoek kan gaan bij zijn dochter. Met dit doel voor ogen, blijkt dat de motivatie van meneer toeneemt. Meneer kan met concrete verbale aanwijzingen de transfer aanzienlijk gemakkelijker en met minder hulp uitvoeren.

Wanneer een oudere met dementie het gevoel heeft dat hij geen belang heeft bij het doel van een oefening of ergotherapie-interventie, zal hij minimale inzet tonen om dit doel te bereiken. Het kan zelfs leiden tot het weigeren van medewerking. In het voorbeeld (zie kader) is het einddoel erg waardevol en betekenisvol voor de oudere, namelijk een bezoek kunnen brengen aan zijn dochter. De motivatie van deze oudere om in de ergotherapie te oefenen was groot en hij had een goede, intrinsieke drijfveer om zich in te zetten tijdens het maken van de transfer. Omdat ouderen met dementie het doel of de werkwijze vergeten, is herhalen van het doel en/of de instructie van groot belang. Op deze manier wordt de motivatie van de oudere met dementie zoveel mogelijk gestimuleerd.

4.5.2 Gebruikmaken van levensverhalen

Nationaal en internationaal wordt de inzet van levensverhalen van cliënten al enige tijd als waardevol gezien. Sinds de jaren zeventig van de twintigste eeuw is het verzamelen van (levens)verhalen in populariteit aan het groeien. Bij uiteenlopende ziektebeelden, met name van chronische aard, besteden hulpverleners steeds vaker bewust aandacht aan het levensverhaal van de cliënt.[2]

Frank omschrijft het belang van het gebruik van levensverhalen in de ergotherapie.[18] Het *verhaal over de handelingsgeschiedenis* van de cliënt kan worden gebruikt om de individuele cliënt te begrijpen, zodat duidelijk wordt wat het voor hem persoonlijk betekent om beperkt te zijn en wat interventies voor invloed hebben op de persoon zelf en op het leven. Het terugblikken en vooruitblikken op het eigen leven is een manier om grip te houden op het huidige leven. Bij het vertellen over vroeger, over de tijd waarin de oudere met dementie competent en in zijn kracht was, valt zijn afhankelijkheidsbeleving grotendeels weg. De terugblik versterkt de identiteit, geeft zelfvertrouwen, ondersteunt gevoelens van eigenwaarde en stimuleert gevoelens van verbondenheid en veiligheid.[19] De aanknopingspunten die in het verhaal over de handelingsgeschiedenis naar boven komen, kunnen door ergotherapeuten worden gebruikt bij het opstellen van de doelen, de benadering en de interventies. Het gebruik van het verhaal over de handelingsgeschiedenis bij de doelgroep van ouderen met dementie is voorwaardenscheppend voor een ergotherapeut om cliëntgericht te werk te gaan. Onze ervaring is dat narratieve (verhalende) methoden om iemands handelingsgeschiedenis in kaart te brengen, een krachtige manier zijn om iemands beweegredenen tot handelen te achterhalen en te begrijpen. Het argument dat dit een tijdrovende klus is, die kostbare therapietijd in beslag neemt, houdt geen stand, omdat deze tijd zich tijdens het opstellen en het uitvoeren van het plan van aanpak dubbel en dwars terugverdient.

4.5.3 Betekenisvolle activiteiten

De oudere met dementie leren omgaan met achteruitgang kan alleen wanneer we op zoek gaan naar de *betekenis die ouderen met dementie geven aan activiteiten, routines, gewoonten en rollen uit het verleden en in het heden*. Het is daarom voor de ergotherapie-interventie van belang om aan te sluiten bij datgene wat de oudere met dementie én diens mantelzorger belangrijk vinden. Het is zaak niet alleen te vragen naar waardevolle activiteiten in het heden en het verleden, maar ook door te vragen naar de betekenissen die de oudere met dementie eraan geeft en naar de gevoelens die deze activiteiten bij hem oproepen of opriepen.

Om de betekenis te achterhalen die personen geven aan activiteiten, routines, rollen en gewoonten uit zowel het heden als verleden is het Occupational Performance History Interview (OPHI-II NL) erg geschikt.[20] Het OPHI-II NL is een interview waarmee de handelingsgeschiedenis van een cliënt in kaart wordt gebracht. Dit instrument is ook geschikt voor de oudere met (lichte) dementie omdat het de oudere veel ruimte geeft om over zichzelf te vertellen, over wat hij belangrijk vindt, zijn keuzes in rollen en activiteiten, succeservaringen, moeilijke periodes in zijn leven, en wat hij van de toekomst verwacht.

Ouderen met dementie hebben vaak moeite om het verhaal van hun handelen in het verleden en heden chronologisch te vertellen en complete informatie te geven. Bij de afname van het OPHI-II NL gaat het om de beleving die de oudere op dat moment heeft, corrigeren is niet nodig (of zelfs uit den boze), het gaat om zijn verhaal. Het OPHI-II NL is een belangrijk instrument in de fase van probleeminventarisatie van het ergotherapeutisch proces bij de oudere met dementie volgens het EDOMAH-programma. De toepassing van OPHI-II NL wordt beschreven in hoofdstuk 2 van deel 1, en in deel 2, sectie A 'Probleeminventarisatie en -analyse'.

4.5.4 Autonomie

Autonomie wordt gezien als actieve zelfbepaling met ondersteuning van anderen.[21] Het is voor ieder mens belangrijk om *zelf beslissingen te kunnen nemen en eigen keuzes te kunnen maken*. Mensen willen het gevoel hebben dat ze de situatie onder controle hebben. Dit gevoel kan ook voortkomen uit het *plezier* dat iemand aan de activiteit beleeft, de *waarde* die een persoon hecht aan het uitvoeren van een activiteit is belangrijker dan *hoe* de activiteit wordt uitgevoerd.

Ouderen met dementie moeten zich voortdurend aanpassen aan hun steeds groter wordende beperkingen. Er is nog maar weinig bekend over de strategieën die ouderen met dementie daarbij gebruiken. Uit onderzoek van Nygard en Ohman blijkt dat ouderen met dementie, meer dan gezonde ouderen, behoefte hebben aan hulp en ondersteuning ter compensatie van het verlies van het geheugen en andere cognitieve vermogens.[22] Maar juist ouderen met dementie hebben moeite met het gebruikmaken van bewuste strategieën, of met het weergeven in woorden, zelfs met ondersteuning van de omgeving. De gebruikte strategieën lijken vooral intuïtief, en niet bewust, te worden toegepast. Alle strategieën die op eigen initiatief worden ingezet tijdens het dagelijks handelen, komen voort uit een eigen behoefte. Bij observatie van het dagelijkse handelen is dit zichtbaar. Elke oudere met dementie voert een activiteit op zijn eigen manier uit; ieder van hen heeft een eigen strategie (bijvoorbeeld trial-and-error, verbaliseren van de te nemen stappen of direct om hulp vragen).[28] De ergotherapie-interventie sluit aan bij deze strategie. De ergotherapeut zal hen geen nieuwe of afwijkende strategieën laten uitproberen, want deze zijn niet vertrouwd voor de oudere met dementie. Omdat het leervermogen van een oudere met dementie steeds kleiner wordt, zal een nieuwe strategie in het dagelijks handelen waarschijnlijk niet worden doorgevoerd.

In het onderzoek van Nygard en Ohman bleek dat de gebruikte strategieën door ouderen eerder een proactief dan een reactief karakter hadden.[22] Reactieve gedragingen, zoals passiviteit, vonden vooral plaats in situaties waarin de verantwoordelijkheid voor activiteiten werd overgenomen door personen uit de sociale omgeving. Wanneer een ergotherapeut te maken heeft met een oudere die initiatiefloos is, is het een belangrijk aandachtspunt van de interventie om de sociale omgeving in te lichten over de averechtse gevolgen van het 'werk uit handen nemen' bij deze oudere met dementie.

Mevrouw	'Mijn man heeft eigenlijk alles van me overgenomen, de schat! Hij doet alles voor me. Het lukte me ook niet zo goed meer, en ik werd er alleen maar verdrietig van als ik niet meer wist wat ik ging koken ...' 'Ik zit de hele dag op de bank, mijn dagen zijn leeg. Ik voel me op zo'n moment echt nutteloos en somber, ik weet ook niet zo goed wat ik wel moet gaan doen, dus lees ik maar wat in de *Libelle*, die hier altijd wel op de salontafel ligt.'
Meneer	'Ik heb automatisch haar dingen overgenomen, ook het koken, het was zo sneu hoe zij daar stond te klungelen en ik moest haar tenslotte toch telkens helpen, dus dan kan ik het net zo goed even alleen doen, dan voelt zij zich ook niet zo verdrietig.'

Na de ergotherapeutische observatie (het koken van een maaltijd) blijkt dat mevrouw deze taak met minimale ondersteuning heel goed kan volbrengen, en ze wordt helemaal enthousiast van de ontdekking dat ze nog wel iets kan! De te bereiden maaltijd moet wel op papier genoteerd worden, zodat zij die kan raadplegen, en soms vraagt zij bevestiging, omdat ze zich onzeker voelt. Bij haar echtgenoot komt een licht schuldgevoel op, maar hij realiseert zich ook dat hij mevrouw beter kan stimuleren in het uitvoeren van activiteiten, dan deze uit handen te nemen. In de week daarna klaart de stemming van mevrouw zienderogen op en haar motivatie neemt toe.

De betekenis van de gehanteerde strategieën ligt voor de oudere met dementie vooral in het behouden van (basis)controle over wat er dagelijkse gebeurt, en niet in het vergroten of het bereiken van effectief handelen. Tijdens de ergotherapie-interventie is het belangrijk om niet vast te houden aan eigen ideeën over hoe een activiteit moet worden uitgevoerd, maar open te staan voor en uit te gaan van de strategieën van de oudere met dementie, ook al zijn deze nog niet effectief of efficiënt. Vanuit het oogpunt van de oudere kunnen de strategieën zeer waardevol zijn, omdat ze bijdragen aan een gevoel van controle, hetgeen bijdraagt aan de handelingsidentiteit. Respect hebben voor de keuzes die de oudere zelf maakt, maakt dat de oudere zich gehoord en gesteund voelt. De sfeer tijdens de ergotherapie-interventie blijft goed en hierdoor wordt er een goed uitgangspunt voor verandering/advisering gecreëerd. Wanneer de oudere met dementie het gevoel heeft dat hij geen zeggenschap heeft over zijn eigen behandeling, is de kans groot dat hij geen medewerking verleent, een discussie aangaat, of uit beleefdheid meewerkt en vervolgens direct terugvalt in zijn oude gedrag.

4.5.5 Veilige omgeving

Een omgeving waarin een oudere met dementie handelt, hoort vanzelfsprekend veilig te zijn. Het *aanpassen* van de *fysieke handelingsomgeving*, zoals steunpunten, gasmelders, drempelhulpen, goede verlichting, is vaak een belangrijk aandachtspunt voor ergotherapie-interventie in de thuissituatie. Een andere manier van het creëren van veiligheid is het gebruik van *vertrouwde (gebruiks)voorwerpen*. Voorwerpen hebben een sterke invloed op het handelen. Zo hebben ouderen met dementie baat bij eenvoudige en bekende voorwerpen die het handelen voor hen vergemakkelijken.

Een *goede sociale handelingsomgeving* is eveneens van onschatbare waarde wanneer er met een oudere met dementie activiteiten weer opgepakt of onderhouden gaan worden. Kielhofner [29] stelt dat de omgeving de uitvoering van taken zowel positief als negatief kan beïnvloeden. Een mantelzorger kan met zijn benadering van de oudere uitnodigend en stimulerend zijn, maar ook belemmerend.

Wanneer een echtgenoot het ziektebeeld dementie niet begrijpt, en dingen verwacht van zijn vrouw met dementie die zij niet begrijpt, kunnen zij in een pijnlijke situatie terechtkomen, die uiteindelijk kan uitmonden in een discussie of zelfs ruzie. Dit is vaak geen onwil van de mantelzorger, maar onkunde. Het is daarom voor een ergotherapeut belangrijk om de interactie tussen de oudere met dementie en diens mantelzorger in kaart te brengen. Wanneer de mantelzorger vertrouwen uitstraalt, kan er een dermate veilige omgeving gecreëerd worden, dat de oudere met dementie daarin *durft* te handelen. Zie benaderingswijze oudere met dementie in deel 2, sectie A 'Probleeminventarisatie en -analyse' en bijlage A deel 1.

4.5.6 Gebruikmaken van vaste gewoonten

Routines en automatismen stellen ons in staat twee dingen tegelijk te doen, zodat we niet bij elke handeling hoeven na te denken. *Gewoonten* worden gedefinieerd als verworven neigingen om in bekende omgevingen en situaties op een bepaalde consistente manier te reageren en te handelen (zie ook par. 2.2.5). Het vormen van een gewoonte vereist dat handelingen/activiteiten regelmatig herhaald worden, zodat een patroon ontstaat, en dat de omgeving gelijk blijft.[21] Kielhofner stelt dat activiteiten zoveel mogelijk moeten aansluiten op bestaande gewoonten, vooral bij ouderen.[23] Alleen als de activiteit problematisch is, is het zinvol de gewoonte te veranderen, hetgeen heel veel herhaling vereist.

Handelingen en activiteiten die dagelijks plaatsvinden, zijn het meest geautomatiseerd en blijven om die reden vaak het langst in het geheugen aanwezig. Ouderen hebben baat bij het vasthouden aan deze gewoonten. Daarom moet hierin niet te veel worden veranderd, en alleen als dit veilig en verantwoord is voor de oudere met dementie en mantelzorger. Verbale instructies beklijven moeizaam bij dementie, waardoor iemand snel zal teruggrijpen op oude gewoonten. Effectueren van eigen strategieën sluit aan bij behoud van de eigen gewoonten, net als het (blijven) gebruiken van eigen bekende voorwerpen.

Handelingsvormen zijn gebruikelijke manieren om te handelen, en kunnen gedefinieerd worden als geaccepteerde opeenvolgingen van acties (handelingsreeksen) die een directe samenhang vertonen, doelgericht zijn, gebaseerd zijn op collectieve kennis, en cultureel herkenbaar en benoembaar zijn. 'Vormen' verwijst naar een specifieke manier, actie, betekenis of iets dergelijks die het handelen kenmerkt. Voorbeelden van vormen zijn fietsen, aankleden, sporten en tafeldekken.[21] Ieder mens heeft zijn eigen persoonlijke manier om een handelingsvorm uit te voeren, zoals de manier waarop iemand zichzelf verzorgt en aankleedt. Echter de manier waarop iemand zich kleedt, is vaak cultureel herkenbaar en geaccepteerd.

Bij ouderen met dementie is het belangrijk inzicht te hebben in deze handelingsvormen. Wanneer je gebruikmaakt van bekende voorwerpen in een voor de oudere met dementie veilige en bekende omgeving, en in een bekende volgorde van handelen, lokt dit het zelf uitvoeren van handelingen uit. Zoals al eerder gezegd kan de aanwezigheid van een vertrouwd persoon het uitlokken van de handeling nog meer versterken. Het tegenovergestelde geldt ook. Een onbekende omgeving zonder herkenbare voorwerpen en/of personen kan een beperkende invloed hebben op de oudere met dementie. Ergotherapie-interventie in de thuissituatie is de meest ideale werkwijze.

Mevrouw	'Ik zit de hele dag op de bank Zweedse kruiswoordpuzzels te maken. Voordat ik hiernaartoe verhuisde, speelde ik elke week jeu de boules, maar ja, dat is nu niet meer mogelijk, ik ken hier de weg niet en ik zou niet eens weten of er hier een club is! Nee, en zo veel mensen ken ik hier niet.'

De ergotherapeut ontdekt dat in het wijkcentrum in de buurt van de cliënt wekelijks koersbal wordt gespeeld. De spelregels hiervan lijken op die van jeu de boules. Haar echtgenoot brengt en haalt haar, en blijft de eerste paar koersbal-'wedstrijden' kijken, zodat mevrouw vertrouwen krijgt in haarzelf, de koersbalactiviteit en haar medespelers.'

4.5.7 Het aanpassen van een activiteit

Volgens Kielhofner is het de taak van de ergotherapeut om een persoon *succesvolle ervaringen* met het uitvoeren van activiteiten op te laten doen.[23] Dit houdt in dat een persoon tevreden en positief is over de manier waarop hij een betekenisvolle activiteit uitgevoerd heeft. De literatuur biedt verschillende antwoorden op de vraag hoe je als ergotherapeut samen met de cliënt en zijn mantelzorger tot een keuze van activiteiten kunt komen. Enerzijds dienen activiteiten aan te sluiten bij waarden van de cliënt, en behoren de activiteiten betekenisvol te zijn in de *context van* iemands *handelingsgeschie-*

denis. De individuele gewoonten, motivatie en omgevingsfactoren zijn bepalend voor de keuze van *betekenisvolle activiteiten*. Anderzijds is het in de ergotherapie-interventie belangrijk bij het kiezen van een juiste activiteit te experimenteren. Niet altijd kan vooraf worden ingeschat of de activiteit geschikt is, en soms wordt de waarde van de activiteit (her)ontdekt tijdens het uitvoeren hiervan. Volgens Trace en Howell kenmerkt een activiteit die geschikt is voor een cliënt met dementie zich door overzichtelijkheid, korte duur, positief/concreet resultaat, mogelijkheid tot het verdelen in kleine stapjes, en repeteerbare handelingen.[24]

Er is een aantal factoren die bepalen of het de moeite waard is een activiteit te behouden of te herstellen bij een oudere met dementie. Dat zijn:
- de mate van inspanning die het hem kost om de activiteit uit te voeren;
- het belang van de activiteit;
- de relatie van de activiteit met zijn rollen.

Deze factoren beïnvloeden elkaar: wanneer een activiteit belangrijk is voor de oudere, of bijvoorbeeld noodzakelijk om een rol te kunnen blijven uitvoeren, mag de activiteit moeilijker zijn, omdat de oudere met dementie zich dan meer moeite zal getroosten om de activiteit uit te oefenen. Wanneer de activiteit niet haalbaar lijkt, dan kunnen oplossingen worden gezocht in het aanpassen of betrekken van de omgeving.

4.6 Samenvatting en conclusie

Het aantal ouderen, en met name ook het aantal kwetsbare ouderen, zal de komende decennia aanzienlijk toenemen, en daarmee ook het aantal ouderen met dementie. Het is aangetoond dat ergotherapie-interventie in de thuissituatie een meerwaarde heeft voor ouderen met beginnende dementie alsook dementie van matige ernst, en bij hun mantelzorgers.[25] Hierdoor is het aannemelijk dat de vraag naar ergotherapie-interventie in de thuissituatie toe zal nemen.

Succesfactoren ergotherapie-interventie

Succesfactoren van ergotherapie-interventie vanuit het oogpunt (belang) van oudere met dementie:
- Motivatie van de oudere met dementie.
- Gebruikmaken van levensverhalen (middels het instrument OPHI-II NL).
- Het achterhalen van de betekenis die een oudere aan activiteiten geeft.
- Behouden van autonomie.
- Een veilige omgeving creëren (fysiek en sociaal).
- Gebruikmaken van vaste gewoonten.
- Het aanpassen van een activiteit.

Door de dagelijkse routine en de handelingsgeschiedenis van de oudere met dementie helder te krijgen, en deze te observeren in zijn omgeving, komt het 'verhaal van de oudere met dementie' tot stand. Het 'verhaal van de oudere' in kaart brengen en begrijpen, is een onderdeel van de fase van probleeminventarisatie en -analyse, en is van evident belang voor het slagen van de ergotherapie-interventie. In deel 2 'Praktische toepassing van het EDOMAH-programma' wordt uitgelegd hoe dit kan worden aangepakt.

Literatuur

1 Breedveld, K., Klerk, M. de, & Hart, J. de (2004). *Ouderen en maatschappelijke inzet. De betekenis van toenemende arbeidsparticipatie onder ouderen voor de betrokkenheid van ouderen bij politiek activisme, vrijwilligerswerk, informele hulp en zorg voor kleinkinderen*. Den Haag: RMO.
2 Boer, A.H. de (red.) (2006). *Rapportage ouderen 2006, veranderingen in de leefsituatie en levensloop*. Den Haag: SCP.
3 Berg Jeths, A. van den, Timmermans, J.M., Hoeymans, N., & Woittiez, I.B. (2004). *Ouderen nu en in de toekomst, gezondheid, verpleging en verzorging 2000-2020* (RIVM-rapport nr. 270502001). Bilthoven/Den Haag: RIVM/SCP.
4 Campen, C. van (red.) (2008). *Grijswaarden Monitor ouderenbeleid*. Den Haag: SCP.
5 Herweijer, L. (2006). Onderwijs en opleiding. In: A. de Boer (red.), *Rapportage ouderen; veranderingen in de leefsituatie en levensloop* (2006/12) (pp. 21-48). Den Haag: Sociaal en Cultureel Planbureau.
6 Bergsma, A. (2008). Van oude menschen ... Thema Boekenweek 2008, 12-22 maart. In: *de Volkskrant*, bijlage Hart en ziel, 8 maart 2008, p. 3.
7 Gobbens, R.J.J., Luijkx, K.G., Wijnen-Sponselee, M.Th., & Schols, J.M.G.A. (2007). Fragiele oudere: De identificatie van een risicovolle populatie. *Tijdschrift voor Gerontologie en Geriatrie, 38*, 65-76.
8 Rockwood, K., Stadnyk, K., MacKnight, C., McDowell, I., Hébert, R., & Hogan, D.B. (1999). A brief clinical instrument to classify frailty in elderly people. *Lancet, 353*, 205-206.
9 Brown, M., Sinacore, D.R., Binder, E.F., & Kort, W.M. (2000). Physical and performance measures for the identification of mild to moderate frailty. *Journals of Gerontology Series A: Biological Sciences and Medical Sciences, 55A*, M, 350-355.
10 Fried, L.P., Tangen, C.M., Walston, J., Newman, A.B., Hirsch, C., Gottdiener, J. et al. (2001). Frailty in older adults: evidence for a phenotype. *Journals of Gerontology Series A: Biological Sciences and Medical Sciences, 56A*, M146-M156.
11 Fried, L.P., Ferruci, L., Darer, J., Williamson, J.D., & Anderson, G. (2004). Untangling the concepts of disability, frailty and comorbidity: Implications for improved targeting and care. *Journals of Gerontology Series A: Biological Sciences and Medical Sciences, 59*, M255-M263.
12 Espinoza, S., & Watson, J.D. (2005). Frailty in older adults: insights and interventions. *Cleveland Clinic Journal of Medicine, 72*(12), 1105-1112.
13 Daniels, R., Rossum, E. van, Witte, L. de, & Heuvel, W. van den (2008). Frailty in older age: Concepts and relevance for occupational and physical therapy. *Physical & Occupational Therapy in Geriatrics, 27*(2), 81-95.

14 Graff, M.J.L. (2008). *Effectiveness and efficiency of community occupational therapy in older people with dementia and their caregivers* (PhD thesis). Enschede: Ipskamp.

15 Graff, M.J.L., Vernooij-Dassen, M.J.M., Thijssen, M., Dekker, J., Hoefnagels, W.H.L., & Olde Rikkert, M.G.M. (2006). Community based occupational therapy for patients with dementia and their caregivers: a randomized controlled trial. *BMJ, 333*, 1196 [BMJ online 2006, doi: 10.1136/bmj.39001.688873.BE].

16 Graff, M.J.L., Vernooij-Dassen, M.J.M., Thijssen, M., Dekker, J., Hoefnagels, W.H.L., & Olde Rikkert, M.G.M. (2007). Effects of community occupational therapy on quality of life, mood, and health status in dementia patients and their caregivers: a randomized controlled trial. *Journals of Gerontology Series A: Biological Science and Medical Science, 62*(9),1002-1009.

17 Rosenfeld, M.S. (1997). *Motivational strategies in geriatric rehabilitation*. Bethesda, MD: The American Occupational Therapy Association.

18 Frank, G. (1996). Life histories in occupational therapy clinical practice. *The American Journal of Occupational Therapy, 50*(4), 251-264.

19 Bohlmeijer, E., Mies, L., & Westerhof G. (2007). *De betekenis van levensverhalen*. Houten: Bohn Stafleu van Loghum.

20 Kielhofner, G. (1995). *A model of human occupation. Theory and application.* (2nd edition). Baltimore, MD: Williams & Wilkins, 1995.

21 Kinébanian, A., & Granse, M. le (2006). *Grondslagen van de ergotherapie* (2de druk). Maarssen: Elsevier gezondheidszorg.

22 Nygard, L., & Ohman, A. (2002). Managing changes in everyday occupations: the experience op persons with Alzheimer's disease. *OTJR: Occupation, Participation and Health, 22*(2), 70-81.

23 Kielhofner, G. (2002). *A model of human occupation. Theory and application* (3rd edition). Baltimore, MD: Lippincott Williams & Wilkins.

24 Trace, S., & Howell, T. (1991). Occupational therapy in geriatric health. *American Journal of Occupational Therapy in Mental Health, 11*(4), 111-124.

25 Graff, M.J.L., Vernooij-Dassen, M.J.M., Zajec, J., Olde Rikkert, M.G.M., Hoefnagels, W.H.L., & Dekker, J. (2006). How can occupational therapy improve the daily performance and communication of an older patient with dementia and his primary caregiver? *Dementia:The International Journal of Social Research and Practice, 5*(4), 503-532.

26 Baaijen, R., Boon, J., & Tigchelaar, E. (2008). *Occupational Performance History Interview-II NL, de Nederlandse samenvattende handleiding van de OPHI-II* (versie 2.1). Amsterdam: Expertise Centrum Ergotherapie, Hogeschool van Amsterdam.

27 Burns, T., & Levy, L.L. (2006). Neurocognitive practice essentials in dementia, cognitive-disabilities model reconsidered. *OT Practice*, CE-1 t/m CE-7.

28 Nygard, L. (2004). Responses of persons with dementia to challenge in daily activities: a synthesis of findings from empirical studies. *The American Journal of Occupational Therapy, 58*(4), 435-445.

29 Kielhofner, G. (2002). *A model of human occupation: Theory and application* (3rd ed.). Baltimore, MD: Lippincott, Williams & Wilkins.

5 De mantelzorger

'A problem experienced by one family member affects the entire system.'
(C.S. Hessel)[1]

5.1 Inleiding

In dit hoofdstuk wordt een beeld geschetst van de *mantelzorger* van de oudere met dementie, die volgens het EDOMAH-programma eveneens als *cliënt* wordt betrokken bij de ergotherapie-interventie. Elke mantelzorger heeft zijn eigen perspectief en kan problemen ervaren in zijn rol als mantelzorger. Het is voor de ergotherapeut belangrijk om zich hiervan bewust te zijn. In dit hoofdstuk wordt uitgelegd hoe de ergotherapeut inzicht kan krijgen in de draagkracht, draaglast, behoeften en wensen van de mantelzorger, en hoe de ergotherapeut de interventies hierop aan kan sluiten. Ook worden landelijke ontwikkelingen met betrekking tot (het verlenen van) mantelzorg en het (cliënt-)systeemgericht werken toegelicht.

5.2 Mantelzorgers

Het grootste deel van de ouderen met dementie woont thuis. Dat is mogelijk dankzij de hulp van familie en mensen uit hun naaste omgeving die vrijwillig zorg bieden.

Hieronder worden enkele cijfers gegeven met betrekking tot de rol van mantelzorgers.[2]
- In Nederland zorgen 2,6 miljoen mensen meer dan acht uur per week of langer dan drie maanden voor een ander.
- Zo'n 1,1 miljoen mantelzorgers zorgen meer dan acht uur per week én langer dan drie maanden voor een ander.
- Tussen 150.000 en 200.000 mantelzorgers voelen zich zwaar belast of zelfs overbelast. Dit zijn de mantelzorgers die 24 uur per dag zorg geven.
- Van de mantelzorgers zorgt:

- 15% voor hun partner;
- 39% voor hun (schoon)ouder;
- 9% voor hun (stief- of pleeg)kind;
- 17% voor een ander familielid;
- 19% voor een kennis, vriend, buurman/buurvrouw;
- 1% voor iemand anders.

Vrouwen geven twee keer zo vaak hulp als mannen, en zorgen ook vaker voor meerdere personen tegelijkertijd of achter elkaar (Souren, 2006, geciteerd in De Boer et al.[2]). Een op de vijf mantelzorgers zorgt voor meer dan één persoon tegelijk.[2]

Mantelzorger (dochter van een alleenstaande oudere vrouw met dementie)	'Het valt niet mee om alle ballen hoog te houden, ik heb het gevoel dat ik het nooit goed doe ... kies ik er een keer voor om mijn kinderen de aandacht te geven die ze nodig hebben, dan piept ons moeder dat ik niet geweest ben. Ook op mijn werk wordt er aan me getrokken en wil ik me voor honderd procent inzetten. Ik ben altijd moe en gespannen, en doe daardoor snel geïrriteerd, vooral tegen de mensen van wie ik houd. Mijn hart breekt als ik de kinderen onderling hoor fluisteren "mama is boos".'

Uit onderzoek van Timmermans uit 2001 (geciteerd in De Boer, 2007) is gebleken dat mensen die hulp bieden aan een persoon die dicht bij hen staat het risico lopen *overbelast* te raken. M. Vernooij-Dassen vertelt in haar inaugurele rede dat vijftig procent van de mantelzorgers van mensen met dementie een klinische depressie heeft, waarvan slechts een klein percentage zelf hulp ontvangt.[3]

Onder de mantelzorgers zullen zich in de toekomst steeds meer ouderen bevinden. De vergrijzing van de groep mantelzorgers duidt erop dat de gezondheidstoestand van degenen die hulp geven steeds belangrijker wordt. De kans op gezondheidsproblemen neemt immers met de jaren toe. Bovendien zal er bij ouderen relatief vaker sprake zijn van hulp aan (chronisch) zieke partners of aan zeer oude hulpbehoevende ouders. Dit betekent dat er een groeiende groep oudere mantelzorgers zal komen die door hun slechtere gezondheid of een hoge belasting kwetsbaar is.[4]

Het is dus een belangrijke taak voor de ergotherapeut om de belasting van de mantelzorger(s) goed in kaart te brengen. De belasting kan zowel *fysiek* als *psychisch* zijn: mantelzorgers kunnen door rolverschuivingen en daarbij horende nieuwe taken, tegen praktische problemen aanlopen en psychische en/of relationele problemen ondervinden. Er kunnen zelfs financiële problemen ontstaan. Een op de vier mantelzorgers combineert de zorgtaak met (on)betaald werk en tien tot twintig procent van deze mantelzorgers ervaart veel spanning tussen deze activiteiten. Dit betreft vooral kostwinners en mensen die fulltime of als zelfstandige werken. Van de mantelzorgers is zes procent zelfs gestopt met werken om zorg te kunnen (blijven) verlenen.[5]

Het blijkt dat vooral de psychische belasting leidt tot overbelasting. Het hebben van een partner of ouder met dementie heeft tot gevolg dat de toekomst er ook voor de mantelzorger heel anders uit gaat zien. Het leren omgaan met nieuwe rollen/taken leidt vaak tot onzekerheid of een gevoel tussen twee vuren te zitten. Een mantelzorger zal zelf eerder rekening houden met de eigen fysieke klachten, al dan niet veroorzaakt door de verzorgingstaken. Fysieke problemen zijn bovendien ook zichtbaar voor andere betrokkenen, waardoor sneller hulp wordt ingeschakeld, en deze hulp wordt door de mantelzorger ook eerder geaccepteerd! De emotionele impact voor de mantelzorger wordt onderschat, of er wordt op grond van normen en waarden niet aan toegegeven ('niet klagen, maar dragen').

Mantelzorger (echtgenote van een jongdementerende man)	'Ik wil het er niet over hebben, ik wil er nog niet eens over nadenken, want ik ben bang voor wat er loskomt, voor de beerput die ik opentrek. Ik moet sterk blijven! ... En trouwens, andere mensen begrijpen toch niet hoe het is, ze vragen alleen maar: "Kent ie de weg nog in huis, weet ie nog wie je bent, gaat ie niet lopen dwalen?" En dan vinden ze het meevallen wat Jan nog allemaal kan, maar ze zien niet wat Jan al allemaal heeft moeten inleveren. En ik met hem, Jan is Jan niet meer, ik ben mijn maatje kwijt!'

5.3 Perspectief van de mantelzorger

5.3.1 Diversiteit in ervaren zorglast

Niet iedere mantelzorger raakt overbelast; de belasting van een mantelzorger wordt deels bepaald door *objectieve factoren*, zoals de frequentie en intensiteit van de verleende mantelzorg, de mate van ondersteuning hierbij of de gezondheid van de mantelzorger zelf. Daarnaast spelen *subjectieve aspecten* een belangrijke rol. De manier waarop mantelzorgers de zorgsituatie beoordelen en ermee omgaan (*coping*) is vaak bepalend voor de impact ervan op hun algemeen welzijn. Een zorgsituatie die de een gemakkelijk vindt, vindt de ander ondraaglijk.[6]

Waarom reageren mantelzorgers zo verschillend op deze situaties? Wanneer een taak, bijvoorbeeld het begeleiden van de partner met dementie bij de zelfzorg, *succesvol* wordt uitgevoerd en de mantelzorger ervaart deze taak als waardevol, dan is het waarschijnlijk dat deze taak door de mantelzorger opnieuw wordt uitgevoerd. Daarentegen kunnen *negatieve ervaringen* een gevoel van teleurstelling en falen opleveren.

Vaststaat dat in elk cliëntsysteem waartoe een persoon met dementie behoort, de relatie en rollen veranderen, en dat hierdoor het evenwicht binnen het systeem verstoord raakt. *'Coping'* verwijst naar cognitieve en gedragsmatige strategieën die mensen gebruiken om met probleemsituaties om te gaan.

Effectief copinggedrag heeft een gunstige invloed op de gezondheid, het welbevinden en de zelfwaardering van de mantelzorger. Dat de manier van coping een aandachtspunt is binnen de ergotherapie-interventie volgens het EDOMAH-programma spreekt voor zich.

5.3.2 Copingstrategieën

In de literatuur worden verschillende copingstijlen beschreven. Duijnstee beschrijft drie *copingstrategieën* – hantering, acceptatie en motivatie – die hierna worden toegelicht.[7]

Hantering

Adequate hantering Adequate hantering houdt in dat de mantelzorger actief ingrijpt in de situatie, waardoor hij problemen in de hand weet te houden, weet te reduceren of weet te voorkomen.

Een kenmerk van mantelzorgers die deze strategie gebruiken is dat zij bij een probleem meteen in actie komen en gericht zijn op oplossingen. Dat kan uiteenlopen van hulp bieden tijdens uitvoering van activiteiten, overnemen van activiteiten, 'regelen' van zorg en hulp et cetera. Deze mantelzorgers bieden het liefst zo concreet mogelijke hulp, zij beslissen snel, en 'doen' het liefste iets voor de oudere met dementie. Hun motto is: 'voor elk probleem is een oplossing'.

Een valkuil is echter: in hun goede bedoelingen willen deze mantelzorgers te veel voor de oudere doen. Zij kunnen te veel van de oudere overnemen en zo snel zijn met het 'regelen' dat andere alternatieven te weinig overwogen worden. Voor de buitenwereld lijkt het alsof deze mantelzorgers alles prima onder controle hebben, maar dat hoeft niet altijd het geval te zijn. De gekozen oplossingen komen soms voort uit een gebrek aan alternatieven.

Gebrekkige hantering Een kenmerk van mantelzorgers met een gebrekkige hantering is dat ze aangeven 'met de handen in het haar te zitten'. De mantelzorger lijkt niet in staat zich aan te kunnen passen aan de specifieke eisen die het ziektebeeld dementie en de bijbehorende verzorging aan hen stelt. Het kan ook voorkomen dat de mantelzorger niet in staat is de situatie in de hand te houden, waardoor bestaande problemen verergeren. Hij kan niet vooruitzien, en heeft moeite bij het nemen van beslissingen en/of zoeken naar oplossingen.

Acceptatie

Wanneer de situatie *geaccepteerd* wordt, kan de mantelzorger objectief ongunstige omstandigheden nemen zoals ze zijn, en lokken objectieve problemen geen subjectieve gevoelens uit. Bijvoorbeeld wanneer een oudere met dementie hulp nodig heeft bij het vinden van het juiste tuingereedschap, is de mantelzorger niet teleurgesteld of geïrriteerd.

Kenmerkend voor deze mantelzorgers is: zij verzetten zich niet tegen de dementie en alle gevolgen die het met zich meebrengt. Zij aanvaarden de gegeven omstandigheden, en proberen met de mogelijkheden die zij op dat moment voorhanden hebben, zoveel mogelijk het gewone leven vol te houden. Er is vaak weinig onenigheid/irritatie tussen de oudere en mantelzorger.

Hun motto luidt: 'het leven komt zoals het komt'.

Een mogelijke valkuil: er kan een zekere 'nonchalance' lijken te ontstaan. Een houding van 'je verandert er niets aan', kan ervoor zorgen dat er te weinig gezocht wordt naar manieren om het gedrag en handelen te beïnvloeden en naar oplossingen te zoeken.

Daartegenover staan mantelzorgers die de diagnose en bijbehorende symptomen *niet accepteren*. Zij geven vaak een andere interpretatie aan het gedrag van de oudere met dementie, spreken bijvoorbeeld van 'onwil' of 'onoplettendheid'. In die gevallen is vaker sprake van onenigheid of irritatie doordat er meer wordt uitgegaan van 'opzet' in het gedrag van de oudere met dementie.

Motivatie

Dit zijn, in het gunstige geval, persoonsgebonden beweegredenen die de subjectieve draagkracht van de mantelzorger versterken. *Motivatie* kan als drijfveer fungeren of een tegenwicht vormen tegen een objectieve draaglast. Ook kan motivatie een objectieve krachtbron in de ogen van de mantelzorger versterken.

Mantelzorgers met een hoge motivatie hebben een sterke en liefdevolle band met de oudere met dementie. Zij zien de zorg als vanzelfsprekend en hebben daar veel voor over.

Motto: 'als je maar wilt ...'

Valkuil: de mantelzorger is – letterlijk en figuurlijk – niet in staat afstand te nemen van de zorgsituatie. Hij kan geen grenzen aangeven ten aanzien van de zorgsituatie en/of deze niet bewaken. De mantelzorger zorgt niet/onvoldoende goed voor zichzelf, cijfert zichzelf weg ten behoeve van de oudere met dementie. Deze mantelzorgers gaan maar door, zonder stil te staan bij de gevolgen voor henzelf.

Mantelzorgers met een *lage motivatie* zien hun taak als een (zware) plicht en doen de verzorging soms met tegenzin. Deze mantelzorgers geven bijvoorbeeld aan dat hetgeen zij doen niet in verhouding staat tot wat de oudere met dementie ooit voor hen heeft gedaan, 'maar ja, iemand moet 't doen, hè?!' Deze mantelzorgers zullen eigen grenzen meer bewaken en eerder hulp toelaten.

5.3.3 Coping door de mantelzorger

Uiteraard zal bij elke mantelzorger een mix van copingstrategieën aan de orde zijn. Doorvragen naar het perspectief van de mantelzorger en zijn beleving van de zorgsituatie is daarom heel erg belangrijk. In de fase van probleeminventarisatie en -analyse in deel 2 'Praktische toepassing van het EDOMAH-programma' staan richtinggevende vragen die dit doorvragen kunnen ondersteunen.

De mantelzorger heeft meestal baat bij inzicht in zijn manier van coping. Vaak is het zinvol om samen met de mantelzorger te zoeken naar een meer effectieve manier om met de situatie om te gaan. Het verbeteren van de coping kan bereikt worden door de kennis, vaardigheden en het probleemoplossend vermogen van de mantelzorger te vergroten, waardoor deze beter in staat is om te gaan met de zorgsituatie. Belangrijk hierbij is dat de ergotherapeut zich opstelt als *'enabler'* en niet als *'prescriber'*, dus dat hij de mantelzorger in staat stelt om beter met de situatie om te gaan en niet voorschrijft wat de mantelzorger moet doen. *'Enablement'* wordt anno 2009 in het beroepsprofiel genoemd als een kerncompetentie van de ergotherapeut.

De praktijk leert dat er vergelijkbare zorgsituaties zijn, maar dat er geen twee mantelzorgers zijn die een dergelijke zorgsituatie hetzelfde ervaren. Een uitgebreide en individuele inventarisatie van de problemen van de mantelzorger blijft dus altijd noodzakelijk, waarbij expliciet aandacht is voor het verhaal van de mantelzorger. Met als doel het bevorderen van zijn *hantering, acceptatie* en *motivatie*, zodat (psychische) belasting afneemt en de rol van mantelzorger (weer) positief ervaren wordt.

De meeste mantelzorgers (85%) ervaren ook positieve gevoelens zoals *voldoening, bevestiging* en *zelfvertrouwen*[6], zoals de volgende voorbeelden weergeven.

Narayan en collega's halen in hun artikel de subjectieve reacties van mantelzorgers aan:

> 'Het is niet eenvoudig, omdat ik nu een hele andere rol heb. We waren altijd man en vrouw, minnaars, zielsverwanten, elkaars beste vriend, en dat is allemaal veranderd. Die verandering ging niet van de ene op de andere dag, maar geleidelijk aan ... ik moest alle financiën gaan regelen, een nieuwe zorgverzekering afsluiten ... Er zijn zo veel dingen geweest die ik maar moest zien op te lossen ... en ik vind dat ik dat best goed gedaan heb.'[8]

> 'Mantelzorgers ervaren hun rol als zorgverlener als zinvol. Dat zij in de diepe betrokkenheid bij een ander mens, óók als de balans van geven en ontvangen in die relatie volkomen scheef is, zin vinden. Dat zij ervaren dat zorgen voor een medemens zin heeft en zin geeft aan het leven, uit de aard van het zorgen zelf. Volgens mij is het dat, wat mantelzorgers bedoelen als ze zeggen: ik zou niet anders kunnen dan voor deze mens zorgen. En dat 'niet anders kunnen',

> duidt naar mijn mening op die zindimensie die ervaren wordt te midden van dat zwarte, van die grenzeloze, eenzame verantwoordelijkheid. En die zindimensie maakt het zwart minder zwart.'[9]

M. Vernooij-Dassen heeft het in haar inaugurele rede over wederkerigheid:

Giften zijn het cement van sociale relaties. Een belangrijk motief voor geven is het teruggeven van wat in het verleden ontvangen is. Mensen geven vaak van harte en met goede bedoelingen hulp en affectie aan anderen. Mensen hebben van nature plezier in het handelen in het belang van anderen.[10] Hiermee geeft men zichzelf als het ware iets terug. Een ander voorbeeld is het geven aan liefdadige doelen, het geven van slechts een gering bedrag blijkt de gever al een geluksgevoel te bezorgen.[3]

5.4 Landelijke ontwikkelingen

Als gevolg van de individualisering, het stijgende opleidingsniveau en andere maatschappelijke ontwikkelingen *veranderen de waardeoriëntaties van ouderen*. De postmoderne categorie groeit, een groep ouderen voor wie zelfverwerkelijking belangrijk is. De volgende waarden zijn voor deze ouderen van belang.[11]
- zij willen zelf de regie kunnen houden: het leven in eigen hand;
- zij zijn kritisch ten opzichte van woon- en zorgvoorzieningen;
- zij zijn gewend te kiezen met wie ze willen omgaan;
- goede buren worden belangrijker voor het sociale leven.

Om goed aan te sluiten bij deze doelgroep, in de huidige vraaggestuurde gezondheidszorg, is cliëntgericht werken essentieel. Dit vergt denken vanuit cliëntperspectief en aandacht voor het totale cliëntsysteem. De mantelzorger maakt deel uit van dit systeem, heeft hierin zelfs vaak een sleutelpositie, en is dus meer dan alleen een informatieverstrekker. Het cliëntgericht werken wordt vanzelfsprekend ook toegepast bij de minder mondige cliënt, de oudere 'van de oude stempel'. Juist bij deze groep is de kans op overbelasting groot, omdat zij terughoudend zijn in het vragen om hulp en/of moeite hebben met het formuleren van hun hulpvraag.

De verwachting is dat de vergrijzing van de bevolking gepaard gaat met een sterke stijging van de zorgvraag, die bovendien complex van aard zal zijn. Tevens denkt men dat het aanbod van mantelzorg door maatschappelijke ontwikkelingen onder druk zal komen te staan. Daarbij wordt met name gedacht aan de toenemende arbeidsparticipatie van vrouwen, aan veranderingen in de gezinssamenstelling (meer echtscheidingen en minder kinderen per gezin) en de groeiende geografische mobiliteit, die maakt dat familieleden steeds verder uit elkaar wonen.[12]

In vergelijking met ouderen in 1992 hebben ouderen in 2002 een groter zorgnetwerk om zich heen. Herweijer stelt dat 'jongere ouderen' tegenwoordig relatief vaker mantelzorg ontvangen van hun buren, de oudste ouderen meer bij hun kinderen en vrienden. De groei van het zorgnetwerk duidt erop dat ouderen tegenwoordig betere relaties met hun sociale netwerk onderhouden dan voorheen. Vermoedelijk is dit een positief effect van het nog steeds stijgende opleidingsniveau van ouderen.[13]

Dit betekent dat er niet van uitgegaan moet worden dat de (meest betrokken) mantelzorger automatisch een familielid van de cliënt is, of in elk geval dat het niet altijd een familielid is die qua zorg het dichtst bij de cliënt staat.

Het Institute for Family-Centered Care in Amerika definieert 'familie' als volgt:[14] twee of meer personen die verwant zijn op welke manier dan ook – biologisch, emotioneel of juridisch. Elke familie is uniek en kan individuen omvatten die voogdij, verwantschap of mogelijk verblijfplaats delen. Het is meer dan alleen verwantschap, het is de mogelijkheid en de capaciteit om steun en zorg te verlenen.[15] Dit laatste punt is belangrijk voor de toepassing van het EDOMAH-programma, zeker wanneer een mantelzorger wel de wens heeft om steun en zorg te verlenen, maar zijn capaciteiten en/of mogelijkheden niet optimaal zijn. Mantelzorgers vinden het vaak vanzelfsprekend dat zij zorg verlenen en doen dit met liefde. Maar de zorgverlening is langdurig en wordt in veel gevallen steeds intensiever. Wanneer er dan gevoelens van onmacht ontstaan, kan dit leiden tot overbelasting van de mantelzorger en uiteindelijk zelfs tot de noodzaak van opname van de oudere met dementie in een zorginstelling. Voor de ergotherapie is hier een duidelijke taak weggelegd; de (ergotherapie-)interventie moet gericht zijn op de vraag hoe de mantelzorger kan worden ondersteund in diens zorgtaak, en dus moeten de problemen en behoeften van de oudere met dementie en de mantelzorger in samenhang met elkaar worden beschouwd. De ergotherapeut kan nog zo'n mooie oplossing voor het probleem van de oudere met dementie aandragen, ook de mantelzorger moet hiermee uit de voeten kunnen!

De op 1 januari 2007 ingevoerde Wet maatschappelijke ondersteuning (Wmo) beoogt deelname van alle burgers aan alle facetten van de samenleving, waarbij de eigen verantwoordelijkheid centraal staat. Echter, een oudere met dementie is niet in staat hiervoor zelf de verantwoordelijkheid te dragen, deze komt op de schouders van de mantelzorger terecht. De WMO moet bijdragen aan het bevorderen en behouden van zelfredzaamheid en maatschappelijke participatie. Door de overheid zijn kaders geformuleerd, de zogeheten prestatievelden, waarop gemeenten beleid moeten formuleren. Ondersteuning van mantelzorgers en vrijwilligers is een van deze prestatievelden. Veel mantelzorgers zijn hiervan niet op de hoogte. Ook ontbreekt het sommige mantelzorgers aan kennis over zorg en voorzieningen waarop de oudere met dementie zélf aanspraak kan maken op basis van de WMO. Ergotherapie kan hierin een adviserende en ondersteunende rol spelen.

Al in 1992 stelde Duijnstee in haar proefschrift *De belasting van familieleden van dementerenden*, dat wanneer we de emotionele en fysieke kosten van verzorgende familieleden – en daarmee ook de financiële kosten van onze gezondheidszorg – op een aanvaardbaar peil willen houden, de zorgende familieleden door professionele hulpverleners adequaat ondersteund moeten worden.[16]

Ook recentere studies, zoals die van Graff en collega's[17] en van Kalra, Evans en anderen[18], laten zien dat training van de mantelzorger effectief is en leidt tot een afname van de gezondheidszorgkosten en belasting van de mantelzorger, en tot verbetering van het psychosociaal functioneren van de oudere met dementie en de mantelzorger.

Er bestaan diverse meetinstrumenten waarmee de belasting en draagkracht van mantelzorgers in kaart gebracht kunnen worden. Duijnstee heeft samen met Blom een interview ontwikkeld om de belasting van familieleden van dementerenden in kaart te brengen[19]. Doel van dit interview is inzicht te krijgen in de mate van zorg die het familielid geeft, de beleving hiervan, de belangrijkste problemen hierbij, en de toekomstverwachtingen. Omdat deze lijst heel concreet naar allerlei activiteiten vraagt, kan deze goed door een ergotherapeut worden afgenomen. In deze publicatie van het EDOMAH-programma staat een bewerkte versie van het interview opgenomen (zie bijlage 2.2 'Richtinggevende vragen bij Etnografisch Interviewen'.

Een op de zeven ouderen heeft in zijn of haar netwerk geen enkele relatie die mantelzorg verleent. Vooral degenen zonder partner of kinderen, de 85-plussers, de lage inkomensgroepen en de stedelingen behoren tot de groep die dit risico lopen.[4]

Deze groep is volledig afhankelijk van professionele zorg die geboden wordt door bijvoorbeeld een thuiszorginstelling of alfahulp. Ook in dat geval is het belangrijk het zorgsysteem in kaart te brengen, de visie van de zorgverlener helder te hebben, en de samenwerking af te stemmen. Wanneer er door de ergotherapeut alleen de voor de oudere met dementie ideale interventie wordt overgedragen aan de zorgverlener, kan deze met weerstand reageren, met als gevolg dat het gegeven advies of de interventie niet wordt geïmplementeerd in de zorg. Het perspectief van de zorgverlener is ook in dit geval van belang en het EDOMAH-programma kan ook in dergelijke situaties toepasbaar zijn. Voorwaarde is dan wel dat een vaste thuiszorgmedewerker aanspreekpunt is in de zorg en ergotherapie-interventie van de betreffende oudere met dementie. Zie ook paragraaf 5.7.

5.5 Systeemgericht werken

In de ergotherapie-interventie volgens het EDOMAH-programma verstaan we onder het *cliëntsysteem*: de *zorgvrager* (oudere met dementie) *en* zijn – meest betrokken – *mantelzorger*. Zoals gezegd is dat niet per definitie een familielid. De mantelzorger wordt niet alleen bij de ergotherapie-interventie betrokken als informatieverstrekker of gezien als medehulpverlener, maar is ook cliënt: iemand die ook ondersteuning nodig heeft. De ergotherapeut is zich bewust van de mogelijk negatieve consequenties van het verlenen van zorg op de (gezondheid van de) mantelzorger, en probeert deze negatieve consequenties op te sporen en te verminderen. De ergotherapeut kan ondersteuning bieden in de vorm van het geven van informatie, advies, aanleren en/of verbeteren van praktische en probleemoplossende vaardigheden, en kan ook emotionele steun bieden. Zoals gezegd is juist de psychische belasting vaak het zwaarst voor de mantelzorger, en kan die leiden tot overbelasting.

Mantelzorgers van oudere mensen met fysieke problemen en/of dementie, geven desgevraagd aan *psychische en instrumentele steun* nodig te hebben.[20]

De resultaten van een gerandomiseerd, gecontroleerd onderzoek naar de effecten van ergotherapie volgens het EDOMAH-programma, bevestigen dat ergotherapie aan huis bij ouderen met dementie en hun mantelzorgers zinvol en effectief is.[21,22]

Bij de mantelzorgers werd na afloop van het EDOMAH-programma een verbetering van het gevoel van competentie gemeten, samen met een vermindering van de draaglast, en trad er daarnaast een significante verbetering van hun kwaliteit van leven, ervaren gezondheidstoestand, en stemming op. Deze significante verbeteringen bij ouderen met dementie en bij hun mantelzorgers bleken ook drie maanden later nog aanwezig en vrijwel gelijk aan de situatie direct na afloop van de ergotherapie-interventie.[21-23]

Dat door *systeemgericht werken* de uitkomsten voor de cliënt en de familie verbeteren en de kosten voor de gezondheidszorg afnemen, blijkt niet alleen uit het genoemde onderzoek van Graff. Al eerder was uit onderzoek van de American Academy of Pediatrics gebleken dat naast gunstige resultaten voor cliënt en familie, ook de tevredenheid van de professional toeneemt, de kosten voor zorg lager worden, en dat systeemgericht werken zelfs kan leiden tot een effectiever gebruik van zorgdiensten [14]. De beschikbare onderzoeksresultaten suggereren dat systeemgericht werken een schakel is naar het effectief bereiken van *betekenisvolle doelen*, een grotere beklijving van adviezen, en een toename van de tevredenheid van de betrokkenen (Ahmann & Johnson (2000), King, Rosenbaum, & King (1996), Hanna et al. (2002)[15].

Volgens Goedhart-Jitprapasnan is er ook in Nederland een ontwikkeling gaande om meer systeemgericht te werken.[24] Ook de beroepsvereniging Ergotherapie Nederland (EN) signaleert zowel nationaal als internationaal steeds grotere gerichtheid van de ergotherapie-interventie op de sociale omgeving van de cliënt. De 'Standaard ergotherapie bij niet-ernstige cognitieve stoornissen en hun mantelzorgers' waarop het EDOMAH-programma is gebaseerd, gaat hier sinds de ontwikkeling van deze standaard van uit.[25,26]

Systeemgericht werken wordt gezien als een zeer noodzakelijke uitbreiding van cliëntgericht werken. Een chronische aandoening heeft niet alleen invloed op de cliënt, maar ook op de hele familie en op de sociale omgeving. Bij systeemgericht werken staan de wensen en behoeften van de familie centraal, waarbij de gehele familie gezien wordt als aangrijpingspunt voor interventie. Er vindt samenwerking plaats tussen de ergotherapeut en de familie om aan deze wensen en behoeften tegemoet te komen. De ergotherapeut stelt de familie in staat zichzelf te *'empoweren'*, zodat de leden ervan verantwoordelijkheid kunnen nemen en bewuste keuzes kunnen maken[14].

5.6 Begeleiding van allochtone mantelzorgers

De Nederlandse cultuur en gezondheidszorg zijn gericht op het behoud van autonomie. In veel *buitenlandse culturen,* echter, *getuigt het van respect als je ouderen en zieken zoveel mogelijk uit handen neemt.* Vergeleken met autochtone ouderen hebben allochtone ouderen hogere verwachtingen van hun familie. Volgens Mariska Hoencamp van het Steunpunt Mantelzorg in Utrecht vindt bijvoorbeeld in de Turkse cultuur het overdragen van zorg vrijwel uitsluitend in de familiekring plaats, waardoor de kans op overbelasting bij deze mantelzorgers erg groot is[27].

In sommige gevallen stellen kinderen van allochtone ouderen ondanks hun bereidwilligheid grenzen aan het verlenen van mantelzorg. Het verschil tussen verwachtingen van allochtone ouderen en mogelijkheden van hun kinderen kan leiden tot hevige spanningen binnen de familie. Het praten over alternatieven wordt opgevat als gebrek aan respect voor de ouders. Hierdoor hebben allochtone mantelzorgers in meer of mindere mate te lijden onder morele en emotionele druk.[28] Het bieden van ondersteuning aan allochtone mantelzorgers of mantelzorgers van allochtone ouderen is dan ook een complexe aangelegenheid. Bij het werken met allochtone mantelzorgers is het belangrijk om je te realiseren dat zij sterk hechten aan het opbouwen van een vertrouwensrelatie, voordat zij hun zorgen aan je toevertrouwen[27]. Ondanks beperkte ervaring met deze doelgroep achten de auteurs van dit boek het werken volgens het EDOMAH-programma bruikbaar bij deze doelgroep. Door in te gaan op *het* verhaal van de cliënt en mantelzorger wordt bijvoorbeeld duidelijk waarom er sprake lijkt te zijn van een 'zorgmijdende cliënt' als gevolg van cultuurverschillen. Wanneer hierop door de ergotherapeut met *respect en begrip* wordt ingegaan, is de kans groter dat er een ingang wordt gevonden voor interventie of aanvraag van voorzieningen dan wanneer hier niet op deze wijze bij stil wordt gestaan.

5.7 De samenwerking met de professionele zorgverlener

In veel situaties van de ergotherapie-interventie bij ouderen met dementie en hun mantelzorgers aan huis, krijgt de ergotherapeut te maken met (een) andere professionele zorgverlener, zoals de wijkverpleegkundige en andere thuiszorgmedewerkers. Het is belangrijk onderlinge *afstemming* te zoeken en samen te werken *in het belang van de mantelzorger en oudere met dementie.* De ergotherapeut doet er goed aan om stil te staan bij wat de professionele zorgverlener betekent voor de mantelzorger. De mantelzorger is immers in veel gevallen degene die de professionele zorgverlener in huis heeft gehaald.

Tonkens c.s.[29] hebben onderzoek gedaan naar het gehele zorgnetwerk rondom de hulpbehoevende, waarvan een of meerdere mantelzorgers deel uitmaken. Zij beschrijven verschillende zorgnetwerken.

- *Gemengde zorgnetwerken*: de zorg wordt verleend door een tamelijk evenwichtige combinatie van professionals, vrijwilligers en mantelzorger(s), waarbij de – veelal hoogopgeleide – mantelzorger het management van de zorg op zich heeft genomen.
- *Familienetwerken*: familieleden delen de zorg, professionals zijn aanvullend.
- *Professionele netwerken*: professionals voeren de regie, ook over de mantelzorger.
- *Spilzorgers*: mantelzorgers die vaak in een veeleisende zorgsituatie zitten, zonder een beroep te doen op professionals en/of anderen, maar de spil vormen van hun netwerk. Bij deze mantelzorgers is isolement vaak aan de orde.

Wanneer de ergotherapeut te maken heeft met een gemengd zorgnetwerk, dan zal de afstemming met overige professionals vaak al op verzoek van een mantelzorger plaatsvinden en/of via de mantelzorger verlopen. Het is de mantelzorger die bepaalt wat er gebeurt.

Bij professionele zorgnetwerken, bijvoorbeeld in een situatie met intensieve thuiszorg, kan het zijn dat de mantelzorger en/of oudere met dementie, door de intensieve zorg als het ware een dagstructuur krijgen opgelegd en zij het gevoel hebben de controle over hun eigen leven kwijt te zijn. Wanneer de ergotherapeut dan met zijn interventies gericht op het verbeteren van de vaardigheden van de oudere met dementie en mantelzorger komt, kan dit wrijving geven en soms voor conflictsituaties zorgen. De interventies zullen ook moeten worden afgestemd met de professionele zorgverlener. De manier waarop adviezen worden gegeven aan de professionele verzorger, komt overeen met het adviseren aan de mantelzorger, via het Consultmodel.

5.8 Samenvatting en conclusie

In de ergotherapie-interventie volgens het EDOMAH-programma zijn de oudere met dementie en de mantelzorger beiden cliënt. Het adviseren aan en instrueren van de mantelzorger is zowel een belangrijk middel als een doel in het ergotherapeutisch proces om het zorgsysteem te optimaliseren en behouden. Daarbij wordt de mantelzorger niet als co-therapeut gezien, maar als persoon die zelf ook ondersteuning nodig heeft. Het verhaal van de mantelzorger wordt in kaart gebracht door een interview af te nemen gericht op de problemen die de mantelzorger ervaart en de beleving van de zorgsituatie. In de fase van de uitvoering van het plan van aanpak zal de mantelzorger samen met de oudere met dementie een actieve rol spelen in het vinden van oplossingen. Ergotherapeut, oudere met dementie en mantelzorger zijn samen verantwoordelijk voor het veranderingsproces. Belangrijkste succesfactor van deze werkwijze is een respectvolle benadering: het zich verdiepen in en aansluiten bij de wensen en behoeften van het hele systeem, om zodoende de mogelijkheden en sterke kanten (waaronder copingstijl) te herkennen, en degenen die deel uitmaken van het systeem te kunnen motiveren deze uit te bouwen. Dit houdt ook in dat de keuze van de oudere met dementie en de mantelzorger serieus genomen moet worden en moet worden ondersteund, ook wanneer de ergotherapeut wellicht een andere oplossing prefereert.

Literatuur

1. Hessel, C.S. In: Dokter, J., Kuip, D. van der, Looijen, E., & Romp, L. (2006). *Een familiegerichte ergotherapiebenadering. Literatuuronderzoek in opdracht van de Nederlandse Vereniging voor Ergotherapie.* Unpublished manuscript, Amsterdamse Hogeschool voor Paramedische Opleidingen.
2. Boer, A. de, Broese van Groenou, M., & Timmermans, J. (2009). *Mantelzorg. Een overzicht van de steun van en aan mantelzorgers.* Den Haag: Sociaal en Cultureel Planbureau.
3. Vernooij-Dassen, M.J.F.J. (2008). *Het is zaliger te geven dan te ontvangen* (Inaugurele rede). Nijmegen: UMC St Radboud.
4. SCP – Sociaal Cultureel Planbureau (2007). *Toekomstverkenningen Zorg 2007.* Den Haag: SCP.
5. Exel, Van, et al., geciteerd in: Cup, E.H.C., & Steultjes, E.M.J. (2005). *Ergotherapierichtlijn Beroerte.* Utrecht: NVE.
6. Mercken, C. (2005). *Mantelzorg en dementie.* (Factsheet Expertisecentrum Informele Zorg). Utrecht: Nederlands Instituut voor Zorg en Welzijn.
7. Duijnstee, M. (1996). *Het verhaal achter de feiten. Over de belasting van familieleden van dementerenden.* Baarn: Intro.
8. Narayan, S., Lewis, M. (2001). Subjectieve reacties op de zorg voor een dementerende partner. *Verpleegkundig perspectief, 17*(6), 35-39.
9. Nistelrooy, I. (2007). *Zingeving in de mantelzorg.* Reliëf, Christelijke Vereniging van Zorgaanbieders.
10. Komter, A.E. (1996). *The Gift, an interdisciplinary perspective.* Amsterdam, Amsterdam University Press.
11. SCP – Sociaal Cultureel Planbureau (2006). *Rapportage ouderen. Veranderingen in de leefsituatie en levensloop.* Den Haag: SCP.
12. Boer, A.H. de, Iedema, J., & Mulder, C.H. (2005). *Kijk op informele zorg.* Den Haag: Sociaal en Cultureel Planbureau.
13. Herweijer, L. (2006). Onderwijs en opleiding. In: A. de Boer (red.), *Rapportage ouderen; veranderingen in de leefsituatie en levensloop* (2006/12) (pp. 21-48). Den Haag: Sociaal en Cultureel Planbureau.
14. Dokter, J., Kuip, D. van der, Looijen, E., & Romp, L. (2006). *Een familiegerichte ergotherapiebenadering. Literatuuronderzoek in opdracht van de Nederlandse Vereniging voor Ergotherapie.* Unpublished manuscript, Amsterdamse Hogeschool voor Paramedische Opleidingen.
15. Benthem, K. van (2004). Family centered practice: Am I giving what it takes? *OT now, 6*(1), 5-9.

16 Duijnstee, M. (1992). *De belasting van familieleden van dementerenden* (Proefschrift Katholieke Universiteit Nijmegen). Baarn: Intro.
17 Graff, M.J.L., Adang, E.M.M., Vernooij-Dassen, M.J.F.J., Dekker, J., Jönsson, L., Thijssen, M., Hoefnagels, W.H.L., & Olde Rikkert, M.G.M. (2008). Community occupational therapy for older patients with dementia and their caregivers: a cost-effectiveness study. *BMJ, 336*, 134-138 [BMJonline 2008, doi:10.1136/BMJ.39408.481898.BE].
18 Cup, E.H.C., & Steultjes, E.M.J. (2005). *Ergotherapierichtlijn Beroerte*. Utrecht: NVE.
19 Duijnstee, M., Guldemond, H., & Hendriks, L. (2001). *Zorgkompas voor mantelzorgers van ouderen en chronisch zieken*. Utrecht: NIZW.
20 Sörensen, S., Pinquart, M., Dr. Habil., & Duberstein, P. (2002). How effective are interventions with caregivers? An updated meta-analysis. *The Gerontologist, 42*(3), 356-372. Townsend, A., & Polatjako, H.J. (2007). *Enabling Occupation II: advancing an occupational therapy vision for health, well-being, & justice through occupation*. Ottawa: CAOT Publications ACE, pp.87-133.
21 Graff, M.J.L., Vernooij-Dassen, M.J.F.J., Thijssen, M., Dekker, J., Hoefnagels, W.H.L., & Olde Rikkert, M.G.M. (2006). Community occupational therapy for dementia patients and their primary caregivers: a randomized controlled trial. *BMJ, 333*, 1196 [BMJonline 2006, doi:10.1136/BMJ 39001.688843.BE].
22 Graff, M.J.L., Vernooij-Dassen, M.J.F.J., Thijssen, M., Dekker, J., Hoefnagels, W.H.L., & Olde Rikkert, M.G.M. (2007). Effects of community occupational therapy on quality of life and health status in dementia patients and their primary caregivers: a randomized controlled trial. *Journals of Gerontology Series A: Biological Science and Medical Science, 62*(9), 1002-1009.
23 Graff, M.J.L. (2008). *Effectiveness and efficiency of community occupational therapy for older people with dementia* (Proefschrift). Enschede: Ipskamp.
24 Goedhart-Jitprapasnan, U. (2005). *Family-centered occupational therapy: multiple case studies of successful interventions concerning disabled children from migrant families* (Master thesis in occupational therapy). Amsterdam: Hogeschool van Amsterdam.
25 Melick, M. van, Graff, M., & Mies, L. (1998). *Standaard voor de Ergotherapie Behandeling van Geriatrische patiënten met niet-ernstige cognitieve stoornissen*. Nijmegen: Afdeling Ergotherapie UMC Nijmegen & Innovatiecentrum MOHO.
26 Melick, M.B.M. van, Graff, M.J.L. (2000). Ergotherapie bij geriatrische patiënten. De standaard voor de ergotherapeutische behandeling van geriatrische patiënten met niet-ernstige cognitieve stoornissen. *Nederlands Tijdschrift voor Ergotherapie, 28*, 176-181.
27 Langelaar, A., & Schouten, J. (2006). Begeleiding van allochtone mantelzorgers. *Nederlands Tijdschrift voor Ergotherapie* (2), 72-73.
28 Croes, N., Hoang, A., & Stomph, M. (2006). De zorg voor elkaar. *Nederlands Tijdschrift voor Ergotherapie, 2*, 68-71.
29 Kooiker, S. en Boer, A. de, (2008), *Portretten van Mantelzorgers*, Sociaal en Cultureel Planbureau, Den Haag.

6 De ergotherapeut

'Als het gevoel smelt met het handelen, word je één met hetgeen je doet.'
(Naar Emile Snellen van Vollenhoven, Nederlands abstract kunstschilder, geboren 1956)

6.1 Inleiding

Dit hoofdstuk beschrijft het verhaal van de ergotherapeut die het EDOMAH-programma toepast gedurende het hele behandelproces. Het *verhaal van de ergotherapeut* bestaat enerzijds uit *het redeneren, afwegingen en keuzes maken* tijdens de ergotherapie-interventie volgens het EDOMAH-programma. Deze afwegingen zijn ook te vinden in deel 2, Praktische toepassing van het ergotherapieprogramma, en zo nodig wordt daarnaar verwezen. Anderzijds bevat het verhaal van de ergotherapeut ook *de praktijkcontext* waarin het EDOMAH-programma wordt geïmplementeerd. Kenmerkend voor de werkwijze volgens dit ergotherapieprogramma is de aandacht voor het betekenisvol handelen van de oudere met dementie en de mantelzorger. Een grote mate van creativiteit, kennis over dementie en betekenisvolle activiteiten is bij ergotherapeuten van groot belang. Ook is zelfkennis over de eigen capaciteiten, waarden en normen belangrijk. De vragen, twijfels, keuzes en successen tijdens het proces van uitvoering van het EDOMAH-programma zijn onderdeel van het hele verhaal van de ergotherapeut.

Het hoofdstuk is als volgt ingedeeld:
1 eerst wordt de praktijkcontext beschreven waarin de ergotherapeut met het EDOMAH-programma kan werken;
2 vervolgens wordt tijdens de uitvoering van het EDOMAH-programma het verhaal van de ergotherapeut beschreven.

6.2 Praktijkcontext

> Kwart over acht 's ochtends. Er is volop rumoer in de wachtkamer. Binnen dit gezondheidscentrum heb ik sinds een halfjaar mijn eigen praktijk. Voor mij zitten er nu geen mensen in de wachtkamer. Vaak heb ik om deze tijd al een eerste huisbezoek van de dag, maar vandaag start ik met een kop koffie achter mijn bureau. Ik heb nog veel rapportages te doen.

Dit hoofdstuk beschrijft het verhaal van de ergotherapeut die start met interventie volgens het EDOMAH-programma.

> O ja, die adviesrapportage. Vorige week ben ik bij een meneer J. op huisbezoek geweest. Op de verwijzing van de huisarts stond 'advies zitvoorziening'. Maar er was veel meer aan de hand. Hij had een vasculaire dementie, dat wist ik wel. Maar volgens de huisarts waren er verder geen vragen. Tijdens het huisbezoek viel me op hoe lastig het voor hem was om iets over zijn problemen en bezigheden te vertellen, en de echtgenote was niet thuis. Niet handig. Dus ik probeerde een nieuwe afspraak te maken. Dat viel niet mee! Kalender? Kwijt. Wanneer echtgenote terugkomt? Geen idee. En ondertussen zag ik hem onrustiger worden. Ik heb hem gezegd dat ik nog terugbel. En ik heb mijn visitekaartje achtergelaten, op tafel. Nu maar hopen dat hij het niet kwijtmaakt. En zo sneu, bij de deur verontschuldigde hij zich en was hij bijna in tranen. Volgens mij zou hij best wat kunnen hebben aan de ergotherapie-interventie volgens het EDOMAH-programma. Ik zou die huisarts eens moeten bellen ...
>
> Het valt niet altijd mee om die huisarts te pakken te krijgen. Ik heb hem mondeling teruggerapporteerd over wat me was opgevallen tijdens het huisbezoek en wat meneer J. als probleem ervoer. Hij was niet op de hoogte van het feit dat wij ook voor deze doelgroep iets kunnen betekenen en wilde graag toelichting. Het is altijd lastig om uit te leggen wat we als ergotherapeuten nu precies doen. Ik zal hem in ieder geval de artikelen toesturen waarin de effectiviteit en kosteneffectiviteit van de ergotherapie-interventie beschreven is. De huisarts ging gelukkig akkoord en zou me een nieuwe verwijzing sturen. Ik ben benieuwd want ik heb eigenlijk nauwelijks ervaring met dit ergotherapieprogramma ... maar goed, ik heb de cursus natuurlijk niet voor niets gedaan!

Veel ergotherapeuten werken vanuit een instelling. Uit de registratie van het NIVEL, peildatum 1 januari 2006, werkt 75,7% in of vanuit een instelling.[1] Verwijzingen naar de ergotherapeut kunnen vanuit de instelling komen of van bijvoorbeeld huisartsen. Ook andere disciplines kunnen signaleren dat een ergotherapie-interventie wenselijk is. Dan is het belangrijk dat zij weten wat een ergotherapeut te bieden heeft. Dit blijkt ook uit een pilotstudie waarin is nagegaan wat belemmerende en bevorderende factoren zijn in het implementeren van het EDOMAH-programma.[2] Hieruit bleek onder andere dat de ergotherapeuten bij het implementeren van het EDOMAH-programma weinig of geen gerichte verwijzingen voor ergotherapie-interventie aan huis voor ouderen met dementie en mantelzorgers hadden ontvangen. Daardoor hadden ze weinig ervaring met het EDOMAH-programma opgedaan, slechts 20% van hen had volgens het EDOMAH-programma gewerkt, nadat zij hierin geschoold waren. De groep ergotherapeuten die geen verwijzingen ontvingen, voelden zich, na verloop van tijd onzeker over hun eigen capaciteiten en hadden moeite om het programma vervolgens uit te leggen aan hun verwijzers. Ze hadden behoefte aan feedback op hun handelen en begeleiding bij de implementatie. Alle ergotherapeuten die geschoold waren in het EDOMAH-programma gaven aan wel heel gemotiveerd te zijn om dit programma bij hun cliënten toe te passen.

Om verwijzingen te ontvangen voor ergotherapie-interventie aan huis volgens het EDOMAH-programma, is het belangrijk dat verwijzers weten wanneer zij naar de ergotherapeut kunnen verwijzen. Anderzijds dat de ergotherapeuten herkennen wanneer het programma geïndiceerd is, zodat zij verwijzers hiervan op de hoogte kunnen stellen. In het beroepsprofiel worden bij de centrale rol van ergotherapeut meerdere ondersteunende rollen beschreven.[3] De *rol van samenwerker en ondernemer is bij het implementeren* van het EDOMAH-programma erg belangrijk. In die rollen zoekt de ergotherapeut onder andere samenwerking met verwijzers en andere hulpverleners die met ouderen met dementie en mantelzorgers werken, legt hij uit wat ergotherapie deze doelgroep te bieden heeft, en dat het hier om een bewezen effectieve interventie gaat. De ergotherapeut gaat na op welke manier andere hulpverleners en verwijzers het liefst geïnformeerd worden. De ergotherapeut is proactief en vraagt na aan welke informatie behoefte is. De ene hulpverlener is benieuwd naar publicaties, de ander stelt een presentatie op prijs en weer een andere hulpverlener wil toelichting over de ergotherapie-interventie bij een specifieke casus. Wanneer de ergotherapeut zelf nog geen ervaring heeft, kan zij gebruikmaken van casestudies om inzichten te generaliseren naar de desbetreffende casus. Echter, vooral de manier van redeneren, de stijl van uitvoering van het ergotherapeutisch plan van aanpak, en de eigen visie en creativiteit zijn van belang om zich het EDOMAH-programma 'eigen' te maken. Een uitspraak die hierbij past is 'ervaring is iets wat je krijgt, *nadat* je het nodig had'.

> Gelukkig, de echtgenote van meneer J. heeft mijn visitekaartje gevonden en me gebeld. Wie ik was en waarvoor ik langs was geweest? Ze hield het allemaal niet meer bij en haar man ... afijn ... dat had ik waarschijnlijk zelf al gezien. Ik kon best langskomen maar ze moest even kijken wanneer het uitkwam, het was zo druk!

> Ik voelde me al enigszins bezwaard, die mantelzorger heeft het al zo druk en nu kom ik er ook nog eens bij. En ik weet niet eens óf ik wel iets te bieden heb, noch wát dat dan precies is ...

Professionals kunnen verschillende redenen en motieven hebben om nieuwe werkwijzen te implementeren. Om na te gaan wat de beste implementatiestrategie is, zou een gedegen analyse van motieven noodzakelijk zijn.[4] De ervaringen tijdens de post-hbo-cursus over de 'Standaard ergotherapie bij geriatrische patiënten met niet-ernstige cognitieve stoornissen en hun mantelzorgers'[5] leren dat veel ergotherapeuten gemotiveerd zijn om hun hulpverlening aan de doelgroep ouderen met dementie en hun mantelzorgers te verbeteren. Dat de ergotherapie-interventie bewezen effectief is, is tevens een stimulans. De cursisten hebben een scala van ervaringen met deze doelgroep die een bron zijn van de wens tot verandering/verbetering van hun hulpverlening. Veelgehoorde opmerkingen zijn: 'ik wil graag meer kunnen doen voor de doelgroep' of 'ik voel me erg betrokken bij deze doelgroep' of 'ik wil dit product graag aan kunnen bieden vanuit mijn ergotherapiepraktijk/ vanuit mijn instelling'. Het volgen van scholing zoals post-hbo sluit goed aan bij deze ervaringen, en is een eerste stap in het implementeren van het EDOMAH-programma. Belangrijk is wel dat de cursus aansluit bij hun dagelijks werk en dat eigen ervaringen centraal staan. Naast de behoefte en motivatie kan ook de leerstijl van belang zijn bij het leren toepassen en implementeren.[6]

Een andere reden voor sommige ergotherapeuten om het EDOMAH-programma toe te passen is omdat de verwijzers juist *vragen* om een ergotherapeutische interventie volgens EDOMAH; zij hebben kennisgenomen van de betreffende publicaties met betrekking tot de evidence van dit programma.[7-10] Die ergotherapeuten kunnen mogelijk minder intrinsieke motivatie hebben om hun werkwijze bij ouderen met dementie te veranderen of aan te vullen. In dat geval zijn de verwachtingen van de verwijzers leidend in plaats van de eigen visie, waarden en normen over hun beroepsuitoefening. Het resultaat van een succesvolle implementatie van het EDOMAH-programma is dan afhankelijker van sociale normen en de ervaren controle in plaats van de eigen attitude tot het gewenste gedrag.[4] Om erachter te komen in hoeverre ze zélf gemotiveerd zijn om hun werkwijze bij ouderen met dementie te veranderen, zouden die ergotherapeuten zichzelf de vraag kunnen stellen: 'wat vind ík er nu van?' Het gemis van controle over het eigen gedrag kan demotiverend zijn voor het gebruik van het programma. Zij zullen wel verwijzingen ontvangen, maar doordat ze geen intrinsieke motivatie hebben om te werken volgens EDOMAH, zullen zij waarschijnlijk geen succeservaringen opdoen. Het is dan nauwelijks mogelijk om een nieuwe werkwijze vol te houden. Helaas zullen dan zowel de verwijzer als de ergotherapeut zelf, om verschillende redenen, teleurgesteld zijn.

Bij alle ergotherapeuten is het competentiegebied *'leven lang lerend'* aan de orde.[3] Het is belangrijk dat de ergotherapeut hierbij een eigen stijl en voorkeur volgt, op basis van zelf opgestelde en onderbouwde criteria.

In dit eerste deel van het hoofdstuk werd de praktijkcontext beschreven om aan te geven welke acties de ergotherapeut onderneemt, voordat er daadwerkelijk gestart wordt of kan worden met interveniëren volgens het EDOMAH-programma.

In het vervolg van dit hoofdstuk wordt de ergotherapie-interventie volgens het EDOMAH-programma beschreven door de ergotherapeut en diens gedachten (verhaal) te blijven volgen. Op grond van de theorie en ervaringen worden keuzes en afwegingen beargumenteerd.

6.3 Kennismaking en start probleeminventarisatie

> Nou, nou, dit was wel even heel erg anders dan ik gewend ben ... ik heb in iedere geval uitgebreid kennisgemaakt ... Ik heb nog nooit een uur besteed aan alleen maar praten ...
>
> Dat interview met die OPHI is wel erg leuk! Wat hoor ik een mooie verhalen, en ik leer de mensen zo heel anders kennen dan ik gewend ben! Ik weet weer helemaal waarom ik de doelgroep ouderen zo leuk vind! Tegelijk weet ik eigenlijk niet of ik met al die informatie wat kan doen in de ergotherapie-interventie. Soms houdt me dat een beetje tegen om door te vragen. Ik wil niet nieuwsgierig of 'sensatiebelust' overkomen.
>
> En tegelijkertijd jeuken mijn handen. Ik zie zoveel dingen waar ik wel wat mee kan! Bijvoorbeeld de door- en toegankelijkheid van het huis. Die man kan het huis nauwelijks uit! En van de WMO hadden ze maar vaag wat gehoord ... maar goed, ik moet me inhouden ... en ik kan in ieder geval die zitvoorziening vast regelen ... ik moet wel mijn uren in de gaten houden ... wanneer werk ik dat interview dan eigenlijk uit?

De ergotherapeut heeft kennisgemaakt met de oudere met dementie en zijn mantelzorger. Bij het eerste bezoek is het erg belangrijk om met elkaar kennis te maken met het oog op het opbouwen van een vertrouwensrelatie, en om een toelichting te geven bij de werkwijze volgens het EDOMAH-programma. Ouderen met dementie en hun mantelzorgers zijn vaak niet op de hoogte van deze werkwijze in de ergotherapie, dus een toelichting is bijna altijd aan de orde. Het is belangrijk om na te gaan of er behoefte is aan het optimaliseren van het dagelijks handelen en of er problemen zijn die het dagelijks handelen belemmeren of frustreren. De mantelzorger kan bijvoorbeeld zeggen: 'Er zijn geen problemen in het handelen want hij doet niets meer.' Of de oudere met dementie zegt bijvoorbeeld: 'Ik wil wel, maar kan het niet meer.' Vooral als de ergotherapeut merkt dat er wel een wens aanwezig is, is het belangrijk om door te vragen.

Het EDOMAH-programma kent een cliëntgecentreerde en systeemgerichte aanpak. Op grond van deze aanpak is het belangrijk om de problemen en verwachtingen te formuleren in de termen van de oudere met dementie en de mantelzorger. In dit geval betekent dit, dat de ergotherapeut de oudere met dementie ondersteunt bij het formuleren van zijn vragen, problemen en wensen. De ergotherapeut gebruikt bij de oudere met dementie het OPHI-II NL om de handelingsgeschiedenis uit te vragen. Door hem te interviewen met het OPHI-II NL wordt een beeld verkregen van zijn beleving, waarden en ervaringen uit verleden en heden, en verwachtingen voor de toekomst. Juist die beleving en waarden geven veel informatie over de manier waarop de oudere met dementie zijn eigen mogelijkheden en beperkingen inschat. Bij de mantelzorger wordt met behulp van Etnografisch Interviewen onder andere de draagkracht en draaglast in kaart gebracht. Ook de mantelzorger wordt uitgenodigd om als ervaringsdeskundige vragen, wensen en problemen te bespreken, om samen met de ergotherapeut naar mogelijke oplossingen en alternatieven te zoeken. Kenmerkend voor het werken met de mantelzorger is dat de aanwezige vaardigheden en mogelijkheden van de mantelzorger het uitgangspunt zijn.

De ergotherapeut merkt dat haar 'handen jeuken' en ze moet moeite doen om niet meteen aan de slag te gaan met de problemen die zij signaleert. De implementatie van de cliëntgecentreerde werkwijze met behulp van de Canadian Occupational Performance Measure (COPM[11,12]) heeft duidelijk gemaakt dat de ergotherapeuten het lastig vinden om tijdens de ergotherapie-interventie van hun eigen aanbod af te stappen en de cliënt meer de regie te geven. Ergotherapeuten hebben het beste met hun cliënten voor en redeneren op grond van wat zij denken dat goed voor hen is. Een cliëntgerichte werkwijze betekent echter dat die regie nu met de cliënt wordt gedeeld. Anno 2010 is deze denkwijze onderdeel van het gedachtegoed van de ergotherapeuten, maar het toepassen van cliëntgericht werken vraagt een attitudeverandering van ergotherapeuten, een verandering die in volle gang is bij ergotherapeuten in Nederland.

Het delen van de regie met de oudere met dementie, die mogelijk een andere ziektebeleving heeft, kan extra lastig lijken. De ergotherapeut kan het gevoel krijgen niet tot de kern te komen en dit kan frustratie oproepen. Vaak is dit te zien aan dat de ergotherapeuten 'haast' krijgen. Een veelgehoorde kreet is dan: 'Ja, maar ik moet nog zoveel.' Het is belangrijk om na te gaan of dat vele 'moeten' te maken heeft met de vragen en wensen van de oudere met dementie en de mantelzorger, of dat dit het gevoel is van de ergotherapeut zelf. Binnen het EDOMAH-programma worden wensen en keuzes van de oudere met dementie en de mantelzorger gerespecteerd, ook als dat inhoudt dat problemen die de ergotherapeut zelf signaleert niet aan bod komen. Bijvoorbeeld omdat iets voor de oudere geen prioriteit heeft of omdat hij het niet als probleem ervaart. De ergotherapeut kan niettemin van mening blijven dat hij de oudere met dementie het best zou helpen als hij met dat probleem aan de slag zou gaan. Het kan zijn dat die overtuiging dan continu blijft sluimeren, en dat levert vaak een gejaagd of onrustig gevoel op.

De ergotherapeut kan haar opvatting delen met de mantelzorger. Mogelijk herkent de mantelzorger het door de ergotherapeut gesignaleerde probleem wel. Samen kunnen zij dan beslissen of het belangrijk is dat probleem toch aan te pakken. Het is kenmerkend voor de gelijkwaardige relatie tijdens de ergotherapie-interventie dat de oudere met dementie, de mantelzorger en de ergotherapeuten hun opvattingen met elkaar delen, ook wanneer die van elkaar verschillen.

Echter, wanneer het een probleem betreft waarbij de veiligheid van de oudere met dementie en/of mantelzorger in het geding is, dan licht de ergotherapeut de oudere met dementie en de mantelzorger in over de risico's, en overlegt met hen over de meest passende acties om schade te vermijden (beroepsprofiel[3]).

De ergotherapeut heeft tijdens de kennismaking ook de inhoud en aard van de verwijzing met de oudere met dementie en de mantelzorger doorgenomen. De ergotherapeut licht toe wat de werkwijze en inhoud van het EDOMAH-programma zijn. Bijvoorbeeld dat:
- de interventie aan huis plaatsvindt, met een- of tweemaal per week een huisbezoek;
- de mantelzorger in de ergotherapie-interventie ook cliënt is;
- er een actieve betrokkenheid van de oudere met dementie en mantelzorger wordt verwacht;
- er samenwerking en afstemming met andere hulpverleners wordt gezocht.

Tijdens een eerste bezoek kan al een start worden gemaakt met de probleeminventarisatie en -analyse. De ergotherapeut in het voorbeeld is gestart met de kennismaking met de oudere met dementie en mantelzorger. Het kennismakingsgesprek kan vervolgd worden met een gesprek over de dagelijkse routine en handelingssituaties (thema's uit de OPHI-II NL). De ergotherapeut kan het OPHI-II NL op verschillende manieren afnemen, bijvoorbeeld in de vorm van kortere gesprekken met elk een eigen thema. In de nieuwe handleiding van het OPHI-II NL worden verschillende manieren van afname toegelicht.[13]

Afname van het OPHI-II NL vraagt een betrokken houding van de ergotherapeut. De ergotherapeut toont interesse in het perspectief van de oudere met dementie op diens ervaringen uit verleden en heden en verwachtingen voor de toekomst. Belangrijke succesfactoren bij afname van het OPHI-II NL zijn een respectvolle benaderingswijze, gesprekstechnieken en narratief redeneren.

6.4 Probleeminventarisatie en -analyse

Oké, ik heb nu ook wat gedáán, gelukkig. De afname van het OPHI-II NL was wederom bijzonder. Toch merkte ik nu wel wat onrust, bij hem en daardoor ook bij mij. Tja, ik heb gelezen dat het beeld bij een vasculaire dementie nogal kan wisselen. Vandaar dat ik het gesprek heb afgewisseld met een observatie.

En het leverde me ook wel weer inzichten op. Normaal bespreek ik na een observatie welke problemen in het handelen mij zijn opgevallen. Maar toen ik dat nu deed was de goede sfeer meteen weg. Hij reageerde geïrriteerd en defensief: 'Wat zou jij doen als er de hele tijd iemand op je vingers staat te kijken?' Oei, toen kreeg ik het wel een beetje warm.

Ik had ook moeten benoemen wat goed ging tijdens de observatie en meer op zijn gevoel en beleving moeten ingaan ...

En tegelijk merk ik onrust bij mij. Bij de observatie liggen sommige problemen er zo dik bovenop! Het was wat lastig om in deze sfeer aan te geven dat ik de volgende keer met zijn echtgenote wilde praten. Ja, stom ... achteraf had ik dat niet meteen na de observatie moeten doen ... meteen achterdocht natuurlijk! Maar ik dacht ook: nu kan ik niet meer terug! Als ik terugkrabbel wordt hij helemaal achterdochtig. Dus ik zei: 'Zoals ik met u heb gepraat, ga ik ook met uw echtgenote praten. Over wat zij belangrijk vindt, waar zij trots op is en wat zij moeilijk vindt. U woont en leeft samen, maar u kunt daar eigen ideeën over hebben, toch?' Dat was duidelijk en overtuigend genoeg. Daar werd hij ook rustig van. Hé, dat had ik niet verwacht.

Dus deze week nog spreek ik de mantelzorger en ga ik Etnografisch Interviewen ... ik ben blij dat ze me nog steeds graag zien komen en dat het niet te veel is ... maar ik ben wel nieuwsgierig naar haar verhaal.

Ik heb er nu drieënhalf uur opzitten en nog geen enkel advies of zoiets gegeven! En toch word ik steeds nieuwsgieriger naar het effect van de interventie.

Dus ik houd vol, deze casus wil ik volgens het EDOMAH-programma doen ... zonde om het nu 'af te breken' ... die andere verwijzing plan ik daarom later.

De ergotherapeut is begonnen met de implementatie. In haar verhaal komen echter ook de eerste ervaren knelpunten naar voren. Vooral het gevoel dat er 'niets gedaan' is, naast het gevoel dat er steeds minder tijd beschikbaar is, is voor veel ergotherapeuten een negatief neveneffect, en het kan een reden zijn om terug te vallen in oude werkwijzen en routines. Een ander knelpunt dat ook uit de pilotstudie naar voren kwam, is het tijdrovende aspect. Ergotherapeuten geven aan dat ze geen tijd hebben in hun agenda om ouderen met dementie en hun mantelzorgers zo vaak te zien, en dat ze zich afvragen of de oudere met dementie en de mantelzorger wel zitten te wachten op zoveel 'bezoek'.[2]

De ervaring heeft ons geleerd dat deze vragen en zorgen vaak in het hoofd van de ergotherapeut zitten en minder vaak in het hoofd van de oudere met dementie en de mantelzorger. Het onderstreept de betrokkenheid van de ergotherapeut bij oudere en mantelzorger, ze wil hen niet te veel 'belasten'. Anderzijds wordt een betrokken hulpverlener door oudere met dementie en mantelzorger nauwelijks als 'belasting' ervaren. Desondanks is het prima om de oudere met dementie en mantelzorger te vragen of de frequente en intensiteit van de bezoeken niet te groot is. Een valkuil daarbij is om uit onzekerheid een soort 'underdogpositie' in te nemen, met een voorspelbaar resultaat. De ergotherapeut zegt bijvoorbeeld: 'Ik weet dat ik heel veel tijd van jullie vraag zonder dat jullie er nu al wat voor terug hebben gekregen. Is dat voor jullie wel vol te houden?' De oudere met dementie en de mantelzorger kunnen hier ook onzeker door worden. De kans is groot dat de oudere en mantelzorger negatief reageren, waardoor de ergotherapeut het gevoel krijgt dat ze iets moet 'goedmaken'. De valkuil is dan een snel maar minder doordacht advies of interventie, omdat de probleeminventarisatie niet voldoende is uitgewerkt. Dit doet de tevredenheid achteraf geen goed.

De ergotherapeut is eerlijk in haar gevoelens en ervaren moeilijkheden: het moment dat ze het 'warm' kreeg en toen ze aanvoelde dat ze een ongelukkige volgorde had gekozen in haar vragen en afspraken met betrekking tot de mantelzorger. De herkenning hiervan is een sterke kwaliteit van de ergotherapeut. Ze is zich bewust van het effect van haar gedrag op de oudere met dementie. Dat inzicht is erg belangrijk bij het adviseren van de mantelzorger over de benadering van de oudere met dementie, en over het effect van het gedrag van de mantelzorger op de oudere met dementie. Inzicht in het effect dat gedrag van anderen heeft op de oudere met dementie, is enerzijds gebaseerd op kennis van dementie en anderzijds op de herkenning van de waarden van de oudere en op het inschatten hoe gedrag op de oudere met dementie kan overkomen. Die herkenning van waarden en inschatting van effect van gedrag zijn cruciale succesfactoren gebleken in het EDOMAH-programma. Ze vormen ook de kern van de benaderingswijze van de oudere met dementie en hun mantelzorgers door de ergotherapeut.

De praktijkervaring leert nu hoe belangrijk de basishouding is, zoals:
- de gelijkwaardige benadering inclusief respect: zoals de ergotherapeut omging met de onrust en irritatie bij meneer J.;
- de manier waarop de oudere met dementie zelf keuzes kan maken, in de manier waarop de oudere invloed kan uitoefenen op de wijze waarop het OPHI-II NL wordt afgenomen; of de keuze van de activiteit die wordt geobserveerd.

6.5 Vervolg probleeminventarisatie en -analyse

> Mevrouw J. was zó blij met mijn aandacht dat ik er verlegen van werd ... En daarna barstte ze in tranen uit ... o jee.
> Eerst maakte ik me druk ... nu kan ik niet doen wat ik gepland heb! Ik zou dat Etnografisch Interviewen doen ... heb ik me helemaal op voorbereid ... zelfs mijn observaties uitgewerkt en al! ... en ik heb niet veel tijd.
> Misschien is het nu wel het juiste moment voor het Etnografisch Interviewen ... ze lijkt open om haar belevingen en emoties te delen ... Moet alleen de vragen in een andere volgorde stellen.

> Mevrouw J. vertelde over haar ervaringen met haar man en hoezeer ze moeite had met de wisselingen in zijn gedrag. Soms was hij vrolijk, dan weer verdrietig. Vooral dat ze er 'geen peil op kon trekken', vond ze lastig ...
> Hierdoor liep ze zelf, zoals ze het zei, als een 'schuw vogeltje' door het huis. En ze probeerde van alles te doen zodat ze niet 'bij hem uit de toon' zou vallen... ja, ja, ik herken de metaforen!
> Ik had het met haar te doen en tegelijk voelde ik me opgelaten, wat kan ik als ergotherapeut met die informatie doen ... is dat niet meer iets voor het maatschappelijk werk? Maar ... als ergotherapeut wil ik ook weten hoe 'alles doen om niet uit de toon te vallen' er voor haar in de praktijk uitziet ... Kan ze een specifieke ervaring beschrijven, het liefst een situatie waarbij haar gedrag een positief effect had op haar man en een situatie waarin haar acties juist averechts werkten? Om welke activiteiten ging het precies en wat werd van meneer J. verwacht, en in welke sfeer gebeurde dit allemaal? Kan de manier waarop zij communiceert met meneer J. ook een rol spelen? Zelf heb ik toen bij het OPHI-II NL gemerkt dat duidelijke informatie ervoor zorgt dat hij zich serieus genomen voelt en dat dit hem rustig maakt ...
> En tegelijk dacht ik terug aan het moment waarop ik de observatie wilde nabespreken en ik het ook even warm kreeg ...
> Ik ga er eens goed voor zitten om na te denken over de situaties die mevrouw J. beschrijft, en ik ga de lijst over interactievaardigheden, mantelzorger en benaderingswijze eens nader bekijken ... misschien levert dat handvatten op.
> Nu wordt voor mij duidelijk wat bedoeld wordt met 'het belang van communicatie'!

Het verhaal van deze ergotherapeut wordt steeds uitgebreider. Steeds inventariseert ze weer nieuwe aspecten van het handelen van de oudere met dementie en de mantelzorger, die ze op voorhand niet verwacht of bedacht had. Haar deskundigheid in het mogelijk maken van het handelen blijkt uit de manier waarop ze de nieuwe bevindingen meteen koppelt aan de betekenis voor het handelen van zowel oudere met dementie als mantelzorger.

De manier van communicatie is een belangrijk onderdeel van de ergotherapie-interventie. In gesprekken met mantelzorgers is het een regelmatig terugkerend onderwerp. De ergotherapeut is deskundig in het leggen van relaties tussen communicatie met de oudere met dementie en zijn handelen. Een juiste communicatie biedt veiligheid en is een stimulans, waardoor de oudere met dementie activiteiten gaat uitvoeren. De ergotherapeut fungeert als een rolmodel voor de mantelzorger, zodat het effect van een geschikte benadering, met de juiste basishouding en communicatie, herkenbaar wordt voor de mantelzorger.

6.6 Vervolg en afronding probleeminventarisatie en -analyse

Zo'n interventie grijpt me wel aan ... ik raak er meer bij betrokken, omdat ik het gevoel heb meneer en mevrouw J. écht te kennen, nu.

Ik zie mijn eigen aantekeningen en begrijp ook meteen hoe veelomvattend een ziekte als dementie is. Ik leer door hun verhaal ook meer over de ziekte dementie ... maar ook begrijp ik steeds beter waarom de cliëntgecentreerde en systeemgerichte aanpak zo belangrijk is.

Mevrouw J. vertelde over haar ervaringen met haar man en leek echt opgelucht dat ze vrijuit kon praten, omdat haar man er niet bij aanwezig was. Eerst leek ze zich een beetje te generen, alsof we zouden kwaadspreken over haar man. Ik heb haar op het hart gedrukt dat het niet zozeer om haar man gaat, maar vooral om haarzelf. Dat het gesprek gericht is op haar beleving in haar rol als mantelzorger. Tegelijk heb ik benadrukt dat ik niet een hele rits kant-en-klare adviezen voor haar paraat heb.

Maar later trapte ik toch in de valkuil. Ze vertelde over de thuiszorg die door de maatschappelijk werker ingeschakeld was ... Ik had niet in de gaten dat ze zich schaamde ten opzichte van de thuiszorg ... Omdat haar man oud is ... soms uit de band springt ... en 'die hulp, zo'n jong grietje' ... 'wat moet ze wel niet denken' ... 'maar zelf doen is geen optie met mijn rugklachten' ... 'maar het is toch mijn man'.

Voelde me heel ongemakkelijk! Eerst zei ik: 'Maar de thuiszorg is wel wat gewend ... zij weten toch ook wel ...' Snikkend schudde ze het hoofd. Oeps, dat helpt dus niet. Merkte dat ik het wilde oplossen! En dat ik even niet stilstond bij haar waarden en normen daarbij ... en daar ging het bij Etnografisch Interviewen nu juist om.

Toen heb ik het volgende gezegd: 'Ik zie hoe u uw best doet om het juiste voor uw man te doen. En tegelijk vraagt u zich af: "wat moeten ze wel niet denken?"' Door deze samenvatting ging de mantelzorger verder vertellen ... Later kon ik doorvragen zoals: 'Hoe bent u met uw gevoelens ten opzichte van de thuiszorg omgegaan? ... Waar hebt u baat bij gehad?'

Ik merk wel dat ik nu even niet weet hoe ik verder moet ... wat heb ik gedaan, welke informatie heb ik al en welke informatie mis ik nu? Ik heb zoveel gehoord en gezien dat het me even duizelt ... ik moet alles even op een rijtje zetten.

Meneer J. heb ik leren kennen als een aardige man, onzeker en snel uit zijn evenwicht. Hij voelt zich vaak onbegrepen. Vertelt zelf dat hij de grip aan het verliezen is, terwijl uit het OPHI-II NL naar voren komt dat hij vroeger leiding heeft gegeven. Daar vertelt hij met veel passie over. Tussen neus en lippen door vertelt hij dat zijn vrouw hem vaak niet begrijpt. Uit observatie blijkt dat hij chaotisch werkt, zonder plan, en in een erg hoog tempo. Mevrouw J. maakt ook een onzekere indruk, het groeit haar allemaal boven het hoofd. Haar man was altijd degene die belangrijke beslissingen nam in hun leven, thuis had hij ook de leiding. Zij was graag moeder en huisvrouw, en voelde zich hier heel fijn bij. De laatste tijd merkt ze dat haar man fouten maakt met de administratie

> en veel vergeet. Als ze hem daarop wijst, wordt hij kwaad. Ze weet niet meer wat ze moet doen. Ze verliest het plezier in activiteiten, ook in de activiteiten die ze samen deden, zoals oppassen op de kleinkinderen.

De manier waarop de ergotherapeut de verhalen van de oudere met dementie en van de mantelzorger centraal stelt is kenmerkend voor het EDOMAH-programma. Er is sprake van een gelijkwaardige relatie, waarbij ieders ervaringsdeskundigheid wordt gerespecteerd. De ergotherapeut is creatief in de communicatie en stelt zich empathisch op.

Door de probleeminventarisatie is het volgende in kaart gebracht:
1 het verhaal van de ouderen met dementie, middels het OPHI-II NL;
2 het verhaal van de mantelzorger en diens copingstijl, door gebruik te maken van Etnografisch Interviewen;
3 de communicatie en interactie tussen de oudere met dementie en de mantelzorger tijdens het uitvoeren van activiteiten, door de observatie van de interactievaardigheden van de mantelzorger;
4 observaties van het handelen van de oudere met dementie, om diens strategieën, mogelijkheden en beperkingen in kaart te brengen, door instrument strategieën oudere met dementie;
5 de fysieke en sociale omgeving, door instrument woonomgeving.

In deel 2 'Praktische toepassing van het EDOMAH-programma' staat bij deel A de probleeminventarisatie van 1-5 nader beschreven en wordt deze ondersteund door interviewinstrumenten, registratie- en checklijsten, te plastificeren kaarten en casusvoorbeelden, die zijn opgenomen in de bijlage en op de bijgevoegde dvd.

In de probleemanalyse worden de verhalen, mogelijkheden en beperkingen, vragen en wensen van de oudere met dementie en de mantelzorger met elkaar in verband gebracht. De ergotherapeut beredeneert op welke manier bijvoorbeeld de fysieke omgeving veilig handelen mogelijk maakt. Of op welke manier de sociale omgeving betekenisvol handelen stimuleert. Of op welke manier de oudere zijn mogelijkheden en strategieën in zijn betekenisvol handelen toepast. In de probleemanalyse formuleert de ergotherapeut een professioneel oordeel over het handelen van zowel de oudere met dementie als de mantelzorger. Enerzijds is het professionele oordeel gebaseerd op de kennis van onder andere dementie en betekenisvol handelen, anderzijds komt het voort uit de ervaringsdeskundigheid van de oudere met dementie en hun mantelzorger. Echter, de probleemanalyse blijft een interpretatie van de ergotherapeut. De interpretatie is een professioneel oordeel. Uiteraard wordt dit met de oudere met dementie en mantelzorger besproken en worden opvattingen gedeeld.

Bij het bespreken van de probleemanalyse worden ook manieren besproken waarop het betekenisvol handelen geoptimaliseerd kan worden.

> Even op een rijtje zetten ... het wordt wel duidelijk hoezeer alles op elkaar ingrijpt en met elkaar samenhangt. Tegelijk vind ik het ook wel spannend om mijn ergotherapeutische bevindingen met meneer en mevrouw J. te delen. Dadelijk denken ze 'hoe komt ze dáár nu bij?' ... ach nee, dat denken ze niet ... hun verhalen zijn zo herkenbaar en als ik iets niet goed heb opgemerkt, bespreken we dat, zo oprecht is het contact nu zeker.
> Wat ik wel spannender vind, is of ik genoeg over vasculaire dementie weet en alle aanverwante problemen. Of mijn 'oordeel' gebaseerd is op de juiste kennis en of ik goed kan schatten wat met therapie haalbaar is ... en of ik genoeg kennis heb over de manieren waarop de copingstrategieën van de mantelzorger te beïnvloeden zijn ... ik heb daar helemaal geen ervaring in!

In het pilotonderzoek noemden ergotherapeuten als belemmerende factor voor de implementatie van het EDOMAH-programma onder andere het gemis aan kennis over dementie.[15] De vraag is of meer kennis ook leidt tot een betere inschatting van haalbare ergotherapie-interventies. Kennis over dementie geeft belangrijke informatie over de symptomen van dementie en eventuele gedragsproblemen. Deze kennis is nodig om de oudere met dementie en de mantelzorger goed te informeren, een behoefte die sterk aanwezig is bij ouderen met dementie en hun mantelzorgers.[14]

Daarentegen zijn voor het inschatten van de inhoud en de haalbaarheid van de ergotherapie-interventie de verhalen van de oudere met dementie en de mantelzorger minstens zo belangrijk. Erg belangrijk is bijvoorbeeld de manier waarop de oudere met dementie zelf problemen ervaart of gemotiveerd is om zijn handelen te verbeteren. Als de oudere met dementie volkomen tevreden is met de hulp die hij krijgt, is het weinig zinvol en niet haalbaar om diens handelen te (willen) verbeteren. Als daarentegen de mantelzorger erg veel moeite heeft met het grote appel dat steeds op haar wordt gedaan, is zij mogelijk meer gemotiveerd om de situatie te veranderen. Kortom: motivatie en mogelijkheden zijn, naast kennis over dementie en de relatie met het handelen, essentieel om de mogelijkheden van het veranderen van handelen in te schatten. Daarom is een goede probleeminventarisatie (opnieuw) belangrijk. Niet elke beperking hoeft een probleem te zijn!

In hoofdstuk 7 'Doelbepaling en plan van aanpak', en ook in deel 2 staat de werkwijze van de ergotherapeut tijdens deze fase beschreven. Hoofdstuk 7 gaat verder met het verhaal van de ergotherapeut tijdens de fase van doelbepaling en plan van aanpak en in hoofdstuk 8 wordt de fase van uitvoering van het ergotherapeutische plan van aanpak beschreven.

6.7 Doelbepaling en plan van aanpak

> Mooi, mooi ... we, dat wil zeggen meneer J., mevrouw J. en ik zijn het eens. Meneer J. wil graag grip krijgen op zijn eigen dagindeling, mevrouw J. wil graag een middag op de kleinkinderen passen, liefst met meneer J en anders alleen. Beiden zijn ze het erover eens dat ze beter naar elkaar kunnen luisteren. Ergotherapie-interventie is gewenst, omdat ze de problemen die ze ervaren in hun betekenisvolle bezigheden graag willen verbeteren.
>
> Minder mooi is dat ik nog maar 4,5 uur heb om doelen te bereiken! Hoe moet ik dat klaarspelen?

Het volgende valt op in bovenstaande redenering, namelijk:
1 dat *zij doelen moet bereiken*; en
2 dat zij zich afvraagt hoe *zij dat moet klaarspelen*.

Het klinkt alsof de ergotherapeut in 4,5 uur alle problemen moet 'oplossen'. Het wordt hier een *valkuil* genoemd, omdat de ergotherapeut voorbijgaat aan de *samenwerking* met de oudere met dementie en de mantelzorger bij het bedenken van een haalbare ergotherapie-interventie. Hoe de ergotherapeut volgens het EDOMAH-programma dit doet, wordt uitgebreid beschreven in hoofdstuk 7 'Doelbepaling en plan van aanpak'. In die samenwerking past *aansluiting bij de leerstijl, mogelijkheden en strategie van de oudere met dementie en de mogelijkheden en coping van de mantelzorger*.

Over het 'klaarspelen' kan worden opgemerkt dat als professional de ergotherapeut zelf verantwoordelijk is voor de mogelijkheden die ze heeft om de ergotherapie-interventie uit te voeren. Dat heeft onder andere te maken met andere werkzaamheden. De ergotherapeut die de ergotherapie-interventie volgens het EDOMAH-programma uitvoert, zal hiermee in haar agenda en planning rekening houden, omdat er minimaal eens per week een huisbezoek moet worden ingepland. Dus, in aanvulling op het inschatten van de haalbaarheid van de ergotherapie-interventie, ook de mogelijkheden van de ergotherapeut spelen een rol! En ook hier speelt kennis een belangrijke rol. Het is belangrijk dat de ergotherapeut zijn eigen praktijkcontext betrekt in het redeneren. De praktijkcontext moet genoeg mogelijkheden bieden om de ergotherapie-interventie volgens het EDOMAH-programma toe te passen. De ergotherapeut heeft daarin een proactieve attitude.

De ergotherapeut maakt zich ook druk of ze de doelen kan 'bereiken in 4,5 uur'. Het is een herkenbare opmerking voor cursisten uit de post-hbo-cursus 'Ergotherapie bij geriatrische patiënten met niet-ernstig cognitieve stoornissen en hun mantelzorgers'. De ervaring tijdens de studie naar de effectiviteit van het EDOMAH-programma leert dat de in probleeminventarisatie en -analyse geïnvesteerde tijd wordt 'terugverdiend' door een efficiëntere fase van uitvoering van plan van aanpak. Een beperkter aantal overgebleven uren hoeft dus geen belemmering te zijn. Belangrijker is de *attitude* waarmee de ergotherapeut de fase van uitvoering van plan van aanpak tegemoet treedt. In hoofdstuk 8 en in deel 2 'Praktische toepassing van het EDOMAH-programma' staat nader beschreven op welke manier de ergotherapeut afwegingen en keuzes maakt tijdens het uitvoeren van het ergotherapeutische plan van aanpak.

Voorafgaand aan de uitvoering van het plan van aanpak kan de ergotherapeut de verwijzer door middel van een 'tussenrapportage' kort informeren over de doelen waaraan in de ergotherapie zal worden gewerkt. Het is tevens een gelegenheid om van alles af te stemmen met de andere betrokken professionals.

6.8 Uitvoering ergotherapeutisch plan van aanpak

> Ik had van tevoren niet bedacht dat ik zoveel zou praten ... steeds weer uitleggen, herhalen ... soms valt het niet mee.
>
> Aan de andere kant zie ik wel hoe belangrijk het is om vaak te herhalen. Het blijft toch iets wonderlijks wanneer het geheugen zo wisselend functioneert ... ik merk dat ik ook steeds opnieuw bedenk wat wel en niet zinvol zou kunnen zijn ... sommige dingen bedenk ik van tevoren, zoals het gebruik van een agenda. Maar laatst had meneer J. bedacht dat het al een paar dagen 'best lekker' ging en hij de agenda niet meer nodig had ... later was iedereen op zoek naar dat ding, omdat hij zich niet meer kon herinneren waar hij het gelaten had ... het is dan wel fijn om op zulke ervaringen in te kunnen gaan. En we hebben ook wel gelachen toe de heer J. vertelde dat hij belangrijke aantekeningen over vindplaatsen juist in de agenda had geschreven... Nu ik meer van vasculaire dementie begrijp, kan ik het gemakkelijker integreren met de doelen en bijpassende interventies.
>
> Ook met de mantelzorger bespreek ik nu dingen die voor haar belangrijk zijn. Zo stond de afgelopen keer haar beleving rondom het 'niet meer nodig hebben van de agenda' centraal. Ze voelde zich heel erg gefrustreerd. Door het Consultmodel te doorlopen kwamen we bij het gevoel van onmacht over het wisselend functioneren van haar man terecht, en hebben we besproken hoe zij daar het best mee om kan gaan, voor zichzelf en voor haar man. En onlangs wilde ze met me praten over wel/geen dagbehandeling, zodat ze tijd had om bijvoorbeeld op haar kleinkind te passen. Daar was de maatschappelijk werker over begonnen; die was onlangs voor het eerst langs geweest.
>
> Die maatschappelijk werker was eerst een beetje geïrriteerd geweest over mijn betrokkenheid en rol bij de afwegingen over de dagbehandeling. Ze vroeg zich af of ik niet te veel op het terrein van maatschappelijk werk zat. Ik heb me gesterkt gevoeld door wat mevrouw J. aan het eind zei: 'Fijn dat je echt naar

> me geluisterd hebt, ik weet nu beter wat ik kan en doe, ik ben er weer en mijn *man*, en niet de patiënt, is er voor mijn gevoel ook weer.'
> En ik merk dat mevrouw de adviezen goed oppakt en in praktijk kan brengen. Ze kan de adviezen ook in andere activiteiten toepassen. Misschien lukt het toch de ergotherapie-interventie binnen de tien uren af te ronden.

De zorg en hulpverlening rondom ouderen met dementie en hun mantelzorgers is multidisciplinair. Dat past ook bij een complexe aandoening zoals dementie. EDOMAH is bij veel andere disciplines niet bekend. De ergotherapeut zal daarom regelmatig gevraagd worden om toe te lichten wat het EDOMAH-programma inhoudt. De inhoud van het programma wordt dan vaak vergeleken met het eigen referentiekader van de andere disciplines. Dan rijst al snel de vraag of er geen sprake is van 'overlap'. De ergotherapeut weet vanuit haar competentiegebieden van samenwerken en ondernemen dat het belangrijk is om het ergotherapeutische karakter te benadrukken en dat ze zich niet hoeft te verdedigen ten opzichte van de werkwijze van andere disciplines. In het voorbeeld van de maatschappelijk werker die een beetje geïrriteerd reageert, kan de ergotherapeut onder andere noemen:

- dat ergotherapeuten cliënt- en systeemgericht werken en de vraag van de cliënt (mantelzorger) centraal staat tijdens de ergotherapie-interventie;
- dat ergotherapie gericht is op het *handelen* van deze cliënten met dementie en hun mantelzorgers *in betekenisvolle dagelijkse activiteiten* en dat dit ook het aangrijpingspunt vormt van de ergotherapie (en daarmee verschilt van het aangrijpingspunt van de maatschappelijkwerkinterventie);
- hoe de ergotherapeut en maatschappelijke werker kunnen streven naar een constructieve samenwerking;
- dat het goed zou zijn tijdens een gezamenlijke afspraak hier verder over van gedachten te wisselen.

6.9 Evaluatie en nazorg

> Vandaag zie ik meneer en mevrouw J. voorlopig voor het laatst. We hebben de vorige keer afgesproken om te evalueren: te bespreken of de ergotherapie-interventie zinvol is geweest, op welke manier, en wat belangrijke succesfactoren zijn geweest ...
> Als ik 'mijn succesfactoren' voor mezelf zou moeten noemen: ik had het niet gedacht, maar ik merk dat ik anders reageerde als ik meer van de oudere wist en hem beter kende. Ik denk dat mijn benadering nu veel persoonlijker is geworden. En, om eerlijk te zijn, misschien dat ik daardoor respectvoller overkwam. De sfeer en het contact was heel erg fijn ... was dé motivatie om deze werkwijze volgens het EDOMAH-programma vol te houden ... en 'evidence-based' bezig zijn ...

> Het heeft me wel geholpen dat ik dit logboekje heb bijgehouden ... doe ik normaal niet zo, maar terugkijken op mijn eigen acties hielp wel ... de volgende keer ga ik alleen beter plannen en een overzicht maken van alle stappen, want dat was nu wel een beetje zoeken af en toe ... gelukkig had ik die kaarten steeds bij me.
> Rest me alleen nog kort en krachtig te rapporteren. Hiervoor kan ik als basis goed gebruikmaken van de tussenevaluatie.

In de rapportage aan de verwijzer beschrijft de ergotherapeut in korte bewoordingen:
- welke vraagstelling van de oudere met dementie en de mantelzorger tijdens de ergotherapie-interventie centraal stond;
- welke doelen de ergotherapie-interventie had;
- welke resultaten zijn bereikt;
- of de ergotherapie-interventie volgens het EDOMAH-programma naar tevredenheid van de cliënt en zijn systeem is afgrond.

> Gisteren belde de huisarts; hij had zojuist een echtpaar gezien van wie de vrouw dementie had. Wat ik daarmee zou kunnen doen?
> En nu was ik gelukkig beter voorbereid! Ik kon kort vertellen dat ergotherapeuten binnen het EDOMAH-programma betekenisvolle activiteiten als onderwerp van therapie hebben, dat vraaggericht werken en gebruikmaken van eigen gewoonten en strategieën onderdeel van onze werkwijze zijn, en dat we zoeken naar alternatieven en manieren waarop betekenisvolle activiteiten weer (naar tevredenheid) kunnen worden uitgevoerd. Dat kan te maken hebben met gebruikmaken van eigen kwaliteiten, aanpassen van de fysieke omgeving, en optimaliseren van de sociale omgeving om de oudere met dementie heen. Tegelijkertijd is de mantelzorger zeer betrokken tijdens de ergotherapie-interventie en staan zijn vragen en zorgen naast die van de oudere met dementie centraal.

6.10 Samenvatting en conclusie

De ergotherapeut zal op zijn eigen manier aan de slag gaan met het EDOMAH-programma. De stappen van het EDOMAH-programma en de instrumenten geven aan *wat* er tijdens de ergotherapie-interventie gedaan wordt. Hoe beter de ergotherapeut zijn 'eigen verhaal' kent, des te beter zij weet *op welke manier* zij de uitgangspunten en stappen van het EDOMAH-programma kan toepassen. De kern is dat elke cliënt uniek is, maar elke ergotherapeut ook.

Literatuur

1 Muysken, J., Kenens, R.J., & Hingstman, L. (2007). *Cijfers uit de registratie ergotherapeuten*. Utrecht: NIVEL.
2 Leven, N. van 't, Graff, M., Kaijen, M., & Vernooij-Dassen, M. (submitted). *Facilitating and impeding factors for implementing an effective occupational therapy guideline for older persons with dementia and their informal caregivers*.
3 Hartingsveldt, M. van, Logister-Proost, I., & Kinébanian, A. (2009). *Beroepsprofiel ergotherapie derde concept*. Utrecht, geraadpleegd via www.ergotherapie.nl, 14 september 2009.
4 Grol, R., Wensing, M., Bosch, M., Hulscher, M., & Eccles, M. (2006). Theorieën over implementatie. In Grol, R., & Wensing, M. *Implementatie effectieve verbetering van de patiëntenzorg*. Maarssen: Elsevier gezondheidszorg.
5 Melick, M.B.M. van, Graff, M.J.L., & Mies, L. (1998). *Standaard ergotherapie voor de diagnostiek en behandeling van geriatrische patiënten met niet-ernstige cognitieve stoornissen*. Nijmegen: UMC St Radboud.
6 Zinkstok, R. (2006). Leertheorieën. In: Kinébanian, A., & Granse, M. le (Editors) (2006). *Grondslagen van de ergotherapie* (2 ed.) (pp. 381-404). Maarssen: Elsevier Gezondheidszorg.
7 Graff, M.J.L., Vernooij-Dassen, M.J.F.J., Thijssen, M., Dekker, J., Hoefnagels, W.H.L., & Olde Rikkert, M.G.M. (2006). Community occupational therapy for dementia patients and their primary caregivers: a randomized controlled trial. *BMJ, 333*, 1196 [BMJonline 2006, doi:10.1136/BMJ 39001.688843.BE].
8 Graff, M.J.L., Vernooij-Dassen, M.J.F.J., Zajec, J., Olde Rikkert, M.G.M., Hoefnagels, W.H.L., & Dekker, J. (2006). How can occupational therapy improve the daily performance and communication of an older patient with dementia and his primary caregiver? A case study. *Dementia, 5*, 503-532.
9 Graff, M.J.L., Vernooij-Dassen, M.J.F.J., Thijssen, M., Dekker, J., Hoefnagels, W.H.L., & Olde Rikkert, M.G.M. (2007). Effects of community occupational therapy on quality of life and health status in dementia patients and their primary caregivers: a randomized controlled trial. *Journals of Gerontology Series A: Biological Science and Medical Science, 62*(9), 1002-1009.
10 Graff, M.J.L., Adang, E.M.M., Vernooij-Dassen, M.J.F.J., Dekker, J., Jönsson, L., Thijssen, M., Hoefnagels, W.H.L., & Olde Rikkert, M.G.M. (2008). Community occupational therapy for older patients with dementia and their caregivers: a cost-effectiveness study. *BMJ, 336*, 134-138 [BMJonline 2008, doi:10.1136/BMJ.39408.481898.BE].
11 Law, M., Baptiste, S., Carswell, A., McColl, M.A., Palataijko, H., & Pollock, N. (1994). *Canadian Occupational Performance Measurement (COPM)* (2nd Edition). Ontario: CAOT Publications ACE.
12 Law, M., Baptiste, S., Carswell, A., McColl, M.A., Palataijko, H., & Pollock, N. (1998). *Canadian Occupational Performance Measure (COPM)* (3rd Edition). Ontario: CAOT Publications ACE.
13 Baaijen, R.I., Boon, J.A., Tigchelaar, E., & Pol, M.C. (2008). *Occupational Performance History Interview II-NL*. Amsterdam: Expertise Centrum Ergotherapie.
14 Broek, L. van den, Corpeleijn, S., Denis, R., Meerveld, J., & Schumacher, J. (2008). *Vier jaar LDP: dementie op de kaart*. Alphen aan den Rijn: Vilans, CBO en Alzheimer Nederland.

15 Leven, N. van 't, Graff, M., Kaijen, M., & Vernooij-Dassen, M. (submitted). *Facilitating and impeding factors for implementing an effective occupational therapy guideline for older persons with dementia and their informal caregivers.*

7 Doelbepaling en plan van aanpak

'Een doel is een droom met een deadline.'
(Peter Darbo)

7.1 Inleiding

In dit hoofdstuk staat de fase van doelbepaling en plan van aanpak centraal. Doelbepaling is een belangrijke stap, die nadrukkelijk samen met de patiënt en mantelzorger wordt uitgevoerd. Dit hoofdstuk beschrijft de achtergronden en visie op het belang van de doelbepaling en het plan van aanpak. Het hoofdstuk sluit af met een conclusie en verwijzing naar de fase van doelbepaling in deel 2 'Praktische toepassing van het EDOMAH-programma'.

In de fase van de doelbepaling worden de *drie verhalen uit de fase van de probleeminventarisatie en -analyse* (het verhaal van de oudere met dementie, van de mantelzorger en van de ergotherapeut) *samengevat* in een ergotherapeutische probleemanalyse. Op grond van de ergotherapeutische probleemanalyse worden doelen voor het vervolg van het ergotherapeutisch proces bepaald. De doelbepaling en het plan van aanpak zijn belangrijk, omdat daarmee de inhoud van de ergotherapie-interventie duidelijk wordt.[1] Bij het bepalen van doelen is de *ergotherapeut gespreksleider* en zorgt zij ervoor dat zowel de oudere met dementie als de mantelzorger zich herkennen in de probleemanalyse(s). Daarbij zorgt de ergotherapeut dat beide personen greep houden op het proces van doelbepaling, onder andere door structurerende werkvormen te gebruiken. Tot slot worden de doelen concreet en haalbaar geformuleerd, met de focus op de mogelijkheden van de oudere met dementie en de mantelzorger. Doelen worden geformuleerd in de vorm van concrete activiteiten, liefst met het concrete gedrag waarnaar wordt gestreefd. In de doelen voor de ergotherapie wordt uitgedrukt wat de oudere met dementie en de mantelzorger willen bereiken. Tegelijk geven de doelen aan wat zij in de nabije toekomst verwachten.

7.2 Ergotherapeutische probleemanalyse

De probleeminventarisatie bestaat uit de drie verhalen van de oudere met dementie, de mantelzorger en de ergotherapeut. Deze *drie verhalen* komen bij elkaar *in* de zogenaamde *ergotherapeutische probleemanalyse*. In de ergotherapeutische probleemanalyse worden de problemen in het *handelen* van de oudere met dementie en de mantelzorger *vanuit hun eigen perspectief* gedefinieerd.

De professionele deskundigheid van de ergotherapeut is enerzijds gelegen in een analyse van de problemen in het handelen op basis van onder andere kennis over dementie en betekenisvol handelen. Anderzijds bestaat de professionele deskundigheid in de (h)erkenning van de ervaringsdeskundigheid van de oudere met dementie en de mantelzorger, en van de betekenis daarvan voor het ergotherapeutische plan van aanpak en de uitvoering daarvan.

Ergotherapeutische probleemanalyses worden voor zowel de oudere met dementie als de mantelzorger geformuleerd omdat zij beiden cliënt zijn binnen deze ergotherapie-interventie. Ook kunnen zij beiden verschillende doelen hebben bij dezelfde activiteit (zie het voorbeeld in het kader).

Een oudere met dementie vertelt dat zij trots is op haar uiterlijk, zij vindt het prettig om er goed uit te zien en besteedt daar erg veel tijd aan. De dochters daarentegen vinden dat hun moeder er steeds onverzorgder uit gaat zien, omdat de kleding die ze uitkiest niet goed meer past en er 'versleten' uitziet. Hun moeder piekert er niet over om de kleding weg te gooien en nieuwe kleding aan te schaffen. 'Zonde van het goede goed!', vindt zij. Het lijkt een twistpunt te worden en de irritaties nemen toe.

Aankleden is voor zowel de oudere met dementie als de dochters een belangrijk doel/prioriteit maar er zit een heel ander belang achter. Uiteindelijk wil de oudere met dementie zelf keuzes kunnen maken in wat zij aantrekt, en vasthouden aan haar 'favoriete kledingstukken'. Prioriteit van dochters is een juiste combinatie van kleding waardoor hun moeder er netjes uitziet.

7.3 Theoretische achtergronden van de fase van doelbepaling en plan van aanpak

Doelbepaling is concreet. Immers, doelen drukken uit waar interventies op gericht zijn. Echter, *in de literatuur is de omschrijving van doelbepaling niet eenduidig*. Een systematische review van de effectiviteit van doelbepaling in een revalidatiesetting toont aan dat:[2]
1 er enig bewijs is dat doelbepaling de betrokkenheid en volgzaamheid van de cliënt in het ergotherapieprogramma kan verbeteren;
2 er geen overtuigend bewijs is over de impact van doelbepaling in gezondheidsgerelateerde uitkomsten.

De onderzoekers geven in het genoemde artikel tegelijkertijd aan dat de methodologische kwaliteit van de geïncludeerde artikelen erg mager is, waardoor de bovenstaande conclusies met voorzichtigheid gebruikt moeten worden.

Toch wordt aangenomen dat doelbepaling een belangrijke stap is in het ergotherapeutisch proces, en heeft zij ook haar plaats in andere richtlijnen, zoals internationale richtlijnen voor beroertes. Tegelijkertijd is de werkwijze rondom doelbepaling in de onderzoeksliteratuur niet eenduidig beschreven. Verschillende termen voor doelbepaling worden naast en door elkaar gebruikt. In een kwalitatieve studie over ergotherapie bij patiënten met een beroerte in een revalidatiesetting worden diverse moeilijkheden in de doelbepaling genoemd.[3] Voorbeelden zijn: de moeilijkheden om in een ziekenhuissetting betekenisvolle doelen te stellen, het stellen van haalbare doelen met cliënten met (te) grote verwachtingen, (te) grote moeilijkheden met acceptatie van de ziekte en de consequenties daarvan. Het ontbreken van een duidelijk beschreven werkwijze voor doelbepaling wordt in de literatuur ook als een belemmering gezien, en maakt het lastig om conclusies te trekken uit de genoemde literatuur.

Een systematische review van de psychologische theoretische achtergronden van het stellen en bereiken van doelen benadrukt echter wel het belang van een systematische aanpak tijdens doelbepaling.[4] Een systematische aanpak is belangrijk omdat *doelbepaling* een zeer *complexe interventie* is. Die complexiteit wordt onder andere bepaald door de emoties en gevoelens die de oudere met dementie en de mantelzorger bij de doelen hebben, de (on)mogelijkheden van het bereiken ervan, en de vaardigheden en kennis van de ergotherapeut om hierover te kunnen 'onderhandelen'.

De psychologische theorieën die in deze review zijn onderzocht, noemen een aantal kenmerken voor een effectieve doelbepaling. Die kenmerken zijn herkenbaar in de visie van het EDOMAH-programma. Deze kenmerken zijn:
- zelfvertrouwen;
- verwachtingen met betrekking tot de resultaten;
- kenmerken van doelen;
- planning van activiteiten en coping;
- feedback en waardering, gerelateerd aan het doel.

Onderzoekers geven in een systematische review van de theoretische achtergronden van doelbepaling aan, dat het ontbreken van een eenduidige definitie een onzekere factor is geweest in de onderzoeksstrategie. Zij pleiten voor een theoretisch kader waarin enerzijds het interne proces van doelbepaling herkenbaar is en anderzijds de praktische werkwijze van doelbepaling systematisch wordt weergegeven.

Tezamen met de eerdergenoemde gemeenschappelijke kenmerken voor een effectieve doelbepaling ziet dat er schematisch uit zoals in figuur 7.1 is weergegeven.

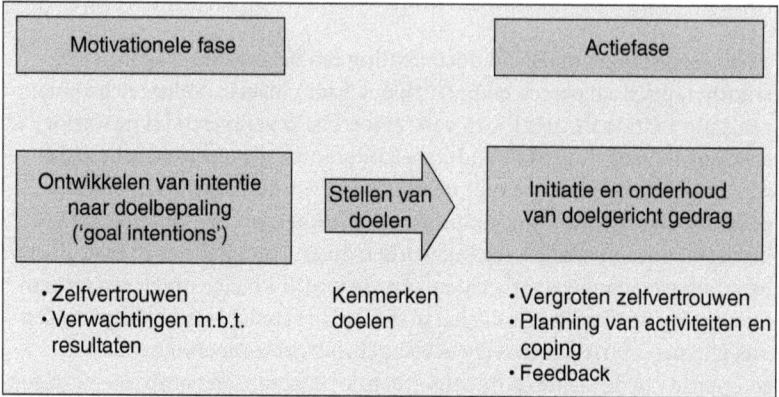

Figuur 7.1
Theoretisch kader voor het proces van en de werkwijze voor doelbepaling.[4]

Uit reviews blijkt ook dat *interventies die zich behalve op de oudere met dementie, ook op de mantelzorger richten, effectiever zijn*.[5,6]

7.4 Fase van doelbepaling en plan van aanpak

De fase van doelbepaling en plan van aanpak binnen het EDOMAH-programma is een fase waarin de *gegevens van de probleeminventarisatie* met elkaar in verband worden gebracht *in de probleemanalyse, en* tegelijkertijd vooruit wordt gekeken naar *het verwachte resultaat* van de ergotherapie-interventie. Dat maakt de fase van doelbepaling tevens zo waardevol. Figuur 7.1 past bij de visie op en de werkwijze in de fase van doelbepaling en plan van aanpak volgens het EDOMAH-programma.

Naast het proces van doelbepaling is *de context* waarin doelen gesteld worden van cruciaal belang. De ergotherapie-interventie vindt vooral in de thuissituatie plaats, waardoor er tijdens de doelbepaling rekening wordt gehouden met bijvoorbeeld aanwezige sociale ondersteuning, financiële middelen en/of fysieke aspecten van de handelingsomgeving. Deze aspecten beïnvloeden immers mede de haalbaarheid van de gestelde doelen. Zie ook de in paragraaf 7.3 genoemde dilemma's uit de studie van Daniels.[3]

Onderzoek naar het programma bevestigt tevens de juistheid van de werkwijze bij de fase van doelbepaling en plan van aanpak volgens EDOMAH, namelijk dat de inbreng van de cliënt bij de doelbepaling en het opstellen van een plan van aanpak, zijn betrokkenheid en motivatie voor de uitvoering van het plan van aanpak vergroot. Uit een review van de toepassing van Goal Attainment Scaling (een meetinstrument om het effect van een interventie te meten door het al dan niet behalen van de doelen te evalueren) bij de geriatrische doelgroep blijkt dat betrokkenheid van de oudere cliënt en de mantelzorger bij het stellen van doelen haalbaar is.[7]

Doelbepaling en het opstellen van een plan van aanpak zijn cruciaal. De ergotherapeut moet ervoor zorgen dat deze fase zo succesvol mogelijk verloopt. Een duidelijke, systematisch werkwijze is daarbij belangrijk. Wat zijn de stappen van de doelbepaling en het opstellen van een plan van aanpak?

7.4.1 Samenvatting van de drie verhalen

De ergotherapeut start de doelbepaling met een samenvatting van de fase van probleeminventarisatie en -analyse. Zowel het verhaal van de oudere met dementie als van de mantelzorger wordt in de samenvatting gebruikt als inleiding voor het gesprek over doelbepaling.

In de inleiding gebruikt de ergotherapeut tevens haar eigen verhaal om verbanden te leggen tussen ervaren problemen en redenen daarvoor. Het gaat hierbij niet alleen om de dementie als oorzaak voor problemen in het handelen, maar vooral om de interpretatie van waarden en normen in het huidige betekenisvolle handelen.

Het onderstaande voorbeeld illustreert de fase van doelbepaling bij de oudere met dementie (de heer B.) en zijn mantelzorger (zijn zoon) gedurende de rest van het hoofdstuk. De informatie uit de probleeminventarisatie en -analyse komt in de samenvattingen terug.

Een samenvatting in de fase van probleeminventarisatie en -analyse bij de heer B. en zijn mantelzorger

Tegen de heer B.	'Tijdens de gesprekken die wij gevoerd hebben vertelde u over... U vertelde hoe belangrijk de rollen als vader, kostwinner, docent en ontwikkelingswerker voor u waren. Vooral verantwoordelijkheden en leidinggeven beschreef u als zowel een uitdaging als een dankbaar resultaat. Wat nu in uw verhalen naar voren komt is de moeite die u heeft met "opgejaagd worden" (= citaat). U vindt dat men zich te veel met u bemoeit en u te weinig tijd geeft als u bijvoorbeeld uw boterham klaarmaakt of, in een andere situatie, naar tuingereedschap zoekt.'
Tegen zijn zoon	'U vertelde dat u uw vader tweewekelijks opzoekt. Tijdens uw bezoeken probeert u zoveel mogelijk tijd te nemen voor leuke dingen, zoals familiebezoek in de omgeving. Andere zaken, zoals de administratie, doet u het liefst snel even tussendoor of u neemt die mee naar huis. En u merkt dat uw vader daar de laatste tijd kribbig en "nukkig" (= citaat) op reageert. En u maakt zich zorgen dat uw vader misschien eenzaam is, die indruk hebt u althans.'

> **Tegen de heer B.** 'Het is mij opgevallen hoe belangrijk eigen verantwoordelijkheden en eigen "leiding" voor u zijn, zelfbepalend en zelfsturend zijn. Dat kan botsen met de hulp en goede bedoelingen van uw zoon. Het viel me in de observaties ook op dat u soms hulp nodig hebt om het overzicht te houden, deels omdat u de vindplaats van spullen vergeten bent, deels omdat u soms de draad van de activiteit kwijt bent. Dat is ook kenmerkend voor dementie.'

De samenvatting uit de fase van probleeminventarisatie en -analyse zoals hier beschreven, is inhoudelijk hetzelfde als de bijbehorende ergotherapeutische probleemanalyse. Het verschil zit in de keuze van jargon: in de bovenstaande samenvatting wordt geen vakjargon gebruikt ten behoeve van een beter begrip door de oudere met dementie en mantelzorger. In de ergotherapeutische probleemanalyse wordt wel vakjargon gebruikt, bijvoorbeeld in de rapportage aan de verwijzers.

> **Een ergotherapeutische probleemanalyse van de heer B. en zijn mantelzorger**
>
> De heer B. heeft als gevolg van vasculaire dementie moeite met het verlies van zijn rolgebonden handelen als vader en kostwinner. De betekenisvolle activiteiten bij deze rollen zijn het bijhouden van de tuin en het klaarmaken van zijn eigen ontbijt. De heer B. vindt het bij het uitvoeren van deze activiteiten belangrijk om zijn eigen tempo aan te kunnen houden en zelf de regie te hebben over de uitvoering. Door de dementie zijn er beperkingen zichtbaar, zoals traagheid van informatieverwerking, waardoor het tempo van handelen achteruitgaat. Ook de veranderingen in het gedrag en het gemis van gevoel van controle passen bij het beloop van vasculaire dementie.

7.4.2 Motivationele fase

Ontwikkelen van intentie naar doelbepaling

In de samenvatting heeft de ergotherapeut aangegeven welke problemen de oudere en de mantelzorger in het handelen ervaren. Vervolgens nodigt de ergotherapeut hen uit om te vertellen wat hun *intentie* is om ander handelen en/of gedrag te gaan vertonen. Die intentie is het belangrijkste kenmerk van het doel en de manier waarop dat bereikt gaat worden.

In het voorbeeld van de heer B. is het kenmerkend dat hij meer zelfsturend wil zijn en zijn eigen tempo wil bepalen. Kenmerkend bij zijn zoon is dat hij zo min mogelijk tijd wil besteden aan zaken die moeilijk zijn voor zijn vader, zoals de administratie. En hij maakt zich zorgen over de contacten en eventuele eenzaamheid.

Als intentie voor een verandering in zijn gedrag geeft de zoon het volgende aan: 'Misschien moet ik vader meer betrekken en informeren. En niet alles snel willen afhandelen.' Dit is een voorbeeld van een intentie die richtinggevend is voor het doel.

De heer B. reageert daarop: 'En ik kan proberen om hulp toe te laten.' Ook dit is een voorbeeld van een intentie die zou kunnen worden uitgewerkt tot een doel. Voor een soepel verloop van de doelstelling is het belangrijk dat de ergotherapeut zulke voornemens herkent en ze benadrukt, bijvoorbeeld door te herhalen en/of samen te vatten.

Tot zover heeft de ergotherapeut de drie verhalen samengevat en de intenties voor doelbepaling benadrukt.

Stellen van de doelen en kenmerken

De doelbepaling vindt bij voorkeur plaats met de oudere met dementie en de mantelzorger samen. Dat betekent dat de werkwijze van doelbepaling aangepast is aan hen en vooral aan de oudere met dementie.

Het aanbrengen van *structuur en* het volgen van een duidelijke aanpak is een belangrijk eerste aspect.

Diverse werkvormen kunnen dit ondersteunen. In de praktijk blijkt dat het gebruik van kaartjes waarop de activiteitgebieden of intenties beschreven zijn, erg handig zijn. Met de kaartjes blijft het overzicht behouden.

De ergotherapeut heeft vooraf aan het doelbepalingsgesprek de belangrijkste activiteiten uit de fase van probleeminventarisatie en -analyse op die kaartjes geschreven. Deze activiteiten of activiteitgebieden kunnen min of meer concreet aan de orde zijn geweest.

Het belangrijkste bij het bepalen van de inhoud op de kaartjes is de *herkenbaarheid* voor de oudere met dementie en de mantelzorger. De ergotherapeut gebruikt hiertoe de beschrijving/terminologie uit de fase van probleeminventarisatie en -analyse. Na de samenvatting noemt de ergotherapeut de belangrijkste activiteiten op en legt de kaartjes erbij.

De ervaring leert dat de oudere met dementie en mantelzorger meestal willen reageren op de samenvatting, het is immers een weergave van hun verhaal. De ergotherapeut zal er echter voor waken om de fase van probleeminventarisatie en -analyse te herhalen. Dit vraagt van de ergotherapeut dat zij gesprekstechnieken, zoals samenvatten, goed beheerst, en de leiding van het gesprek in handen houdt.

Het leiden van een gesprek over doelen

Tegen de heer B., als die opnieuw zijn ongenoegen wil uiten

'U hebt eerder verteld over uw irritaties. En dat u zich daardoor opgejaagd voelt. Vanaf vandaag proberen we vooruit te kijken en na te gaan wat belangrijk is om te zorgen dat u zich niet meer opgejaagd voelt. Op basis van uw verhaal en dat van uw zoon heb ik al het een en ander genoteerd. Kijkt u mee of ik volledig ben geweest?'
'Kijk, voor u was "rommelen in de tuin" belangrijk, samen met "rustig mijn ontbijt kunnen maken" en zojuist zei u tegen uw zoon dat u mogelijk meer kunt proberen hulp toe te laten.'

Op het kaartje staat letterlijk 'rommelen in de tuin' en 'rustig mijn ontbijt maken'. Op die manier herkent de heer B. zijn verhaal en beleving in de doelen. Voor de zoon geldt hetzelfde.

Tegen de zoon

'Voor u was het "gezamenlijk bezoeken van familie" belangrijk om de contacten van uw vader te helpen onderhouden. Zaken zoals administratie doet u het liefst heel snel of zonder uw vader. Tegelijk geeft u net aan dat u uw vader mogelijk meer kunt betrekken en informeren, zodat hij meer regie ervaart. Is het goed om dat als een volgend doel voor de ergotherapie op te schrijven? Bijvoorbeeld: "vader betrekken en informeren en hiervoor tijd te nemen"?'

Uit het voorbeeld van het leiden van het gesprek over doelen (zie kader) blijkt dat het belangrijk is dat de ergotherapeut extra kaartjes bij zich heeft, zodat eventuele nieuwe voornemens/intenties/doelen/ activiteiten kunnen worden opgeschreven en meegenomen in doelbepaling. Het gebruik van *taal* en jargon *van de oudere met dementie en de mantelzorger* is zeer belangrijk voor de herkenbaarheid. Tevens worden de doelen zoveel mogelijk *positief geformuleerd*. In geval van de heer B. betekent dat: 'niet meer opgejaagd voelen' vervangen door 'eigen tempo'. Wanneer men doelen wil evalueren blijft de focus op het positieve en niet het negatieve. Herkenbaarheid blijft echter het belangrijkst.

Soms worden doelen niet concreet aangegeven en/of zijn de wensen niet realiseerbaar. Bijvoorbeeld de wens 'ik wil weer meetellen'. Of een oudere met dementie geeft aan dat hij weer graag met de bus vrienden op wil gaan zoeken en boodschappen wil doen, terwijl redelijkerwijs te verwachten is dat dit niet zelfstandig zal lukken. De ergotherapeut stelt de aard van het doel, 'reizen met de bus', niet ter discussie maar richt zich op het *verhelderen van de betekenis* ervan: 'wat betekent het reizen met de bus voor u'. Er wordt geprobeerd om een alternatief doel op te schrijven voor een *haalbare activiteit met eenzelfde betekenis*.

Nadat de kaartjes zijn doorgenomen wordt aan zowel de oudere met dementie als de mantelzorger gevraagd om aan te geven welke doelen voor hen het belangrijkst zijn. De *volgorde van belangrijkheid* is in dit geval tevens de volgorde waarin begonnen wordt met het realiseren van de doelen.

Met het stellen van de doelen vertelt de ergotherapeut ook op welke manier aan de doelen gewerkt kan worden. Hierbij gebruikt zij bevindingen uit de probleeminventarisatie en -analyse met betrekking tot strategie, leerstijl en copingstijl. Ook inzichten over effectiviteit van interventies en creativiteit is hierbij aan de orde. Voorkeuren in strategieën en/of copingstijl kunnen de prioriteitstelling mede beïnvloeden. Wanneer de oudere met dementie en/of de mantelzorger minder tijd hebben om regelmatig te oefenen kan dat een reden zijn om een doel op een later tijdstip op te pakken. Anderzijds kan aan een doel zoals veilig koken, al eerder gewerkt worden, als – voor de veiligheid bijvoorbeeld – voorzieningen aangevraagd dienen te worden.

Ook komt de *haalbaarheid van de doelen* ter sprake. Hierbij geeft de ergotherapeut vanuit de eigen deskundigheid aan wat redelijkerwijs te verwachten is op basis van onder andere de ernst van de dementie, aanwezige hulpbronnen bij de oudere met dementie en de mantelzorger in hun sociale en fysieke omgeving, en de draagkracht van de mantelzorger.

De ergotherapeut maakt dit bespreekbaar om te hoge verwachtingen en teleurstelling achteraf te voorkomen. Daarbij gaat het nadrukkelijk over de haalbaarheid van de doelen, en niet zozeer over de aard van de doelen.

7.4.3 Actiefase: initiatie en onderhoud van doelgericht gedrag

Wanneer de kaartjes in volgorde van prioriteit liggen en daarbij is benadrukt wat de intenties hierachter zijn, wordt afgesproken hoe aan de doelen wordt gewerkt. De ergotherapeut heeft dat al eerder aangestipt, maar bij voorkeur worden afspraken nu duidelijk vastgelegd.

Bij die afspraken wordt ook weer uitgegaan van de voorkeuren van de oudere met dementie en de mantelzorger. Op welke manier willen zij aan gewenst gedrag werken? Hoe past feedback erbij? Wat helpt hen om het gewenste gedrag te vertonen en, vooral, vol te houden? Met name het volhouden van gedrag mag niet worden vergeten.

Initiatie en onderhoud doelgericht gedrag van de heer B.

Tegen de heer B.	'U wilt kunnen rommelen in de tuin in uw eigen tempo en rustig uw ontbijt maken. Daarbij wilt uzelf de leiding hebben. Zojuist werd duidelijk dat u niet steeds onderbroken wilt worden met aanwijzingen en "bemoeienissen". Om dat te bereiken zouden we kunnen oefenen hoe uzelf het gereedschap voor de tuin kunt verzamelen

Tegen zijn zoon

en eerder aanwijzingen, zoals geheugensteuntjes over de vindplaatsen van gereedschap, kunt toepassen tijdens het werken in de tuin (werkwijze om doelen te behalen). Zodat het tempo voor u en anderen prettig is.

We spreken af om driemaal in de tuin te gaan werken (richting planning)? U kunt daarna aangeven hoe het u bevalt en of de aanwijzingen prettig werken (feedback). En tegelijk bespreken we wie u het best kan helpen met opstarten in de tuin, als ik weg ben (hoe gedrag te behouden).'

'Zojuist zijn we op twee doelen gekomen, namelijk het gezamenlijk kunnen bezoeken van familie en het betrekken en informeren van uw vader, en hiervoor de tijd te nemen. Ik krijg de indruk dat vooral het laatste belangrijk is om in een prettige sfeer familie te kunnen bezoeken (prioriteit herhalen). We moeten er hierbij rekening mee houden dat herhaling van de informatie belangrijk is om de prettige sfeer bij familiebezoeken vast te houden. Ik bespreek dit graag op een ander moment met u. Ook om na te gaan wat u al gedaan hebt om uw vader te betrekken en informeren en wat wel/niet succesvol was (coping/feedback). Dat kunnen we telefonisch doen, gezien uw reisafstand. Is het mogelijk om een telefonische afspraak van ongeveer een halfuur te maken (planning activiteit voor de start van het toepassen van het Consultmodel)? Ik hoor dan graag uw ervaringen terug, wat u al geprobeerd hebt, wat wel en niet werkte en hoe doelen voor u haalbaar en vol te houden zijn.'

Vanaf dit moment kan de ergotherapeut afspraken plannen met de oudere met dementie en de mantelzorger, en ook met de mantelzorger apart. Een of twee afspraken zijn hierbij voldoende, het gaat hier vooral om het concreet vastleggen van het plan van aanpak voor het vervolg van het ergotherapeutisch proces.

7.5 Samenvatting en conclusie

Tijdens de fase van doelbepaling is een systematische aanpak belangrijk om succesvol doelen te kunnen opstellen. In de literatuur zijn kenmerken voor

een systematische aanpak beschreven die passen bij de visie achter het EDOMAH-programma. Andere belangrijke aspecten van het opstellen van doelen:
- gezamenlijk doelen opstellen met de oudere met dementie en zijn mantelzorger;
- ze zijn gericht is op de *individuele behoeften* van beiden.

De doelen vormen een duidelijk vertrekpunt voor het plan van aanpak. Het gezamenlijk opstellen van de doelen onderstreept de gelijkwaardige relatie en het respect voor ieders (ervarings)deskundigheid.

Literatuur

1 Kinébanian, A., & Granse, M. le (redactie) (2006). *Grondslagen van de ergotherapie* (tweede druk). Maarssen: Elsevier gezondheidszorg.
2 Levack, W.M., Taylor, K., Siegert, R.J., Dean, S.G., McPherson, K.M., & Weatherall, M. (2006). Is goal planning in rehabilitation effective? A systematic review. *Clinical Rehabilitation, 20,* 739-755.
3 Daniels, R., Winding, K., & Borell, L. (2002). Experiences of occupational therapists in stroke rehabilitation; dilemma's of some occupational therapists in inpatient stroke rehabilitation. *Scandinavan Journal Occupational Therapy, 9,* 167-175.
4 Scobbie L., & Wyke S. (2009). Identifying and applying psychological theory to setting and achieving rehabilitation goals. *Clinical Rehabilitation, 23,* 321-333.
5 Smits, C.H.M., Lange, J. de, Dröes, R.M., Meiland, F., Vernooij-Dassen, M., & Pot, A.M. (2007). Effects of combined intervention programmes for people with dementia living at home and their caregivers: a systematic review. *International Journal of Geriatric Psychiatry, 22,* 1181-1193.
6 Vernooij-Dassen, M., Downs, M., & Draskovic I. (submitted). *Cognitive and behavioural interventions for carers of people with dementia. Systematic Cochrane Review.* CochraneLibrary. Submitted, 2009.
7 Bouwens, S., Heugten, C., & Verhey, F. (2008). Review of Goal Attainment Scaling as a useful outcome measure in psychogeriatric patients with cognitive disorders. *Dementia and Geriatric Cognitive Disorders, 26,* 528-540.

8 Uitvoering van ergotherapeutisch plan van aanpak

'Leren is de oudere versterken in wat hij kan en wat hij wil.'
(Marjolein Thijssen)

8.1 Inleiding

De uitdaging van de ergotherapie-interventie volgens het EDOMAH-programma is het begeleiden van de oudere met dementie in het uitvoeren van betekenisvolle activiteiten. Het doel hierbij is om zowel het *gevoel van eigenwaarde* en de *persoonlijke effectiviteit van de oudere met dementie* te verbeteren als het *gevoel van competentie van de mantelzorger* te vergroten. De ergotherapie-interventie richt zich altijd op zowel de oudere met dementie als op de mantelzorger. Het is mogelijk dat (deel)sessies alleen op de oudere met dementie of alleen op de mantelzorger gericht zijn. Echter, de *kracht van de ergotherapie-interventie* is gelegen in het *op elkaar afstemmen van de behoeften* van de oudere met dementie en van de mantelzorger.

In dit hoofdstuk worden *twee trajecten* en de daarbij horende ergotherapeutische interventies beschreven, zoals deze in de praktijk werden toegepast *in de ergotherapie-interventie* bij ouderen met dementie en hun mantelzorgers tijdens het onderzoek naar de effectiviteit[1-3] van dit EDOMAH-programma beschreven in de vroegere 'Standaard ergotherapie voor de diagnostiek en behandeling van geriatrische patiënten met niet-ernstige cognitieve stoornissen'.[4] In het EDOMAH-programma is de fase van uitvoering van het plan van aanpak van deze standaard (deze heette hier de fase van trajectbegeleiding) uitgebreid met *praktische toepassingen*. Deze uitbreiding is voortgekomen uit jarenlange ervaring en consensusrondes, en wordt ondersteund door bewijs uit de literatuur. De twee genoemde trajecten worden in dit hoofdstuk apart beschreven, maar lopen in de praktijk naast en door elkaar. Dit maakt deze ergotherapie-interventie tot een creatief en uitdagend proces.

8.2 Kader van de uitvoering van het ergotherapeutische plan van aanpak

Tabel 8.1 Schema uitvoering ergotherapeutisch plan van aanpak: twee trajecten	
Oudere met dementie en mantelzorger	Mantelzorger
De activiteit/rollen van de oudere met dementie staan centraal	De activiteit/rollen van de mantelzorger staan centraal
Compenseren handelen oudere met dementie: • oudere met dementie leert bewust gebruik te maken van strategieën; • oudere met dementie leert omgaan met aanpassingen in fysieke en sociale omgeving.	
Verbeteren handelen mantelzorger • communicatie- en interactievaardigheden	Verbeteren handelen mantelzorger: • communicatie en interactievaardigheden; • copingvaardigheden/probleemoplossende vaardigheden.

Interventies ergotherapeut:
• strategietraining oudere met dementie:
  - aanpassen fysieke omgeving;
  - aanpassen sociale omgeving.
	Interventies ergotherapeut:
	• advisering mantelzorger door middel van het Consultmodel.

Ergotherapeut faciliteert het veranderen middels: • informeren; • instrueren; • begeleiden; • educatie.	Ergotherapeut faciliteert het veranderen middels: • informeren; • begeleiden; • educatie.

Zoals gezegd lopen de in het schema gepresenteerde *trajecten in de praktijk naast en door elkaar*. Een ergotherapiesessie kan bijvoorbeeld beginnen met een strategietraining gericht op de oudere met dementie (met behulp van compensaties) en eindigen met een adviserend gesprek met de mantelzorger volgens het Consultmodel. Beide trajecten worden echter apart beschreven, zodat de ergotherapeut een duidelijk beeld krijgt van de interventies en vaardigheden die nodig zijn om de oudere met dementie te begeleiden in zijn dagelijks handelen, en van de interventies en vaardigheden die nodig zijn om de mantelzorger te begeleiden in het versterken van zijn draagkracht. In beide trajecten richt de ergotherapeut zich op een veranderingsproces in het handelen van zowel de oudere met dementie als de mantelzorger. De ergotherapeut doet dit door middel van informeren, begeleiden, instructie en educatie. De ergotherapeut beweegt zich als het ware heen en weer tussen de oudere met dementie en de mantelzorger, tussen het geven van informatie, begeleiding, instructie en educatie. In theorie zijn deze te onderscheiden, maar in de praktijk worden ze door elkaar ingezet, vaak binnen één sessie.

8 Uitvoering van ergotherapeutisch plan van aanpak

8.3 Uitgangspunten tijdens plan van aanpak

In het EDOMAH-programma geldt een aantal *uitgangspunten* ten aanzien van het *veranderingsproces* van *ouderen met dementie* en hun *mantelzorgers*:

- de oudere met lichte dementie is in staat, na aanpassing van de taak en de omgeving, te leren *zelfstandig (deel)activiteiten uit te voeren*, gebruikmakend van (eigen) strategieën (strategietraining; zie par. 8.4.1);
- bij de oudere met matige dementie staat een *gevoel van autonomie* en het hebben van *plezier* centraal tijdens het uitvoeren van activiteiten; de oudere kan zonder hulp uit de omgeving niet meer zelfstandig functioneren (externe compensaties; zie par. 8.4.2 en 8.4.3);
- het leren uitvoeren van (deel)activiteiten vindt altijd plaats in een voor de oudere met dementie *betekenisvolle context* (dat is ook de reden waarom ergotherapie bij ouderen met een dementie alleen zinvol is in de eigen leefomgeving);
- het leren uitvoeren van (deel)activiteiten heeft alleen zin wanneer ze voor de oudere betekenisvol zijn en zoveel mogelijk *aansluiten op* zijn *gewoonten en routines* (gewoonten en routines geven veiligheid, houvast en zekerheid;
- de ergotherapeut maakt zoveel mogelijk *gebruik van de strategieën* die de *oudere* zelf al gebruikt, ook al wordt de strategie niet efficiënt/adequaat toegepast in het handelen;
- de ergotherapeut maakt zoveel mogelijk *gebruik van* de *copingstrategieën* die de *mantelzorger* gebruikt; hierbij zijn de kwaliteiten van de mantelzorger het uitgangspunt en is er tevens aandacht voor diens valkuilen;
- de ergotherapeut heeft voortdurend aandacht voor de *communicatie* tussen de *oudere met dementie en de mantelzorger*; de ergotherapeut is hierin een voorbeeld voor de mantelzorger;
- leren is de *oudere met dementie versterken* in wat hij kan en wat hij wil!

Bij mensen met dementie en hun mantelzorgers vormt hun *beleving de cruciale factor voor succes*, en hun beleving is daarom het *vertrekpunt* van de *ergotherapie-interventie*!

8.4 Ergotherapie-interventie gericht op de oudere met dementie én de mantelzorger

In de ergotherapie-interventie gericht op de oudere met dementie én mantelzorger staan de *activiteiten en de rollen van de oudere met dementie* centraal. De oudere met dementie, de mantelzorger en de ergotherapeut gaan een samenwerkingsverband aan met als doel de oudere met dementie zo lang mogelijk in staat te stellen de regie te houden over zijn activiteiten. Regie, plezier en voldoening van de oudere met dementie bij zijn activiteiten staat voorop. Het is mogelijk dat (deel)sessies alleen op de oudere met dementie of alleen op de mantelzorger worden gericht. Echter, de kracht van de ergotherapie-interventie betreft het op elkaar afstemmen van de behoeften van de oudere met dementie en van de mantelzorger, waarbij de activiteit van de oudere met dementie steeds het gezamenlijke doel is.

8.4.1 Het geven van strategietraining

Strategietraining is een vorm van leren, waarbij door *het aanleren van strategieën doelen op een zo efficiënt mogelijke manier worden bereikt*. Binnen de ergotherapie gaat het om strategieën die de cliënt in staat stellen zelfstandiger activiteiten uit te voeren.[5]

In het EDOMAH-programma wordt onder strategietraining verstaan dat de oudere met dementie bewust leert om te gaan met (eigen) strategieën (*persoon*), waarbij dat leren omgaan ondersteund wordt door aanpassen van de *activiteit en de fysieke omgeving* aan de mogelijkheden van de oudere met dementie. Het inschakelen van de mantelzorger (*sociale omgeving*) is bijna altijd noodzakelijk om de voorwaarden te scheppen die de oudere met dementie in de gelegenheid stellen te leren, en die stimuleren tot leren. Uiteindelijk is het doel van de ergotherapie-interventie: de oudere met dementie is in staat de (deel)activiteit zelfstandig uit te voeren, heeft een gevoel van autonomie en weer plezier in het uitvoeren van activiteiten.

Persoon

Strategietraining is geschikt voor *de oudere met lichte cognitieve stoornissen* die zelf kan benoemen welke activiteiten de meeste moeite kosten en graag een manier wil vinden om zo lang mogelijk zelfstandig te blijven handelen en eigen regie te houden. Het is mogelijk dat de oudere met dementie de ernst van zijn achteruitgang niet geheel inziet, echter zolang hij wel een wens heeft tot veranderen hoeft dit geen belemmering te zijn om te starten met strategietraining.

De oudere met een beginnende dementie maakt onbewust of bewust gebruik van strategieën om zijn beperkingen te compenseren. Vele ouderen met dementie maken gebruik van talige ondersteuning, bijvoorbeeld door gebruik te maken van briefjes of van hulpmiddelen als een agenda of kalender. Het vasthouden aan gewoonten en routines biedt veiligheid en zekerheid en wordt vaak al automatisch toegepast. Nygard heeft deze strategieën beschreven, en ze zijn verwerkt in een observatiechecklist (zie Bijlage deel 2, C4, 'Uitvoering plan van aanpak, instrument Strategieënlijst geheugen'.[6] De ergotherapeut kan dit instrument gebruiken en zo nodig aanvullen tijdens de observatie van de activiteit waarop de strategietraining zich zal richten. De strategie of combinatie van strategieën die de oudere met dementie al toepast, is uitgangspunt van de strategietraining. Dit kan betekenen dat bewust wordt gekozen voor een strategie die niet zo efficiënt is, omdat deze manier van handelen vertrouwd is en een onderdeel is van de gewoonten en routines van de oudere. Er wordt samen met de oudere met dementie en de mantelzorger gekeken hoe de strategie verbeterd kan worden, zodat het handelen geoptimaliseerd wordt. Het gebruik van briefjes werkt bijvoorbeeld vaak averechts, omdat ze kwijtraken of omdat aantekeningen onduidelijk zijn enzovoort. De ergotherapeut maakt dan gebruik van de strategie van de oudere met dementie om dingen op te schrijven, maar zoekt samen met hem naar een meer gestructureerde manier, zoals een kalender of agenda. Een ander voorbeeld is een oudere met dementie die handelt aan de hand van de strategie van 'trial-and-error'. De oudere gaat aan de slag en 'ziet wel waar het schip strandt'. Deze strategie is echter bij ouderen met een dementie en moeite hebben met het oplossen van problemen niet zo effectief. Door de omgeving en/of de mantelzorger in te schakelen en bijvoorbeeld door de activiteit eenvoudiger te maken, wordt de kans dat de oudere met dementie fouten maakt, verkleind. Op deze manier respecteer je de oudere met dementie door hem zijn eigen strategie te laten gebruiken. Niet altijd kunnen alle strategieën waarvan een oudere met dementie gebruikmaakt, geobserveerd worden tijdens de activiteit. Vraag daarom door! Een oudere met dementie die bijvoorbeeld (te) snel handelt en daardoor fouten maakt, moet leren zijn tempo aan te passen. Vraag of de oudere activiteiten kent waarin hij wel zijn tempo heeft aangepast, en hoe hij dat heeft gedaan. Pas deze strategie dan ook toe bij de activiteit die het doel is van de strategietraining. Het kan ook voorkomen dat het effectiever maken van de vertrouwde strategie(ën) niet voldoende is, en dat de oudere met dementie een andere strategie moet aanleren, zoals het gebruikmaken van een stappenplan. De ergotherapeut moet zich realiseren dat een oudere met dementie meer moeite heeft met het aanleren van een voor hem onbekende strategie, en dat dit dus (veel) meer oefening vraagt. De oudere met dementie en de mantelzorger moeten beiden gemotiveerd zijn deze inspanning te verrichten.

Bij ouderen met dementie met (beginnend) initiatiefverlies wordt overigens een andere werkwijze gehanteerd. Deze groep kenmerkt zich door passief gedrag, en deze ouderen hebben juist moeite aan een activiteit te beginnen. Deze ouderen met dementie hebben veel stimulatie nodig tot handelen te komen, en het belang dat de activiteit succesvol wordt afgesloten is groot. Hier vraagt de ergotherapeut niet de activiteit zo uit te voeren als de oudere met dementie altijd gewend was, maar wordt de activiteit zo aangeboden dat de oudere een succeservaring opdoet. Natuurlijk houdt de ergotherapeut hierbij rekening met de strategieën waar de oudere met dementie vertrouwd mee is, en met de informatie die verkregen is uit gesprekken met de oudere en de mantelzorger. Alleen op deze wijze wordt de oudere gestimuleerd ook een volgende keer tot handelen te komen. Bij deze groep ouderen met dementie is het een belangrijk aandachtspunt van de therapie om de sociale omgeving te informeren over de averechtse gevolgen van het 'werk uit handen nemen' bij de oudere met dementie. Gerichte hulp of steun van de mantelzorger om te kunnen starten met een activiteit speelt een positieve rol in het activeren van de oudere met dementie. Doorvragen en/of observatie is belangrijk!

Activiteit en fysieke omgeving

Het leren van de oudere met dementie tijdens de strategietraining wordt ondersteund door de *activiteit en de fysieke omgeving* zoveel mogelijk *aan te passen aan de mogelijkheden van de oudere met dementie.*

- Maak zoveel mogelijk gebruik van routines en gewoonten van de oudere met dementie. Een dagkalender moet op een plek hangen of liggen waar de oudere gewend is om te 'zoeken'. Een dagkalender hangt dan bijvoorbeeld in de buurt van de slaande klok waar de oudere met dementie uit gewoonte vaak op kijkt of hangt op de 'oude plaats' in de keuken.
- Maak een activiteit zo eenvoudig mogelijk. Hanteer hierbij de ELVOSICO-regel, door:
    - deelactiviteiten weg te laten (ELimineren), bijvoorbeeld: kleren worden in setjes in de kast gehangen of alvast klaargelegd door de mantelzorger;
    - de VOlgorde te veranderen, bijvoorbeeld: de oudere maakt de koffie voordat het bezoek komt in plaats van nadat ze het bezoek heeft ontvangen;
    - (deel)activiteiten te SImplificeren, bijvoorbeeld: de oudere maakt gebruik van een sprekende klok met wekker om hem te herinneren aan de lunch;
    - activiteiten te COmbineren, bijvoorbeeld: het boodschappen doen wordt gekoppeld aan het maken van een wandeling.
- In het algemeen voldoet een *activiteit* aan de volgende *eisen*:
    - mogelijkheid tot vaak uitvoeren (veel herhalen);
    - overzichtelijk;
    - kort van duur;
    - positief/concreet resultaat;
    - in kleine stapjes te verdelen;
    - rustige omgeving;
    - geen tijdsdruk.

Sociale omgeving

De mantelzorger kan een stimulerende rol hebben bij het leren toepassen van de gekozen strategie, en hulp bieden bij het aanpassen van de omgeving, bijvoorbeeld door spullen klaar te leggen. Op die manier *ondersteunt* de mantelzorger de oudere met dementie, zodat die zijn activiteit weer kan uitvoeren. Een andere reden om de mantelzorger bij de strategietraining te betrekken is dat het voor veel mantelzorgers moeilijk is om af te wijken van hun eigen gewoonten: duidelijke uitleg waarom de verandering naar de strategie van de oudere met dementie nodig is, wordt dan essentieel. Mantelzorger en oudere met dementie werken samen en dit vraagt om een goede communicatie. Met behulp van het instrument 'Observatie vaardigheden oudere met dementie en mantelzorger' (bijlage bij deel 2, A1.5) heeft de ergotherapeut een beeld gekregen van de communicatie- en interactievaardigheden van de mantelzorger en middels het instrument 'Benaderingswijze oudere met dementie' (bijlage bij deel 2, A3.2) is duidelijk geworden bij welke benadering de oudere het meeste baat heeft. De ergotherapeut laat met zijn eigen gedrag zien wat voor de oudere met dementie een prettige manier is om betrokken te worden bij een activiteit. Zo leert de mantelzorger spelenderwijs wanneer en hoe hij hulp kan bieden, hoe hij de oudere met dementie kan stimuleren en uitnodigen, en wat hij moet doen om de oudere met dementie zoveel mogelijk in zijn waarde te laten. Indien nodig geeft de ergotherapeut duidelijke instructies, zodat de mantelzorger zelf kan oefenen en feedback krijgt op zijn gedrag. Zo leren mantelzorgers die moeite hebben met de copingstrategiehantering omgaan met de gevolgen van de dementie. Als de mantelzorger moeite heeft met acceptatie of weinig gemotiveerd is dan maakt de ergotherapeut dit bespreekbaar en geeft voldoende ruimte voor vragen (informeren) en gevoelens (begeleiding).

In deel 2 'Praktische toepassing van het EDOMAH-programma' worden de meest voorkomende strategietrainingen beschreven, aan de hand van de meest voorkomende problemen in het handelen te weten:
1. problemen met het geheugen;
2. problemen met het houden van overzicht en structuur;
3. problemen met initiatief nemen.

8.4.2 Externe compensatie (het aanpassen van de fysieke omgeving)

De ergotherapeut gaat over op *externe compensatie* wanneer de oudere met dementie niet meer zelf in staat is om gestoorde hersenfuncties en vaardigheden te compenseren, en hierin afhankelijk wordt van zijn omgeving. Bij externe compensatie ligt de nadruk op het aanpassen van de fysieke omgeving, het inschakelen van de sociale omgeving, en/of gebruik van hulpmiddelen.[4,5] In het EDOMAH-programma wordt van *externe compensatie* gesproken *als de oudere met dementie niet meer in staat is zelf bewust gebruik te maken van strategieën met als doel een (deel)activiteit zelfstandig uit te voeren*. De oudere met dementie komt niet meer tot doelgericht handelen zonder hulp van de mantelzorger. Er is controle en/of sturing van buitenaf nodig. Doel van de ergotherapie-interventie gericht op externe compensatie is dat de oudere met dementie een gevoel van autonomie behoudt en dat hij plezier heeft in de activiteit. Deze oudere kan niet meer bewust leren gebruik te maken van strategieën. De ergotherapeut maakt bij de externe compensatie wel gebruik van vertrouwde strategieën, omdat deze bekend zijn voor de oudere met dementie en passen in zijn handelingspatroon. Het *aanpassen van de fysieke omgeving* aan de mogelijkheden van de oudere met dementie is een belangrijk onderdeel van de ergotherapie-interventie en richt zich op het bieden van *zoveel mogelijk veiligheid*. De oudere met dementie heeft in het algemeen behoefte aan een gestructureerde omgeving, die overzicht biedt en uitlokt tot handelen. Bijvoorbeeld: een slaande klok kan de oudere met dementie ondersteunen bij het tijdsbesef; het in het zicht klaar hebben staan van alle spullen nodig voor het koffiezetten (op een dienblad dicht bij het koffiezetapparaat) helpt de oudere om zelf koffie te zetten. Demente ouderen hebben baat bij *eenvoudige en bekende voorwerpen die het handelen vergemakkelijken*. De groep ouderen met dementie vormt een kwetsbare groep, die naast cognitieve problemen ook vaak fysieke problemen ondervindt, zoals verminderde mobiliteit en/of valgevaar. Het algemene doel van het aanpassen van de fysieke omgeving is de oudere met dementie zo veilig en zelfstandig mogelijk te laten functioneren, waarbij ergotherapeuten gebruikmaken van adviezen zoals het verhogen van het toilet, het aanbrengen van een zitvoorziening in de douche, het aanbrengen van voldoende verlichting, en gasmelders.

Uit onderzoek is bekend dat *adviezen gericht op het aanpassen van de (woon)omgeving*, zoals het gebruikmaken van technologische hulpmiddelen of herschikking en verwijdering van meubels, door ouderen met dementie en hun mantelzorgers zeer wisselend worden opgevolgd, en in hoge mate worden afgewezen.[7] Hasselkus en Gitlin stellen dat het ontbreken van het perspectief van de mantelzorg in adviezen van professionals, het uitvoeren en implementeren van deze adviezen in de weg staat.[8,9]

Deze bevindingen sluiten aan bij onze ervaring dat adviezen gericht op het aanpassen van de omgeving alleen kunnen slagen wanneer deze gegeven worden vanuit het perspectief van de oudere met dementie én van de mantelzorger. Ouderen met dementie hebben vaak moeite met het aanvaarden van adviezen die de omgeving betreffen, omdat zij het liefst alles bij het oude laten, hetgeen hen een veilig en vertrouwd gevoel geeft. Vaak zien zij ook het nut niet in van deze veranderingen, ofwel door verminderd ziekte-inzicht, dan wel door ontkenning. Het is dan essentieel de oudere met dementie het gevoel te geven dat hij een keuze heeft en de regie houdt. Dit wordt vooral bereikt door *de manier waarop* het advies wordt gegeven. Ook hier vertrekt de ergotherapeut vanuit de beleving van de oudere met dementie, en nodigt de ergotherapeut de oudere met dementie uit zelf met een oplossing te komen.

Domotica

Domotica staat voor '*elektronische communicatie* tussen allerlei elektrische toepassingen *in de woning en woonomgeving* ten behoeve van bewoners en dienstverleners'. In een domoticawoning worden zorgtaken, communicatie, ontspanning en andere huishoudelijke bezigheden door talrijke elektrische apparaten en netwerken gemakkelijker gemaakt (www.domotica.nl, januari 2010[10]). Domotica is een verzamelnaam voor de ontwikkeling van slimme, begrijpelijke en toegankelijke (meest technologische) oplossingen en diensten in de persoonlijke woon- en leefomgeving. Het betreft zowel technologische aanpassingen binnen de woning als technologische hulpmiddelen.

Uit onderzoek blijkt dat *technologie* de zelfredzaamheid bevordert, maar dat er weinig bekend is over het effect ervan op mensen met dementie, het zorgpersoneel en de zorgorganisatie.[11] Technologie wordt in de zorg vaak ongericht en ongefundeerd ingezet. Daardoor ontbreekt zicht op de effecten van technologie op de kwaliteit van leven van mensen met dementie en de arbeidssatisfactie van het personeel. Desalniettemin zijn er vele interessante ontwikkelingen op het gebied van cognitieve hulpmiddelen, ook voor ouderen met dementie, het valt echter buiten de doelstelling van dit boek hier een overzicht van te geven. *Cognitieve hulpmiddelen* voor dementerenden kunnen onderverdeeld worden in vier categorieën: hulpmiddelen ten behoeve van de veiligheid (nachtlampje, bewegingsdetectors, elektrische kookplaatbeveiliging, etc.), hulpmiddelen ten behoeve van de communicatie (telefoon met grote fototoetsen, aangepaste mobiele telefoon, aangepaste afstandsbediening), hulpmiddelen ten behoeve van multisensorische stimulatie (sprekend fotoalbum, sprekend horloge), en hulpmiddelen ter compensatie van het geheugenverlies (briefjes/kaarten met geheugensteuntjes, stappenplannen) en problemen met de tijdsoriëntatie (nacht-en-dagkalender, One Talkers, elektronisch planbord, etc.).[12]

8.4.3 Externe compensatie (het aanpassen van de sociale omgeving)

Als de oudere met dementie niet meer in staat om zonder hulp van de mantelzorger activiteiten tot een goed resultaat te brengen, is hij dus aangewezen op externe compensatie. *De rol van de mantelzorger wordt steeds actiever.* De mantelzorger wordt steeds meer lid van het zorgteam.

Deze rol doet een steeds groter appel op de vaardigheden van de mantelzorger in de omgang en communicatie met zijn partner/ouder. De werkwijze van de ergotherapeut om de mantelzorger te ondersteunen in zijn communicatie- en interactievaardigheden is hetzelfde als tijdens de strategietraining. Met behulp van het instrument 'Observatie vaardigheden oudere met dementie en mantelzorger' (bijlage bij deel 2, A1.5) heeft de ergotherapeut een beeld gekregen van deze vaardigheden van de mantelzorger en middels het instrument 'Benaderingswijze oudere met dementie' (bijlage bij deel 2, A3.2) is duidelijk geworden bij welke benadering de oudere met dementie de meeste baat heeft. De ergotherapeut heeft tijdens de interventie voortdurend aandacht voor de interactie en communicatie tussen de oudere met dementie en de mantelzorger en heeft hierin een belangrijke voorbeeldfunctie.

Het steeds groter worden van de behoefte aan zorg en begeleiding van de oudere met dementie vraagt van de mantelzorger dat hij zich steeds meer moet aanpassen en dit doet een groot beroep op zijn copingvaardigheden. De ergotherapeut heeft inmiddels geobserveerd wat de sterke kanten/krachten en wat de valkuilen zijn van de copingstrategieën van de mantelzorger en koppelt hieraan zijn interventies.

De *mantelzorger die zover gaat in zijn acceptatie* dat er een zekere 'nonchalance' lijkt te ontstaan, is niet gericht op het zoeken naar oplossingen. In dergelijke gevallen kan de ergotherapeut het vinden van alternatieven stimuleren, en daarover meedenken.

Een *mantelzorger die moeite heeft met accepteren,* geeft vaak een andere interpretatie aan het gedrag van de oudere met dementie, hetgeen zich openbaart in onenigheid of irritatie doordat er meer wordt uitgegaan van 'opzet' bij het gedrag van de oudere met dementie. De ergotherapeut geeft in dit geval informatie over het ziektebeeld en de gevolgen ervan voor de oudere, en geeft inzicht in het effect dat het gedrag van de oudere met dementie heeft op de mantelzorger.

De *mantelzorgers die graag oplossingen bedenken* (strategiehantering) hebben als valkuil dat ze te veel voor de oudere met dementie willen doen, en activiteiten uit handen gaan nemen. Hier moet de ergotherapeut vooral doorvragen, en samen met de mantelzorger naar alternatieven zoeken. Bij deze alternatieven houdt de ergotherapeut rekening met de voorkeur van de mantelzorger om te willen 'doen', maar hij zet deze strategie zo in dat die ten goede komt aan de handelingsmogelijkheden van de oudere met dementie.

Het te veel overnemen van zorg kan met zich meebrengen dat er weinig tijd overblijft voor andere rollen en dat er een disbalans ontstaat. De ergotherapeut is hier alert op.

Een kenmerk van *mantelzorgers met een gebrekkige hantering* is dat ze aangeven 'met de handen in het haar te zitten'. De mantelzorger lijkt niet in staat zich aan te passen aan de specifieke eisen die het ziektebeeld dementie en de bijbehorende verzorging aan hem stellen. Deze mantelzorger wordt door de ergotherapeut 'bij de hand genomen'; hij wordt actief betrokken bij de therapie en de ergotherapeut geeft veel ruimte voor vragen en emoties.

De *mantelzorger die sterk gemotiveerd is* om te zorgen, is – letterlijk en figuurlijk – niet in staat afstand te nemen van de zorgsituatie. Hij kan geen grenzen aangeven of bewaken, en heeft de neiging zichzelf weg te cijferen. Het benoemen van hun grote inzet en betrokkenheid, en van de problemen die dit met zich meebrengt, zorgt vaak voor herkenning, en vormt het vertrekpunt voor het zoeken van oplossingen. Voorbeelden van problemen en oplossingen zijn: geen tijd meer hebben voor andere rollen en/of geen hulp aan anderen vragen. Vooral deze mantelzorgers hebben moeite met het vinden van een balans in het uitvoeren van hun rollen.

Mantelzorgers met een lage motivatie zien hun taak als een (zware) plicht en doen de verzorging soms met tegenzin. Deze mantelzorgers geven bijvoorbeeld aan dat hetgeen zij doen niet in verhouding staat tot wat de oudere met dementie ooit voor hen heeft gedaan, 'maar ja, iemand moet 't doen hè?!' Deze mantelzorgers zullen eigen grenzen meer bewaken en eerder hulp toelaten. Hier geeft de ergotherapeut vooral informatie over zorgbronnen.

Een *mantelzorger* maakt gebruik van *verschillende copingstrategieën*; de ergotherapeut borduurt zoveel mogelijk voort op de *vaardigheden waar de mantelzorger sterk in is*. De ergotherapeut herkent de problemen in de zorgsituatie aan opmerkingen als 'ik vind het zo moeilijk hem te zien stuntelen', 'het lijkt wel alsof hij het expres verkeerd doet', of 'we doen nooit meer iets leuks samen'. De ergotherapeut neemt deze uitspraken serieus, en afhankelijk van de situatie en aard van het probleem zal zij *begeleiden, informeren, instrueren en/of educatie geven* aan de mantelzorger.

In de volgende paragrafen worden de elementen van het faciliteren van veranderen toegelicht.

Informeren

Tijdens de interventie besteedt de ergotherapeut veel aandacht aan het geven van informatie. Met name in het beginstadium van dementie bestaat er veel verwarring en onrust, zowel bij de oudere met dementie als bij de mantelzorger, omdat men niet weet wat men te wachten staat. In een later stadium heeft de mantelzorger veel behoefte aan informatie over het zorgaanbod.[13] De ergotherapeut geeft informatie over het ziektebeeld dementie, maar vooral ook over de gevolgen daarvan op het gedrag van de oudere, zodat de mantelzorger het gedrag van zijn partner/ouder leert begrijpen. Informeren gebeurt op momenten dat de oudere met dementie en/of de mantelzorger daar behoefte aan hebben. Een valkuil bij het informeren is dat de ergotherapeut al informatie geeft, terwijl de oudere met dementie en/of de mantelzorger andere vragen en/of behoeften hebben. In dat geval sluit de informatie niet aan bij de belevingswereld van de oudere met dementie en de mantelzorger, en zorgt die mogelijk tot meer onduidelijkheid of verwarring.

De ergotherapeut dient voldoende kennis te hebben van het ziektebeeld en inzicht in hoe de dementie het gedrag beïnvloedt, en beschikt over de capaciteiten om op een begrijpelijke en invoelende wijze hierover te communiceren met de oudere met dementie en de mantelzorger.

Voorbeeld van informeren

Ergotherapeut 'Ik begrijp dat het lijkt alsof ze het expres verkeerd doet, het komt echter door de dementie dat ze de ene keer wel het telefoonnummer van uw dochter weet en de andere keer niet. Uw vrouw heeft een vasculaire dementie, en de doorbloeding in de hersenen kan per dag verschillen, waardoor ze de ene dag meer kan dan de andere dag.'

Instrueren

Tijdens de strategietraining geeft de ergotherapeut instructie aan de oudere met dementie hoe de activiteit uit te voeren. Het gaat hier dus om het oefenen en uitproberen in de praktijk. Indien de mantelzorger bereid is een andere rol aan te leren, bijvoorbeeld in plaats van verzorger de rol van toezichthouder of ondersteuner aan te nemen, dan krijgt ook de mantelzorger duidelijke instructie van de ergotherapeut, zoals: 'Als u wilt ingrijpen, telt u eerst rustig tot tien, u zult zien dat uw man met meer tijd heel vaak zelf een oplossing kan vinden.' Door te oefenen leert de mantelzorger zijn gedrag en communicatie af te stemmen op de oudere met dementie, waardoor het samen uitvoeren van een activiteit weer een plezierige ervaring wordt.

De ergotherapeut dient over voldoende agogische vaardigheden te beschikken zoals instructie geven, demonstreren, stimuleren, bekrachtigen en evalueren.

Voorbeeld van instrueren

Ergotherapeut 'Ik kan me voorstellen dat het moeilijk voor u is uw man te zien stuntelen, zeker omdat hij altijd zo actief was. Kunt u dit gevoel uiten?' Of: 'Hebt u iemand in uw omgeving waarmee u uw gevoel kunt delen?'

Begeleiden

De ziekte dementie heeft een grote impact op het dagelijks leven van de oudere met dementie en de mantelzorger, en gaat bijna altijd samen met emotionele en psychosociale problemen. De ergotherapeut ondersteunt de oudere met dementie en de mantelzorger bij deze problemen wanneer deze problemen zich voordoen tijdens het handelen. De oudere met dementie wordt benaderd in het perspectief van zijn eigen persoonlijke ervaringen, waarbij zijn beleving het uitgangspunt is. De mantelzorger wordt zoveel mogelijk gestimuleerd om het gedrag van de oudere ook te begrijpen vanuit het perspectief van de beleving van de oudere met dementie. De ergotherapeut is hierbij een voorbeeld voor de mantelzorger van hoe te communiceren en om te gaan met de oudere met dementie, en hanteert hierbij de basisprincipes van de belevingsgerichte zorg (zie hoofdstuk 2 en 3). Tevens heeft de ergotherapeut aandacht voor het verdriet en de zorgen van de mantelzorger zelf. Als de mantelzorger moeite heeft met het accepteren van de dementie en de gevolgen hiervan voor het dagelijks leven, zal hij minder in staat zijn oplossingen te zoeken voor deze problemen. De ergotherapeut ondersteunt hem in het zoeken van oplossingen. De ergotherapeut dient over voldoende agogische vaardigheden te beschikken zoals luisteren, empathisch invoelen en feedback geven, en heeft voldoende kennis over en ervaring met het toepassen van de principes van belevingsgerichte zorg.

Voorbeeld geven van instructie

Ergotherapeut 'We hebben net samen bedacht dat als we de activiteit tafel afruimen eenvoudiger maken, de kans groter is dat uw man de activiteit zelf kan uitvoeren. Daarbij is het belangrijk dat u hem, voordat hij van tafel opstaat, duidelijk vraagt of hij alle spullen op het aanrecht wil zetten. Anders begint hij meteen met het openen van de kasten en verliest hij het overzicht. U wacht met opruimen totdat alles op het aanrecht staat.'

Educatie

Educatie speelt vooral een rol wanneer het gaat om het veranderen van het handelingspatroon ten aanzien van de omgang met de ziekte, en van de levensstijl.[14] Educatie richt zich vooral op de mantelzorger. Van de mantelzorger wordt verwacht dat hij zoveel mogelijk aansluit op de beleving van de oudere met dementie. Dit vraagt (grote) aanpassingen van de mantelzorger, en doet een (groot) appel op zijn communicatie- en copingvaardigheden. De ergotherapeut helpt hem hierbij door het aanreiken van adviezen en die door de ergotherapeut specifiek afgestemd zijn op díé specifieke oudere met dementie en op de mogelijkheden van zijn mantelzorger.

Deze adviezen worden door de ergotherapeut verzameld en op schrift gesteld voor de mantelzorger, zodat hij deze nog regelmatig kan raadplegen. Een overzicht van deze adviezen wordt gegeven in de bijlage bij deel 2 C.1 (Uitvoering plan van aanpak, schriftelijke adviezen voor de mantelzorger). De ergotherapeut heeft voldoende kennis over en ervaring met het toepassen van principes van belevingsgerichte zorg, en voldoende (schriftelijke) vaardigheden om de leefregels voldoende duidelijk voor de mantelzorger te verwoorden.

Het geven van educatie aan de mantelzorger is gericht op het veranderen van zijn handelingspatroon en leefstijl, en is dus niet geschikt voor mantelzorgers die weinig gemotiveerd zijn hun ouder/partner te verzorgen. Deze mantelzorgers hebben meer baat bij informatie over zorgaanbieders. Het geven van educatie heeft alleen zin wanneer de mantelzorger zich bewust is van het probleem, en een bewuste keuze maakt om te veranderen.

Voorbeeld geven van educatie

Ergotherapeut   'U wilt graag weer een activiteit samen met uw vrouw gaan doen. We hebben de afgelopen weken gezien dat uw vrouw onrustig wordt van drukte en gejaagdheid. Tijdens het kaarten zagen we dit ook. Uw vrouw heeft meer tijd nodig om na te denken, maar door de gejaagdheid wordt zij zenuwachtig en wil ze niet meer kaarten. In het algemeen kun je stellen dat ouderen met dementie meer tijd nodig hebben, en baat hebben bij een rustige en uitnodigende omgeving, en dat geldt zeker voor uw vrouw. Als het u zou lukken meer tijd te nemen en rust uit te stralen, kan het kaarten een prettige activiteit voor u samen worden.'

8.5 Een glijdende schaal

De overgang van *strategietraining naar externe compensatie* is een glijdende schaal (zie figuur 8.1) en in de praktijk is het niet altijd zo gemakkelijk te scheiden. Aan het begin van de dementie heeft de oudere met dementie veel behoefte aan het vasthouden aan de huidige realiteit, en wil hij nog zo zelfstandig mogelijk blijven. De ergotherapie-interventie is erop gericht de oudere met dementie zoveel mogelijk zelf de regie in handen te geven. Naarmate de dementie vordert is het voor de oudere steeds moeilijker de regie te houden. Dit hoeft echter niet te betekenen dat de behoefte van de oudere met dementie om de regie te houden ook is verdwenen. De activiteit en de omgeving moeten echter steeds weer opnieuw worden aangepast aan de mogelijkheden van de oudere, zodat deze toch een gevoel van autonomie blijft houden. Wanneer de oudere met dementie niet meer tot handelen komt zonder hulp van de omgeving, wordt er nog alleen gebruikgemaakt van externe compensatie. Dit vraagt steeds meer inzet van de mantelzorger en van zijn communicatie- en copingvaardigheden. De ergotherapeut zal haar interventies dan ook steeds meer gaan richten op de mantelzorger, waarbij óf de activiteit van de oudere met dementie centraal staat óf zijn eigen activiteiten en rollen doel van de ergotherapie-interventie zijn. Het kan zijn dat de ergotherapeut binnen een interventie gebruikmaakt van zowel strategietraining als externe compensatie. Denk aan het voorbeeld in hoofdstuk 7 'Doelbepaling en plan van aanpak'. De oudere met dementie heeft als wens betrokken te blijven bij zijn administratieve taken, maar is niet meer in staat dit zelf te doen. Er kan gekozen worden voor een passieve maar toch betrokken rol bij deze activiteit. De oudere met dementie is er dan bij als de zoon bijvoorbeeld de belastingaangifte invult (externe compensatie). Dezelfde oudere met dementie leert echter tijdens de activiteit 'ontbijt maken' bewust gebruik te maken van een stappenplan (strategietraining).

8.6 Ergotherapeutische interventies gericht op de mantelzorger

Uit onderzoek blijkt dat mantelzorgers van ouderen met dementie niet makkelijk om hulp vragen, en vaak niet weten welke hulp ze kunnen vragen.[15] Daarnaast willen ze de verzorging graag zelf doen. Deze combinatie kan leiden tot een *hoge zorglast*, waardoor het uitvoeren van andere rollen en taken in het geding kan komen. Meestal betreft het hier mantelzorgers van ouderen met een matige dementie. Het kan zijn dat de mantelzorger zelf deze disbalans in rollen constateert, en hulp vraagt aan de ergotherapeut. Het komt echter vaker voor dat de ergotherapeut een hulpvraag bij de mantelzorger constateert, en dit bespreekbaar maakt. Opmerkingen als 'ik kom nergens meer aan toe', 'ik mis mijn vriendinnen zo', of 'ik ben zo moe de laatste tijd', kunnen aanleiding zijn stil te staan bij de problemen van de mantelzorger. De ergotherapeut vraagt aan de mantelzorger of hij behoefte heeft over zijn problemen te praten, alleen, zonder oudere met dementie. Als dat het geval is wordt een afspraak gemaakt, zodat er ook ruim tijd en aandacht is voor de mantelzorger. Zo'n gesprek kan echter ook spontaan plaatsvinden. Bijvoorbeeld wanneer de mantelzorger aan het begin van een sessie bijna in huilen uitbarst omdat het allemaal te veel wordt.

De ergotherapeut heeft vooral een *adviserende rol*, met als doel het *empoweren van de mantelzorger*.

In het EDOMAH-programma wordt gebruikgemaakt van het Consultmodel, reeds uitgelegd in hoofdstuk 2, dat is gebaseerd op de gedachte dat er een *leerproces* bij de mantelzorger op gang wordt gebracht, met als doel de coping- of probleemoplossende vaardigheden van de mantelzorger te versterken. De mantelzorger voelt zich het meest geholpen met een oplossing waar hijzelf de meeste 'grip' op heeft. De keuze van de acties en het succes ervan ligt ook in het verlengde van de gebruikte copingstrategie. Zoals de ergotherapeut bij de oudere met dementie zijn voor hem vertrouwde strategie effectief maakt,

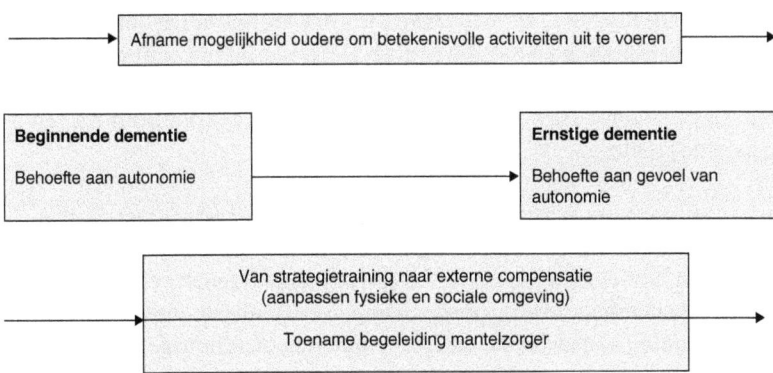

Figuur 8.1
Glijdende schaal.

is dat bij de mantelzorger ook. Net zoals bij de oudere met dementie, is de kans op succes het grootst wanneer iemands kwaliteiten en voorkeuren in de oplossing worden verwerkt.

Hierna volgt een korte herhaling van de stappen en wordt een relatie gelegd naar de ergotherapeutische interventies.

1. Het maken van afspraken over de samenwerking In het traject gericht op de mantelzorger ligt de *verantwoordelijkheid* bij de *mantelzorger*, en is de rol van de ergotherapeut ondersteunend. Uiteindelijk leert de mantelzorger zijn eigen problemen te hanteren. Denk bijvoorbeeld aan de zoon in de casus gebruikt in hoofdstuk 6 'Doelbepaling en plan van aanpak'. De ergotherapeut maakt met hem een telefonische afspraak om hem te begeleiden in het bereiken van zijn doel 'vader meer betrekken en te informeren en hiervoor tijd te nemen'. Het is belangrijk dat de ergotherapeut aan het begin van het gesprek de eigen verantwoordelijkheid van de mantelzorger benadrukt.

2. Het maken van een probleemanalyse In deze fase worden de door de mantelzorger ervaren *problemen verhelderd*. Deze stap vraagt in het algemeen niet meer zoveel aandacht omdat het verhaal van de mantelzorger al duidelijk is geworden. Bij het Etnografisch Interviewen is al veel aandacht besteed aan de normen en waarden van de mantelzorger en heeft de ergotherapeut zicht gekregen op hoe de mantelzorger de zorgsituatie ervaart. Bij het maken van de probleemanalyse staat een concrete ervaring van de mantelzorger centraal. De ergotherapeut gaat in op zorgen, vragen en problemen in de desbetreffende situatie.

Bij deze stap wordt meestal duidelijk welke copingstrategieën de mantelzorger hanteert en welke onvoldoende ontwikkeld zijn.

3. Het formuleren van een doelstelling met de HKU-formule De mantelzorger wordt uitgenodigd zijn doelstelling te formuleren met behulp van de *HKU-*

formule: 'Hoe Kunt U ...' De *mantelzorger* wordt zo uitgenodigd om *zelf de actor te zijn* in het veranderen van zijn gedrag. Het is hierbij van belang dat de mantelzorger zijn eigen doelstelling formuleert in eigen woorden en metaforen. Het voorkomt dat wordt uitgegaan van het door de ergotherapeut veronderstelde probleem.

4. Het bedenken van mogelijke acties en het kiezen van een actie Door de mantelzorger te stimuleren *zelf oplossingen* te *bedenken* wordt een grote valkuil vermeden, namelijk het geven van ongevraagde adviezen. De ergotherapeut heeft bij het kiezen van acties en oplossingen een ondersteunende rol. Die ondersteuning bestaat onder andere uit doorvragen, ruimte geven voor emotie, informatie bieden, bevestigen, bekrachtigen en helpen afwegingen te maken.

5. Evaluatie Wanneer de mantelzorger de actie in praktijk heeft gebracht, wordt het *resultaat geëvalueerd*. Zo nodig wordt het adviesproces herhaald.

Stappen uit het Consultmodel kunnen ook bruikbaar zijn binnen interventies die gericht zijn op de oudere én de mantelzorger. De HKU-formule is een prettige manier om de mantelzorger actief mee te laten denken en voorkomt dat de ergotherapeut met eigen oplossingen komt. Onderstaand voorbeeld laat zien hoe delen van het Consultmodel bruikbaar zijn om de mantelzorger actief te betrekken bij het vinden van oplossingen. Dit kan samengaan met het geven van bijvoorbeeld informatie.

Mantelzorger	'Natuurlijk, ze loopt slecht, maar ze luistert vaak ook niet!'
Ergotherapeut	'Kunt u mij een voorbeeld geven?'
Mantelzorger	'De laatste keer dat ze gevallen is, bijvoorbeeld, we hadden samen ergens een hapje gegeten. Ik help haar in haar jas, zet zelfs een stoel in de garderobe zodat ik de auto kan halen en draag haar op te blijven zitten tot ik terug ben. Kom ik weer binnen, ligt ze daar, een ober al knielend in de weer met ijsblokjes tegen haar hoofd ... Was ze toch zelf opgestaan, terwijl ik het nog zó gezegd had ...'
Ergotherapeut	'We hebben het eerder gehad over geheugenstoornissen en dat uw vrouw moeite heeft met het onthouden van nieuwe informatie.'
Mantelzorger	'Ja, ja. Maar dat ze zoiets zelfs geen vijf minuten onthouden kan ...'

Ergotherapeut	'Nee, echt, dat kan ze niet … het is geen onwil. Kunt u zich voorstellen hoe uw vrouw de situatie ervaart, zij zit in die garderobe, niet wetend waar ze is, waarom ze daar zit en waar u bent … Dit geeft haar een onrustig, misschien zelfs onveilig gevoel, wat doet uw vrouw?'
Mantelzorger	'Ze gaat me zoeken … Ja, maar ik moest de auto gaan halen, hij stond zo ver weg en op de heenweg redde ze het al amper!'
Ergotherapeut	'Inderdaad … Het is ook prima dat u voorzorgsmaatregelen treft zoals de auto dichterbij halen en zelfs een stoel in de garderobe zetten. Het ontbrak alleen aan 'n stukje afwerking, de kers op de slagroomtaart zeg maar. Enig idee hoe u ervoor had kunnen zorgen dat ze was blijven zitten?'
Mantelzorger	'Vragen of een van de serveersters even op haar had kunnen letten?'
Ergotherapeut	'Bijvoorbeeld, ja. Kunt u nog een andere optie bedenken, hoe pakt u dat thuis aan als u uw vrouw kortdurend alleen moet laten?'
Mantelzorger	'Mijn vrouw een briefje in de hand geven waarop staat dat ik even de auto haal – en met de opdracht te blijven zitten?'
Ergotherapeut	'Mooi.'

Professionele zorgverlener

Uit onderzoek blijkt dat mantelzorgers behoefte hebben aan afstemming van zorg tussen de verschillende mantelzorgers.[15] Het is in het belang van de oudere met dementie en de mantelzorger dat er rust en structuur in het dagelijks ritme zit, en dit kan alleen worden bereikt wanneer de professionele mantelzorgers hun zorg op elkaar afstemmen. Juist omdat de ergotherapeut zich richt op de dagelijkse structuur en zoveel mogelijk rekening houdt met de gewoonten en routines van de oudere met dementie neemt hij vaak het voortouw, en neemt hij contact op met andere professionals om hun activiteiten zoveel mogelijk af te stemmen op de dagelijkse structuur van de oudere met dementie. Wanneer uit het contact met de andere professionals blijkt dat het gedrag van de oudere met dementie leidt tot moeilijkheden, bijvoorbeeld een verzorgende die problemen heeft met de oudere met dementie tijdens het wassen en aankleden, kan de ergotherapeut zijn hulp aanbieden aan deze professionele mantelzorger. De ergotherapeut geeft een advies aan de verzorgende, en maakt gebruik van het Consultmodel. Er is hier sprake van een gelijkwaardige relatie, waarbij de verzorgende actief betrokken is bij en verantwoordelijk is voor zijn eigen probleem en oplossingen. Het adviseren door middel van het Consultmodel behoedt de ergotherapeut voor het geven van ongevraagde adviezen.

8.7 Samenvatting en conclusie

Het *succes* van het *EDOMAH-programma* is toe te schrijven aan een aantal factoren.[3] De ergotherapeut richt zich zowel op de oudere met dementie als op de mantelzorger, op de belangrijkste problemen voor de oudere met dementie en de mantelzorger, waarmee hij gezamenlijk haalbare en flexibele doelen opstelt, uitgaande van betekenisvolle activiteiten, en geeft individuele, toegespitste informatie en educatie. Het programma is *tailor-made* voor de oudere met dementie en de mantelzorger, en gericht op samenwerking met andere disciplines.

De mooiste beloning is echter altijd de tevredenheid van een 'klant', die bijvoorbeeld blijkt uit de volgende uitspraken.

- 'Ik ben een stuk actiever geworden. Ook mijn kinderen zeggen dat ik veranderd ben.'
- 'Dank voor je bezoek; ik begrijp nu hoe ik me ten opzichte van haar moet gedragen, blijkbaar wilde ik te veel en te snel.'
- 'Jij snapt het!' (citaat oudere met dementie)
- 'Ik ben blij dat mijn moeder nu meer onder de mensen is, het doet haar goed, ze is nu een stuk vrolijker.'

Literatuur

1. Graff, M.J.L., Vernooij-Dassen, M.J.F.J., Thijssen, M., Dekker, J., Hoefnagels, W.H.L., & Olde Rikkert, M.G.M. (2006). Community occupational therapy for dementia patients and their primary caregivers: a randomized controlled trial. *BMJ, 333*, 1196 [BMJonline 2006, doi:10.1136/BMJ 39001.688843.BE].
2. Graff, M.J.L., Vernooij-Dassen, M.J.F.J., Thijssen, M., Dekker, J., Hoefnagels, W.H.L., & Olde Rikkert, M.G.M. (2007). Effects of community occupational therapy on quality of life and health status in dementia patients and their primary caregivers: a randomized controlled trial. *Journals of Gerontology Series A: Biological Science and Medical Science, 62*(9),1002-1009.
3. Graff, M.J.L. (2008). *Effectiveness and efficiency of community occupational therapy in older people with dementia and their caregivers* (PhD thesis). Enschede: Ipskamp.
4. Melick, M.B.M. van, Graff, M.J.L., & Mies, L. (1998). *Standaard ergotherapie voor de diagnostiek en behandeling van geriatrische patiënten met niet-ernstige cognitieve stoornissen*. Nijmegen: UMC St Radboud.
5. Bisschop K., Satink T., Speth-Lemmens I. (2004). *De cliënt met cognitief-perceptuele problematiek, ergotherapeutische interventies gericht op het handelen van de cliënt*. Utrecht, Lemma.

6   Nygard, L. (2004). Responses of persons with dementia to challenge in daily activities: a synthesis of findings from empirical studies. *The American Journal of Occupational Therapy, 58*(4), 435-445.
7   Messecar D.C, Archbold, P.G., Stewart, B.J., & Kirschling, J. (2002). *Home environmental modification strategies used by caregivers of elders.* Research in Nursing and Health, 25, 357-370.
8   Hasselkus, B.R. (1991). Ethical dilemma's in family caregiving for the elderly: implications for occupational therapy, *American Journal of Occupational Therapy, 45*(3), 206-212.
9   Gitlin, L.N. (2005). *Occupational Therapy and Dementia Care. The home environmental skill-building program for individuals and families.* Bethesda, MD: AOTA.
10 www.domotica.nl; geraadpleegd, januari 2010.
11 Nijhof, N., Gemert-Pijnen, J.E.W.C. van, Dohmen, D.A.J., & Scyded, J. (2009). Dementie en technologie. Een studie naar de toepassingen van techniek in de zorg voor mensen met dementie en hun mantelzorgers. *Tijdschrift voor Gerontologie en Geriatrie, 40*(3).
12 Hillaert, J., & Ierland, D. van (2008). *Occupational Therapy and cognitive assistive technology for people with dementia who live at home.* Amsterdam: Hogeschool van Amsterdam & Karolinska Institut.
13 Broek, L. van den, Corpeleijn, S., Denis, R., Meerveld, J., & Schumacher J. (2008). *Vier jaar LDP: dementie op de kaart.* Alphen aan den Rijn: Vilans, CBO en Alzheimer Nederland.
14 Kinébanian, A., & Granse, M. le (2006). *Grondslagen van de ergotherapie* (2de druk). Maarssen: Elsevier gezondheidszorg.
15 Leven, N. van 't, & Lange, J. de (2008). Quality time, in ondersteuning van mantelzorgers van thuiswonende ouderen met dementie:een kwalitatief onderzoek. *Wetenschappelijk Tijdschrift voor Ergotherapie, 1,* 8-13.

Deel 2

Praktische toepassing van het EDOMAH-programma

Inleiding bij deel 2

De praktische toepassing van het EDOMAH-programma bestaat uit drie belangrijke fasen:
a Probleeminventarisatie en -analyse.
b Doelbepaling en plan van aanpak.
c Uitvoering plan van aanpak.

Voor elke fase wordt in dit deel uitgebreid weergegeven welke stappen je als ergotherapeut kunt zetten bij het vormgeven van de ergotherapie-interventie, en welke overwegingen daarbij een rol spelen.

> **Hoe ga je werken?**
> **Praktische toepassing van het EDOMAH-programma**
>
> - Ga flexibel om met de inhoud van deze praktische toepassing!
> - Ga flexibel om met de gestelde doelen. Er kan zich een situatie voordoen die voorrang vraagt (bijvoorbeeld een valincident). Vanzelfsprekend ga je dan hier eerst mee aan de slag.
> - Elke situatie is uniek! De werkwijzen die in deel 2 beschreven staan, zijn niet geschikt voor elke situatie. Bedenk elke keer opnieuw of een gegeven advies in je eigen situatie past.
> - Zorg voor een prettige sfeer en geef de oudere met dementie en mantelzorger het gevoel dat je *meedenkt* (en dat je niet *voor* ze denkt).
> - Herhalen, herhalen, herhalen ... Wanneer een benadering werkt, kan het voorkomen dat je deze bij elke therapiesessie opnieuw gaat gebruiken om de oudere met dementie te activeren. Op deze manier laat je ook meteen aan de

mantelzorger zien dat herhaling en geduld twee 'gouden instrumenten' zijn.
- Maak de tien uur voor ergotherapie-interventie aan huis op als je ze nodig hebt (spaar ze niet op). Bewezen is dat de mantelzorgvaardigheden zich ook nog blijven ontwikkelen nadat de ergotherapie-interventie is afgerond.
- Heb niet het gevoel dat je bij elke oudere met dementie het programma precies moet volgen. Wees niet bang om in bijzondere situaties te experimenteren. Vertrouw op het gevoel, de kennis en de vaardigheden die je hebt.

A Probleeminventarisatie en -analyse

Inleiding

Alle stappen van de ergotherapie-interventie die hieronder beschreven staan, vinden plaats in de thuissituatie van de oudere met dementie en zijn mantelzorger. Wanneer een oudere opgenomen is in een instelling of ziekenhuis, is het mogelijk dat enkele stappen al in de instelling worden uitgevoerd, waarna de ergotherapie-interventie in de thuissituatie gecontinueerd wordt. Om de stappen uit de fase van probleeminventarisatie en -analyse te kunnen doorlopen zullen ongeveer vier à vijf ergotherapiesessies nodig zijn.

NB *De volgorde van de stappen ligt niet vast, het stroomdiagram is richtinggevend, ga hier flexibel mee om als de situatie dit vraagt.*

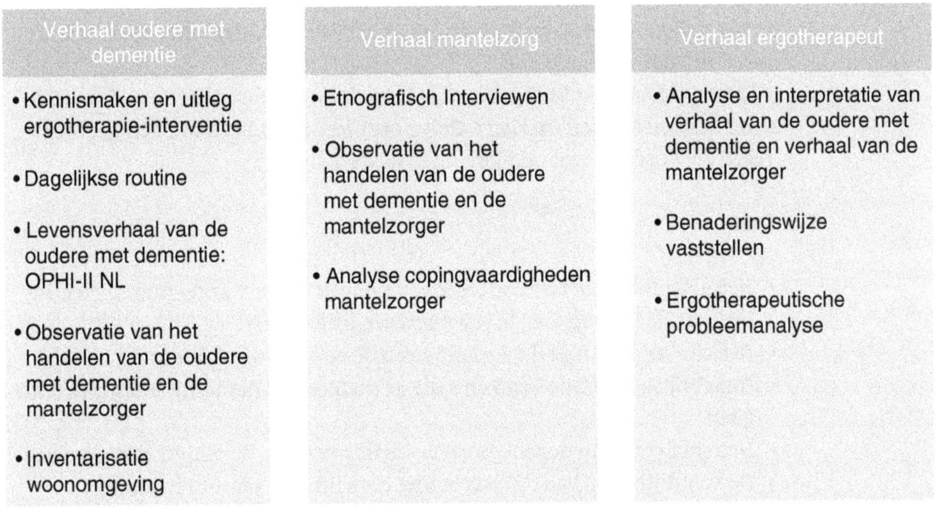

Verhaal oudere met dementie	Verhaal mantelzorg	Verhaal ergotherapeut
• Kennismaken en uitleg ergotherapie-interventie • Dagelijkse routine • Levensverhaal van de oudere met dementie: OPHI-II NL • Observatie van het handelen van de oudere met dementie en de mantelzorger • Inventarisatie woonomgeving	• Etnografisch Interviewen • Observatie van het handelen van de oudere met dementie en de mantelzorger • Analyse copingvaardigheden mantelzorger	• Analyse en interpretatie van verhaal van de oudere met dementie en verhaal van de mantelzorger • Benaderingswijze vaststellen • Ergotherapeutische probleemanalyse

Figuur A.1
Stroomdiagram: overzicht van de fase van probleeminventarisatie en -analyse.

Werkwijze

Bij het maken van een afspraak voor een huisbezoek vraag je of de mantelzorger hier ook bij aanwezig kan zijn. Indien de mantelzorger op een ander adres woont dan de oudere met dementie, vraag je toestemming aan de oudere met dementie om de afspraak met de mantelzorger te maken.

Voorafgaand aan het eerste huisbezoek verzamel je alle gegevens over de oudere met dementie en mantelzorger: dit zijn de gegevens van de verwijzer, uit het medisch dossier, van andere hulpverleners of uit eerdere ergotherapie-interventies.

Tijdens de huisbezoeken in de fase van probleeminventarisatie en -analyse doorloop je de stappen uit alle drie de verhalen van stroomdiagram A. Hierna worden deze drie verhalen met de bijbehorende stappen een voor een toegelicht.

1 Het verhaal van de oudere met dementie

Inleiding

Het in kaart brengen van het verhaal van de oudere met dementie is een belangrijk onderdeel binnen de fase van probleeminventarisatie en -analyse. Bij dit onderdeel zijn een aantal stappen essentieel. Wanneer het verhaal van de oudere met dementie helder is en je weet met welke beweegredenen de oudere met dementie al dan niet activiteiten uitvoert en welke problemen hij tijdens het uitvoeren ervaart, dan kun je hier met de ergotherapeutische doelbepaling en het plan van aanpak, en vervolgens met de uitvoering van het plan op aansluiten. Het in kaart brengen van het verhaal van de oudere met dementie is essentieel om het vervolg van de ergotherapie-interventie te laten slagen en om de motivatie en inzet van de oudere met dementie zo groot mogelijk te laten zijn.

De ergotherapeut brengt hiertoe de *betekenis* die de oudere met dementie aan activiteiten geeft, in kaart. Ook wordt het dagelijks handelen geobserveerd en wordt de woonomgeving in kaart gebracht.

Doel

- Kennismaking met de oudere met dementie en de mantelzorger, met uitleg over de inhoud van de ergotherapie-interventie.
- Inzicht krijgen in de dagindeling van de oudere met dementie.
- Inzicht krijgen in de betekenis die de oudere met dementie aan activiteiten geeft.
- Inzicht krijgen in de toekomstverwachtingen van de oudere met dementie.
- De vaardigheden van de oudere met dementie in kaart brengen.
- Inzicht krijgen in de fysieke en sociale omgeving van de oudere met dementie.

A Probleeminventarisatie en -analyse

1.1 Kennismaking en uitleg ergotherapie-interventie

Doel

- Vertrouwensrelatie opbouwen.
- Wederzijdse verwachtingen uitspreken.
- Eerste indruk krijgen van de fysieke en sociale omgeving.

Hoe ga je te werk?

Tijdens het eerste huisbezoek vraag je aan de oudere met dementie en de mantelzorger of zij op de hoogte zijn van wat ergotherapie inhoudt en of ze al eerder ergotherapie hebben gehad. Laat hen in hun eigen woorden omschrijven waar zij aan denken bij ergotherapie en of zij op de hoogte zijn van de reden waarom er een ergotherapeut is ingeschakeld. Bevestig deze uitleg wanneer die juist is of herformuleer deze wanneer die niet juist is en vul eventueel aan (zonder vakjargon) over wat een ergotherapeut kan betekenen. Vraag na of dit duidelijk is en of zij hierover vragen hebben. Vaak wordt het voor de oudere met dementie en de mantelzorger in de loop van het ergotherapeutisch proces pas duidelijk wat ergotherapie kan betekenen.

Vraag na of er al een diagnose gesteld is door de geriater of huisarts, ook al weet je dat zelf al. Sluit met je ergotherapie-interventie aan bij de termen die de oudere met dementie en/of mantelzorger zelf ook gebruiken. Wanneer zij aangeven dat er alzheimer gediagnosticeerd is, gebruik je tijdens de ergotherapie-interventie dit begrip ook. Indien de oudere met dementie het over 'vergeetachtigheid' of 'geheugenproblemen' heeft, gebruik je als ergotherapeut deze begrippen. Deze niet-confronterende benadering zorgt ervoor dat de ergotherapeut-cliëntrelatie niet verstoord raakt.

Maak wederzijdse verwachtingen bespreekbaar. Vráág of de oudere met dementie en mantelzorger verwachtingen hebben van de ergotherapie-interventie en welke dit zijn. Soms liggen de verwachtingen binnen de mogelijkheden van een ergotherapeut. Soms vallen ze buiten ons werkgebied en zal er een verwijzing naar een andere hulpverlener moeten plaatsvinden. Wanneer dit laatste het geval is, stop dan *niet* met je ergotherapie-interventie, want er kunnen toch ergotherapeutische doelen voortvloeien uit de fase van probleeminventarisatie en -analyse. Doorloop in dat geval gewoon alle stappen die in deze fase horen. Daarna kun je pas gefundeerd bepalen of ergotherapie al dan niet geïndiceerd is.

Geef aan dat het wenselijk is dat de mantelzorger bij de ergotherapie-interventie betrokken is. Leg ook uit waarom dit belangrijk is. Vertel dat je het verhaal van de mantelzorger ook wilt horen, dat het ondersteunen van de mantelzorger ook een ergotherapiedoel is en dat je de mantelzorger nodig hebt om de ergotherapie-interventie te laten slagen en de gegeven adviezen te implementeren in het dagelijkse handelen. De betrokkenheid van de mantelzorger kan zich, naargelang de mogelijkheden van de mantelzorger en zijn relatie met de oudere met dementie, uiten in aanwezigheid bij huisbezoeken en/of telefonische contacten met de ergotherapeut. Aanwezigheid bij huisbezoeken heeft de voorkeur.

Leg uit dat de ergotherapie-interventie aan huis voor tien uur per kalenderjaar opgenomen is in het basispakket van elke ziektekostenverzekering. Bij sommige ziektekostenverzekeringen kan er extra ergotherapeutische mantelzorgbegeleiding worden aangevraagd. De ergotherapie-interventie kan dan (op naam van de oudere met dementie) worden uitgebreid met enkele uren. Elke ziektekostenverzekering heeft hiervoor haar eigen voorwaarden.

Wanneer er een ergotherapeutische hulpvraag bij de mantelzorger bestaat, kan deze ook een verwijzing op eigen naam krijgen. Hierdoor kan er wederom tien uur ergotherapie aan huis geboden worden.

De frequentie van de ergotherapiesessies aan huis is afhankelijk van de draagkracht van de oudere met dementie en mantelzorger. De meest ideale beginsituatie is om minimaal één uur per week interventie te geven. Op basis van het verloop van het ergotherapeutisch proces kan de frequentie van de huisbezoeken worden aangepast.

Een eerste huisbezoek is zeer geschikt om een informatiefolder over ergotherapie achter te laten. Deze folder moet toegespitst zijn op ergotherapie bij de oudere met dementie.

Zorg verder dat je een duidelijk kaartje met naam en telefoonnummer achterlaat.

Noteer de vervolgafspraken altijd direct op de kalender of in de agenda van de oudere met dementie en/of de mantelzorger. Indien deze niet gebruikt worden, laat dan een afsprakenkaartje achter.

Richtinggevende vragen

- De ... (geriater/huisarts/specialist) heeft mij gevraagd hier op bezoek te komen, is het u duidelijk wat ergotherapie inhoudt? / Weet u de reden van de verwijzing?
- Hebt u al eerder ergotherapie gehad?
- Hebt u al eerder van ergotherapie gehoord?
- Is er door uw (huis)arts al een diagnose vastgesteld?
- Hebt u al ideeën of verwachtingen van deze ergotherapiebezoeken?
- Welke zijn dit?

Elementen van uitleg over ergotherapie

Wat is ergotherapie? Iedereen voert dagelijks activiteiten uit die hij 'normaal' vindt, omdat het past bij hoe hijzelf in het leven wil staan, de manier waarop hij zichzelf ziet en wat hij daarbij betekenisvol vindt. Voorbeelden zijn onder andere aankleden, opmaken, sporten, uitgaan en bezig zijn met hobby's.

Wanneer er sprake is van een ziekte of aandoening waarbij mensen beperkingen ondervinden, is het uitvoeren van die dagelijkse bezigheden niet zo vanzelfsprekend meer. Wanneer er sprake is van geheugenproblemen als gevolg van dementie kan het uitvoeren van dagelijkse activiteiten veranderen, lastiger worden. Mogelijk kent u daar zelf voorbeelden van. De problemen die ervaren worden kunnen heel divers zijn. Daarbij is de mate waarin het een probleem is ook voor iedereen verschillend. Niet alle beperkingen hoeven voor de persoon zelf een probleem te zijn.

Wat doen ergotherapeuten? Zie folder 'Ergotherapie bij dementie – informatie voor mantelzorgers' in bijlage A1.1. Deze kan bij dit eerste huisbezoek worden uitgereikt en toegelicht.

Bijzondere situaties

- Wanneer de verwijzing bestaat uit de vraag om te adviseren over hulpmiddelen/voorzieningen, richt je dan als eerste hierop als de oudere met dementie en mantelzorger dit verwachten. Een aanvraag voor hulpmiddelen/voorzieningen kan parallel lopen met stappen uit de fase van probleeminventarisatie en -analyse.

Tips

- Geef bij de uitleg van ergotherapie géén concrete voorbeelden. Het gevaar bestaat dat je de interventie al (onbedoeld) richting gaat geven en de oudere met dementie en zijn mantelzorger deze voorbeelden blijven gebruiken als verwachtingen ten aanzien van de interventie.
- Ook al zie je tijdens deze eerste kennismaking zelf nog geen ergotherapeutische doelen, doorloop toch de stappen van de fase van probleeminventarisatie en -analyse altijd helemaal. Pas daarna kun je in overleg met de oudere met dementie en de mantelzorger besluiten om de ergotherapie-interventie al dan niet af te ronden.

Wat neem ik mee op huisbezoek?

- Folder: 'Ergotherapie bij dementie – informatie voor mantelzorgers' (bijlage A1.1)
- Kaart: 'Wat komt aan bod tijdens het eerste huisbezoek?' (bijlage A1.2)

> **Verwijzing naar bijlagen**
>
> - Folder: 'Ergotherapie bij dementie – informatie voor mantelzorgers' (bijlage A1.1)
> - Kaart: 'Wat komt aan bod tijdens het eerste huisbezoek?' (bijlage A1.2)

1.2 Dagelijkse routine

Doel

- Indruk krijgen van een gemiddelde dag.
- Indruk krijgen van eventuele probleemgebieden in het handelen.

Hoe ga je te werk?

Vraag aan de oudere met dementie en zijn mantelzorger hoe een gewone, doordeweekse dag er momenteel voor de oudere uitziet, welke activiteiten hij uitvoert en hoe hij deze vindt gaan. Vraag ook of hij tegen problemen aanloopt of dat hij merkt dat de dagen veranderd zijn. Wanneer de oudere met dementie aangeeft vergeetachtig te zijn, vraag dan naar voorbeelden. Vraag of de oudere tevreden is met de huidige dagindeling en of hij hierin veranderingen zou willen zien.

Wanneer de oudere met dementie zegt het gevoel te hebben dat er geen problemen bestaan met het dagelijks handelen, vraag dan aan de mantelzorger om toelichting en/of aanvulling.

Door het stellen van deze open vragen, geef je de oudere met dementie en zijn mantelzorger het gevoel dat zij de onderwerpen van het gesprek mogen bepalen. Zij bepalen wat er al dan niet wordt verteld.

Wanneer je tijdens het doorlopen van de dagindeling al aanknopingspunten voor verdere ergotherapie-interventie ziet, en je weet dat de oudere met dementie en de mantelzorger nog niet goed duidelijk hebben wat een ergotherapeut voor hen kan betekenen, dan mag je dit benoemen om het begrip ergotherapie te verduidelijken. Bijvoorbeeld: 'U geeft aan dat u gestopt bent met klarinet spelen in het orkest, maar dat u dit thuis ook helemaal niet meer doet. U vertelde dat klarinet spelen belangrijk voor u was. Binnen de ergotherapie-interventie zouden we kunnen nagaan of het mogelijk is het klarinet spelen weer op te pakken.'

Richtinggevende vragen

- Kunt u mij een beschrijving geven van een normale, doordeweekse of gemiddelde dag?
- Bent u tevreden met deze dagindeling?
- Indien eerste vraag niet begrepen wordt: Als u 's ochtends wakker wordt, wat is dan het eerste wat u doet? En daarna? Et cetera.

Tips

- Geef nog geen oplossingen. Geef in dit gesprek alleen aan dat genoemde problemen een aangrijpingspunt voor de ergotherapie kunnen zijn en eventueel een idee geven voor de oplossingsrichting van het probleem, maar ga verder nog niet op het probleem in. Je kunt pas bepalen of een probleem daadwerkelijk een aangrijpingspunt voor de ergotherapie is, wan-

A Probleeminventarisatie en -analyse

neer alle stappen van de fase van probleeminventarisatie en -analyse zijn doorlopen.
- Leer de oudere met dementie en mantelzorger eerst kennen, voordat je oplossingen aanreikt.

Wat neem ik mee op huisbezoek?

- Instrument: 'Dagindeling' (bijlage A1.3)

> **Verwijzing naar bijlagen**
>
> - Instrument: 'Dagindeling' (bijlage A1.3)

1.3 De handelingsgeschiedenis van de oudere met dementie: OPHI-II NL

Doel

- Inzicht in de betekenis die de oudere met dementie aan het uitvoeren van activiteiten geeft.
- Inzicht in de manier waarop rollen en gewoonten invloed hebben op het handelen van de oudere met dementie.
- Inzicht in de manier waarop de oudere met dementie keuzes maakt binnen zijn dagelijks handelen.
- De beleving van het handelen van de oudere met dementie in kaart brengen.

Hoe ga je te werk?

In de handleiding van het Occupational Performance History Interview, OPHI-II NL (OPHI, tweede Nederlandse versie) staat de werkwijze voor het interview weergegeven. Lees deze aandachtig door alvorens je aan het interview begint.

Cognitieve/verbale vermogens: De oudere met dementie moet in staat zijn om vragen te kunnen beantwoorden en te vertellen over zijn eigen leven en zijn beleving; iemand moet hier zowel verbaal als cognitief toe in staat zijn. Natuurlijk kunnen en zullen er hiaten in het geheugen zijn, maar dit hoeft een gesprek over iemands beweegredenen en motivaties niet in de weg te staan.

Emotionele & psychische toestand: Een oudere met dementie mag niet emotioneel of psychisch overbelast zijn. OPHI-II NL is een persoonlijk interview dat de oudere met dementie vraagt veel over zijn leven te vertellen.

Plan een uur in voor het interview en zorg dat je deze tijd minimaal ter beschikking hebt. Bij voorkeur heb je nog enige uitlooptijd. Die is meestal niet nodig, maar je kunt de extra tijd dan gebruiken voor het uitwerken van het interview. Het is jammer als je het gesprek, terwijl de oudere nog helemaal in zijn verhaal zit, in verband met tijdsgebrek moet afbreken. Je kunt bij een volgende afspraak ook verdergaan met het interview op thema's of onderwerpen die nog niet of onvoldoende aan bod zijn gekomen. Vat het voorgaande gesprek dan eerst kort samen alvorens je begint. Dit is ook afhankelijk van de situatie, het is bijvoorbeeld mogelijk dat de oudere met dementie je meer vertelt wanneer je de omgeving in kaart brengt of nadat je vaardigheden hebt geobserveerd.

Gebruik de formulieren van het OPHI-II NL (zie deel 3 van OPHI-II NL) om het interview voor te bereiden. Formulier A is een uitgebreide vragenlijst, met ruimte om aantekeningen te maken tijdens het gesprek. Je kunt dit formulier ook vooraf bestuderen en tijdens het gesprek een leeg vel gebruiken om steekwoorden op te schrijven. In bijlage D van het OPHI-II NL is het interview in een stroomdiagram met sleutelwoorden weergegeven. Dit is goed te gebruiken wanneer je ervaren bent in het afnemen van het OPHI-II NL en je alleen de thema's van het gesprek nodig hebt.

Vraag dóór naar betekenissen die de oudere met dementie aan het dagelijks handelen in het verleden en heden geeft en naar welke handelingen hij in de nabije toekomst zou willen blijven doen/weer zou willen oppakken.

Maak gebruik van de informatie die je al hebt gekregen van de oudere met dementie.

Wanneer thema's reeds bekend zijn, vraag je daar niet nog een keer naar. Als je bijvoorbeeld wéét hoe iemands woonomgeving eruitziet (omdat je bijvoorbeeld al een rondleiding hebt gehad tijdens het eerste huisbezoek) vraag je daar niet nogmaals naar.

Vul als je dat prettig vindt de drie scoreschalen in (bijlage F van OPHI-II NL). Dit is facultatief en niet noodzakelijk. Je krijgt met de scoreschalen inzicht in de handelingsidentiteit, handelingscompetentie en handelingssituatie van de oudere met dementie. Twijfel bij het invullen van de scoreschalen niet te lang over het geven van een cijfer. Bij twijfel scoor je het laagste cijfer. Het voordeel van scoren is dat je kunt controleren of je alle elementen van het OPHI-II NL tijdens het interview aan bod hebt laten komen. Deze items kun je echter ook zonder de scoreschalen nalopen, om te kijken of je hierover voldoende informatie verzameld hebt.

Richtinggevende vragen

In bijlage A 1.4 is een kaart OPHI-II NL met richtinggevende vragen opgenomen.

> Zie verder het OPHI-II NL. Dit interview is vanwege de omvang niet opgenomen in bijlage A, maar alleen op de bijbehorende dvd geplaatst. Alle of een deel van de formulieren van het OPHI-II NL kunnen worden uitgeprint.

Bijzondere situaties

- Het kan zijn dat door cognitieve en/of verbale vermogens een gesprek niet goed mogelijk is. Je merkt bijvoorbeeld dat de oudere met dementie niet in staat is om antwoorden te geven op de belevingsgerichte vragen die in het OPHI-II NL worden gesteld. Toch is het voor de verdere interventie van belang dat duidelijk is wat iemands beweegredenen zijn, hoe de oudere met dementie tegen activiteiten aankijkt, waartoe hij nog te motiveren is. Een observatie-instrument dat hierover verheldering geeft, is de HOW (Handleiding Observatie Wil-systeem, zie Deel 1, par. 2.5). Doel van de HOW is het beoordelen van de motivatie, de waarden, interesses en persoonlijke effectiviteit, door middel van observatie van ouderen met dementie samen met de mantelzorger en ergotherapeut, of in een groep, tijdens het uitvoeren van activiteiten.
- Ter ondersteuning van het OPHI-II NL kan ook de levensverhaalmethode 'mijn leven in kaart' worden gebruikt. Dit is een set met kaarten over verschillende thema's, alle voorzien van richtinggevende vragen en een zwart-witfoto uit vroegere tijden (zie bijlage D, Naslagwerken).
- Wanneer een oudere met dementie getraumatiseerd is, bijvoorbeeld als gevolg van het meemaken van de oorlog of van het verliezen van een kind, en je merkt dat hij niet over dit onderwerp kan praten, ga dit dan niet forceren. Het doel blijft om de betekenis achter het uitvoeren (of niet meer uitvoeren) van activiteiten te achterhalen en *niet* om de beslissende gebeurtenissen uit het leven van de oudere met dementie in kaart te brengen. Of een oudere met dementie over een bepaald onderwerp/thema wil praten, is aan hem. Als ergotherapeut schep je de voorwaarden voor een vertrouwelijk gesprek en dan zul je merken dat het thema 'beslissende gebeurtenissen in het leven' op een natuurlijke wijze aan de orde komt.
- Afname van het OPHI-II NL bij allochtone ouderen met dementie met hulp van een tolk is niet wenselijk, gezien de aard van het interview. Bij allochtone ouderen met dementie die voldoende Nederlands spreken en begrijpen, kan het OPHI-II NL worden afgenomen. Het is echter afhankelijk van de individuele oudere en zijn culturele achtergrond in hoeverre diens beleving betrokken kan worden bij de ergotherapie-interventie (en of er in de rest van de fase van probleeminventarisatie ook een observatie en interview bij de mantelzorger kan worden afgenomen). In een aantal culturen wordt de zorgverlener als expert gezien en getuigt het van respect voor de oudere met dementie om hem zoveel mogelijk uit handen te nemen. Zie hiervoor ook paragraaf 5.7 uit deel 1 'Achtergronden van het EDOMAH-programma'.

- Indien er sprake is van relatieproblematiek of van spanningen tussen oudere met dementie en mantelzorger, waardoor de mantelzorger een belemmerende factor voor de oudere met dementie is, kun je bijvoorbeeld afspreken dat de mantelzorger tijdens het volgende huisbezoek iets voor zichzelf gaat doen, zodat je de oudere tijdens het gesprek volledig aan het woord kan laten.

Tips

- Gebruik de kaart 'Richtinggevende vragen OPHI-II NL' (bijlage A2.1).
- Maak aantekeningen in steekwoorden, zodat je tijdens het interview niet te veel aan het schrijven bent.
- Geef in het gesprek geen eigen associaties, meningen of opvattingen.
- Geef niet je persoonlijke waardeoordeel, mening of reactie met betrekking tot het verhaal van de oudere met dementie.
- Durf door te vragen, ook bij gevoelig lijkende onderwerpen. Wees niet bang voor de emoties die een oudere uit (huilen/woede/teleurstelling).
- Denk niet te snel dat je weet wat de ander bedoelt (bijv. bij begrippen die meerdere betekenissen hebben).
- Geef tijdens het gesprek geen adviezen/oplossingen.
- Geef geen geruststelling met betrekking tot zaken waar je geen uitspraken over kunt doen (bijvoorbeeld: 'Maakt u zich geen zorgen over uw geheugen/gezondheid ...').
- Het afnemen van het OPHI-II NL hoeft niet zittend in een stoel te gebeuren. Wanneer je merkt dat de oudere met dementie zich hierbij niet prettig voelt of makkelijker praat als hij in beweging is, kun je het interview combineren met een activiteit. Je kunt bijvoorbeeld bij het inventariseren van de woonomgeving beginnen met de vragen die gericht zijn op de handelingsomgeving, de rollen/taken hierin, nu en in het verleden et cetera.
- Een OPHI-II NL afnemen vergt oefening en tijd. Gun jezelf die tijd om de gespreksvaardigheden onder de knie te krijgen. Wanneer je de drie scoreschalen van het OPHI-II NL invult, kan blijken dat je niet alle items hebt besproken. Dat geeft niet: de betreffende vragen kun je eventueel nog stellen tijdens het volgend huisbezoek.
- Een OPHI-II NL kan binnen een uur afgenomen worden. Wanneer je de eerste keren het OPHI-II NL afneemt, kun je meer tijd kwijt zijn.
- Het invullen van de drie scoreschalen is geen verplichting. Wij adviseren dit met name na de eerste interviews met het OPHI-II NL wel te doen, zodat je kunt controleren of je alle thema's voldoende aan bod laat komen. Zo 'train' je jezelf in de afname van het OPHI-II NL.

Wat neem ik mee op huisbezoek?

- Kaart: 'Richtinggevende vragen OPHI-II NL' (bijlage A1.4)

A Probleeminventarisatie en -analyse

> **Verwijzing naar bijlagen**
>
> - OPHI-II NL (zie dvd)
> - Kaart: 'Richtinggevende vragen OPHI-II NL' (bijlage A1.4)
> - Observatie-instrument HOW, toegevoegd op de dvd

1.4 Observatie van het handelen van de oudere met dementie en de mantelzorger

Doel

- Het krijgen van een beeld van de motorische en procesvaardigheden van de oudere met dementie.
- Inzicht krijgen in de eigen, vertrouwde strategieën die de oudere met dementie in zijn handelen gebruikt.
- Het krijgen van een beeld van de communicatievaardigheden van de mantelzorger.
- Inzicht in het effect van de communicatie van de mantelzorger op het gedrag van de oudere met dementie.

Hoe ga je te werk?

Tijdens de voorafgaande sessie heb je afspraken gemaakt met de oudere met dementie en de mantelzorger over de te observeren activiteit. Leid de sessie in door hierop terug te komen (bijvoorbeeld: 'vorige keer hebben we afgesproken vandaag eens samen naar het gebruik van de wasmachine te kijken ...'). Spreek van tevoren door hoe de oudere en de mantelzorger gewend zijn deze activiteit uit te voeren en welke benodigdheden hiervoor nodig zijn. Vraag of alle benodigdheden voor de activiteit aanwezig zijn, zodat je tijdens het uitvoeren van de activiteit niet voor verrassingen komt te staan en er geen tijd meer is voor een alternatief. Geef aan dat de oudere met dementie en de mantelzorger de activiteit moeten uitvoeren zoals ze gewend zijn en dat jij je op de achtergrond houdt.

Criteria waaraan de activiteit moet voldoen

- De activiteit sluit aan bij de belevingswereld en gewoonten van de oudere met dementie. Laat een activiteit uitvoeren die de oudere met dementie gewend is om te doen en doe dit bij voorkeur op een realistisch tijdstip (observeren van de zelfzorg in de – vroege – ochtend, kookobservatie in de namiddag, etc.).
- De activiteit mag prikkelend, uitdagend en moeilijk zijn. Leg hierbij uit dat je er niet op uit bent om de oudere met dementie 'de mist in te laten gaan', maar dat het nodig is te zien waar het probleem in het handelen ligt om tot een oplossing te kunnen komen.

- De activiteit wordt uitgevoerd zoals de oudere met dementie en/of de oudere met dementie en de mantelzorger dat gewend is/zijn:
  - door de oudere met dementie alleen;
  - door de oudere met dementie en zijn mantelzorger samen.
- Observatie-instrumenten zoals de AMPS (Assessment of Motor and Process Skills) of de PRPP (Perceive, Recall, Plan, Perform) zijn goed bruikbaar en sluiten beide aan bij het MOHO. Wanneer je niet geschoold bent in de afname van deze observatie-instrumenten, kun je gebruikmaken van het instrument 'Observatie vaardigheden oudere met dementie en mantelzorger' (zie bijlage A1.5) om het handelen van de oudere met dementie te observeren. Dit instrument heeft betrekking op de motorische en procesvaardigheid – in termen van items van de AMPS. Er zijn ook definities toegevoegd bij dit observatie-instrument, die uitleg geven over deze motorische en procesvaardighedenitems (zie bijlage A1.5). Het instrument bevat tevens items die betrekking hebben op de communicatievaardigheden en de interactievaardigheden van de mantelzorger.

Je wilt namelijk in de meeste gevallen ook de *communicatie* tussen oudere met dementie en mantelzorger waarnemen. Het kan zijn dat de mantelzorger begeleiding geeft bij het initiëren en opstarten van de activiteit en dat de oudere met dementie daarna zelfstandig verdergaat. Dit biedt vaak voldoende gelegenheid om de communicatie waar te nemen. Er worden communicatievaardigheden en interactievaardigheden van de mantelzorger geobserveerd, waarbij zowel de verbale als non-verbale communicatievaardigheden van de mantelzorger in kaart worden gebracht en bovendien de invloed van de interactievaardigheden van de mantelzorger op het gedrag van de oudere met dementie. De 'interactievaardigheden van de mantelzorger' zijn een onderdeel van het instrument 'Observatie vaardigheden oudere met dementie en mantelzorger' (bijlage A1.5).

Bijzondere situaties

- In sommige situaties heeft de mantelzorger er uit medelijden of schaamte moeite mee om de oudere met dementie te zien falen. Om dit te voorkomen kan de mantelzorger de situatie (extreem) gaan vereenvoudigen of uitvluchten verzinnen om observatie te voorkomen. Wanneer dit het geval is, is het beter de geplande observatie te laten voor wat zij is en een activiteit uit te voeren die als minder bedreigend wordt ervaren. De weerstand die je bij de mantelzorger hebt geproefd maak je bespreekbaar tijdens het Etnografisch Interviewen.
- Bij dementerende ouderen komt het nogal eens voor dat er sprake is van volledige passiviteit. Initiatiefloosheid is een van de voornaamste symptomen van dementie. In het geval van een mantelzorger die snel activiteiten overneemt, kan er een vicieuze cirkel ontstaan die leidt tot volledige passiviteit van de oudere met dementie. De oudere met dementie zit bijvoorbeeld dagen in een stoel, met soms als enige activiteit tv-kijken. Een dergelijke situatie dient doorbroken te worden om versnelde cognitieve

achteruitgang en andere gezondheidsproblemen zoals immobiliteit te voorkomen. Gebruik dit argument ook om de oudere met dementie en mantelzorger te overtuigen van het belang van een observatie. Begin met zeer eenvoudige activiteiten: laat bijvoorbeeld in plaats van het dekken van de hele tafel, de oudere met dementie slechts een van de benodigdheden pakken, terwijl de mantelzorger de rest doet. Als dit goed gaat, kan de volgende (deel)activiteit gegeven worden. Een succeservaring is hierbij essentieel en gaat boven het verzamelen van gegevens! Zorg voor een uitdagende activiteit.

Tips

- Stel de oudere met dementie en mantelzorger op hun gemak; de meeste mensen voelen zich toch wat ongemakkelijk als er iemand meekijkt. Geef aan dat het niet erg is als de activiteit niet vlekkeloos verloopt, dat jij juist meedenkt over een oplossing voor het geobserveerde probleem.
- Ga flexibel om met de gekozen activiteit. Het is mogelijk dat de oudere met dementie op dat moment niet openstaat voor de activiteit die afgesproken is of dat de activiteit bijvoorbeeld door de weersomstandigheden niet door kan gaan. Denk van tevoren na over een alternatief.
- Zorg dat je voldoende tijd inruimt voor de observatie, zodat de oudere met dementie de activiteit in zijn eigen tempo kan uitvoeren en je de activiteit in totaliteit kunt zien en kunt afronden.

Wat neem ik mee op huisbezoek?

- Instrument: 'Observatie vaardigheden oudere met dementie en mantelzorger' (bijlage A1.5)
- Definitie motorische en procesvaardigheden instrument 'Observatie vaardigheden oudere met dementie en mantelzorger' (bijlage A1.6)

Verwijzing naar bijlagen en/of kaarten

- Instrument: 'Observatie vaardigheden oudere met dementie en mantelzorger' (bijlage A1.5)
- Definitie motorische en procesvaardigheden instrument 'Observatie vaardigheden oudere met dementie en mantelzorger' (bijlage A1.6)

1.5 Inventarisatie woonomgeving

Doel

- In kaart brengen van fysieke woonomgeving.

Hoe ga je te werk?

Omdat de interventie in de thuissituatie plaatsvindt, kan er bij binnenkomst al direct een indruk van de fysieke (en sociale) woonomgeving van de oudere met dementie worden gevormd. Vraag de oudere een rondleiding te geven door zijn woning. Op deze manier kom je in alle ruimten die deze persoon momenteel gebruikt en kun je voorwerpen en/of materialen in de woning gebruiken als aanknopingspunt om meer gegevens over het leven van de oudere te verzamelen. Ook de oudere met dementie wordt vaak door het zien van zijn eigen vertrouwde spullen sneller geprikkeld om informatie over zijn leven te vertellen. Op deze manier kun je ook al een stukje van het OPHI-II NL afnemen.

Je brengt in kaart of de woning problemen oplevert voor de zelfstandigheid van de oudere met dementie. Hierbij wordt onder andere gelet op de indeling, faciliteiten, interieur, meubilair, verlichting, gebruiksvoorwerpen, en ook op de oriëntatie in en rondom de woning.

Let op aanwezige apparatuur. Vraag na waar iemand nog gebruik van maakt of wil gaan maken.

Wanneer de dagindeling en/of hobby's van de oudere met dementie bekend zijn, vraag je er in de verschillende ruimten naar. Als je weet dat de oudere vaak gebruikmaakt van de naaimachine, toon je interesse en vraag je bijvoorbeeld hoe vaak een oudere met dementie of de mantelzorger nog in deze ruimte komt en of deze praktisch is ingericht. Vraag ook of je de omgeving buiten de woning mag zien. De garage, het tuinhuis of de brandgang kunnen bruikbare informatie opleveren voor verdere ergotherapie-interventie.

Het is niet nodig om overal de maten op te nemen. Daar waar de oudere met dementie en/of mantelzorger tegen praktische problemen aanlopen, kun je zaken opmeten.

Ga flexibel met de volgorde van de stappen om. In sommige situaties zal de oudere met dementie direct zijn woonomgeving willen laten zien en hoeft er niet naar gevraagd te worden. Ook wanneer de ergotherapieverwijzing op het gebied van woonvoorzieningen ligt, kan de woninginventarisatie al in een vroeg stadium van de probleeminventarisatie hebben plaatsgevonden.

Tips

- Ook al zijn er geen concrete vragen om voorzieningen/hulpmiddelen, vraag dan toch altijd om een rondleiding door de woning. Dit kan voor de ergotherapie-interventie waardevolle informatie opleveren voor het OPHI-II NL

Wat neem je mee op huisbezoek?

- Instrument: 'Woonomgeving' (bijlage A1.7)
- Rolmaat (eventueel)

A Probleeminventarisatie en -analyse

> **Verwijzing naar bijlagen**
>
> - Instrument: 'Woonomgeving' (bijlage A1.7)

2 Het verhaal van de mantelzorger

Inleiding

Omdat de mantelzorger in de ergotherapie-interventie ook als cliënt wordt gezien, heeft het verhaal van de mantelzorger een prominente plek in de fase van probleeminventarisatie en -analyse. Om de ergotherapie-interventie te laten slagen, is het belangrijk inzicht te hebben in de rol en het perspectief van de mantelzorger: welke zorgtaken heeft de mantelzorger precies en hoe beleeft hij de zorg. De ergotherapeut brengt in deze fase de problemen die de mantelzorger ervaart in kaart. Ook worden de copingvaardigheden en -strategieën van de mantelzorger duidelijk door middel van observatie en vragen hierover.

Doel

- Inzicht krijgen in de rol, activiteiten, taken en verantwoordelijkheden van de mantelzorger.
- Inzicht krijgen in de beleving en het perspectief van de mantelzorger.
- Inzicht krijgen in de problemen waar de mantelzorger tegen aanloopt.
- Inzicht krijgen in de copingvaardigheden en -strategieën van de mantelzorger.
- Inzicht krijgen in de toekomstverwachtingen van de mantelzorger.

2.1 Etnografisch Interviewen

Hoe ga je te werk?

Leg de mantelzorger uit dat je een gesprek met hem wilt om zijn kant van het verhaal duidelijk te krijgen en samen met hem te bespreken tegen welke problemen hij aanloopt.

Enerzijds vraag je naar feiten en problemen met betrekking tot de zorgsituatie en het uitvoeren van eigen activiteiten, anderzijds wil je meer duidelijkheid over de gevoelens die dit bij de mantelzorger oproept. De beleving van de zorgsituatie en van de eigen activiteiten van de mantelzorger staan centraal. Daarnaast wordt aandacht besteed aan de manier waarop de mantelzorger met de situatie omgaat (copingstrategie). De gesprekstechniek van het Etnografisch Interviewen wordt uitgelegd op een kaart in bijlage A2.1 (zie ook deel 1, par. 2.6.2).

Het interviewen van de mantelzorger wordt gedaan vanuit een etnografisch referentiekader; de principes van het Etnografisch Raamwerk zijn uitgelegd in hoofdstuk 2 van deel 1 'Theoretische achtergronden van het EDOMAH-programma' (zie par. 2.6). Etnografisch Interviewen is een methode om meer inzicht te verkrijgen in het perspectief (de waarden, betekenissen en visie) van de mantelzorger.

Het gesprek volgens Etnografisch Interviewen vindt bij voorkeur alleen met de mantelzorger plaats. In de praktijk blijkt dat de mantelzorger gemakkelijker praat wanneer de oudere met dementie er niet bij is, omdat hij de oudere met dementie niet wil kwetsen of omdat hij achteraf geen ruzie wil. Vraag de mantelzorger of dit te realiseren is (bijv. als de oudere met dementie naar de dagopvang is, of een bezoek bij iemand brengt). Wanneer dit niet mogelijk is, kan het gesprek telefonisch plaatsvinden of kun je de mantelzorger uitnodigen voor een gesprek in de instelling waar je als ergotherapeut werkt.

> **Richtinggevende vragen: Beleving zorgsituatie**
>
> - Vorige keer hebben we ... gedaan / over ... gesproken. Ik ben heel benieuwd naar uw kant van het verhaal / naar uw ervaring, om zo een totaalbeeld van de situatie te krijgen.
> - Waar loopt u tegenaan in de zorg voor uw ...? Waarbij moet u uw ... helpen?
> - Als u een gewone, doordeweekse dag omschrijft, waar moet u uw ... overal hulp bij geven?
> - Hoe vindt u het om deze hulp te bieden? / Hoe is dat voor u?
> - Ervaart u problemen ten aanzien van de omgang met ... (qua gedrag)?
> - Zijn er bepaalde dingen (in de zorg voor uw ...) die u zwaar vallen?
> - Stoort het u dat ...?
> - Waar ligt voor u de grens / waartoe acht u zichzelf in staat?

> **Richtinggevende vragen: Aanwezige hulp en acceptatie hiervan**
>
> - Zijn er professionele/niet-professionele hulpverleners die helpen in de zorg voor uw ...? Hoe ervaart u die hulp?
> - Welk gedeelte van de zorg wordt door hen uitgevoerd?
> - Kunt u makkelijk hulp van anderen accepteren?
> - Hebt u mensen aan wie u uw verhaal kwijt kunt / aan wie u steun heeft?

A Probleeminventarisatie en -analyse

Richtinggevende vragen: Eigen activiteiten mantelzorger

- Ervaart u problemen in de combinatie van zorg voor uw ... en uw eigen activiteiten? (zoals werk, gezin, hobby's, visite)
- Hebt u tijd om iets voor uzelf te doen?
- Kunt u uw ... alleen thuis laten?
- Is dit voor een kortere/langere tijd?
- Wat gaat u dan in deze tijd doen?
- Welke activiteiten zijn of waren vóór de dementie van uw ... belangrijk voor u? Komt u hier nog aan toe? Hoe ervaart u dit?
- Welke rollen zijn of waren vóór de dementie van uw ... belangrijk voor u? Komt u hier nu nog aan toe? Hoe ervaart u dit?
- Voelt u zich gerust als u weg bent?
- Welke problemen ervaart u ten aanzien van de veiligheid van uw ...?

Richtinggevende vragen: Beleving dagbesteding oudere met dementie

- Ervaart u problemen ten aanzien van de begeleiding die u moet geven om ... tot handelen te laten komen?
- Merkt u dat uw ... problemen hebt wat betreft de tijdsbesteding? (geen zinvolle dagbesteding / geen eigen bezigheden, moeilijk te stimuleren, initiatiefloos)
- Welke verwachtingen hebt u van uw ... ten aanzien van het uitvoeren van dagelijkse activiteiten / daginvulling?

Richtinggevende vragen: Beleving woonsituatie

- Is het huis praktisch/handig?
- Wat kan er volgens u worden verbeterd?
- Bent u bang voor ongelukken in huis? (bijv. als gevolg van roken, verkeerd gebruik van apparaten, slechte verlichting, valgevaar)
- Ervaart u problemen ten aanzien van de veiligheid van uw ...?
- Is uw ... wel eens de weg kwijt in huis / buitenshuis?
- Kan uw ... de weg in huis / buitenshuis goed vinden?

> **Richtinggevende vragen: Omgang met gedrag oudere met dementie**
>
> - Merkt u dat uw ... problemen heeft in de omgang? (zoals het volgen van een gesprek, niet graag onder de mensen zijn, geen belangstelling hebben, onrustig gedrag)
> - Met welke problemen hebt u het meeste moeite?
> - Hoe gaat u hiermee om? Of: Deze problemen bestaan al langer, hebt u voor uzelf een manier gevonden om hiermee om te gaan?
> - Begrijpt u het gedrag van uw ...?
> - Beseft uw ... volgens u dat hij/zij dementie heeft? (gebruik hier het woord dat de mantelzorger zelf ook gebruikt, dit kan alzheimer, dementie, geheugenproblemen, etc. zijn)

Deze richtinggevende vragen kunnen als leidraad worden gebruikt voor het Etnografisch Interviewen en bieden een handreiking om het interview vorm te geven. Ze zijn niet bedoeld om klakkeloos als lijst af te nemen. Goede luister- en gespreksvaardigheden zijn in dit interview essentieel. Wanneer je het gevoel hebt dat het gesprek niet prettig verloopt, kun je de vraag in een andere vorm stellen of overslaan. Open vragen zijn belangrijk, omdat de mantelzorger zo het gevoel heeft dat hijzelf kan bepalen hoeveel hij wel/niet vertelt. Je wilt weten wat hij belangrijk vindt, en tegen welke problemen hij aanloopt op dit moment; dat is belangrijker dan deze vragenlijst als geheel af te nemen.

Geef van tevoren aan dat je van plan bent om enkele aantekeningen te maken; meestal is dat voor de mantelzorger geen probleem.

Voor de afsluiting van het gesprek zijn er twee mogelijkheden.
1 Vraag aan de mantelzorger om de belangrijkste problemen in de zorg/begeleiding van ... te benoemen. Jij vult eventueel aan.
2 Jij vat de kernpunten van het gesprek samen, geeft de belangrijkste problemen aan en vraagt de mantelzorger om aanvullingen te geven.

Maak in beide gevallen duidelijk dat in een vervolggesprek de aangegeven problemen, zo mogelijk, zullen worden vertaald naar doelen en actiepunten voor de ergotherapie-interventie.

Bijzondere situaties

- Gedragsproblemen komen bij ouderen met dementie vaak voor. Wanneer dit van toepassing is op de situatie, bijvoorbeeld als jezelf gedragsproblemen bij de oudere met dementie hebt bemerkt, bespreek je dat gedrag ook tijdens het Etnografisch Interviewen. Bijvoorbeeld:
  – 'Merkt u dat uw ... wel eens achterdochtig/beschuldigend is?'
  – 'Merkt u dat uw ... snel kwaad wordt / ruzie zoekt / slaat / schreeuwt / scheldt / slechte manieren heeft?'

A Probleeminventarisatie en -analyse

- 'Is uw ... overdag/'s nachts wel eens onrustig?'
- 'Komt dit gedrag al lang voor?'
- 'Welke gedraging vindt u het ergst?'
- 'Hoe gaat u met deze problemen om?'
- 'Hebt u het idee dat deze problemen verergeren?'
- 'Denkt u dat dit met de dementie te maken heeft of ook met het karakter van uw ...?'

• Als de mantelzorger geen (naast) familielid is, bijvoorbeeld een buurvrouw of de thuiszorg, richt dan het gesprek in eerste instantie op de praktische problemen met betrekking tot de zorgsituatie. Ga daarnaast ook bij deze mantelzorger na wat zijn beleving van de zorgsituatie is. In het algemeen is de emotionele impact van de zorgsituatie minder zwaar wanneer het geen familielid betreft, maar ook een intensief betrokken professionele hulpverlener kan problemen ervaren.

• Soms verwacht een mantelzorger dat je bepaalde situaties oplost en/of kunt veranderen. Bijvoorbeeld: een dochter verwacht dat je haar moeder kunt overtuigen dat opname in een verpleeghuis noodzakelijk is. Laat je in zo'n geval niet voor haar karretje spannen. Deel de bezorgdheid van de mantelzorger, zodat deze zich gehoord voelt. Leg daarnaast uit dat je wel de beperkingen ten aanzien van het thuis wonen in kaart kunt brengen, maar dat de keuze voor een aanvraag voor verpleeghuisopname niet jouw verantwoordelijkheid is.

Tips

• Doorvragen is heel belangrijk voor het in kaart brengen van het verhaal van de mantelzorger. Vraag om verduidelijking en voorbeelden: 'Kunt u een voorbeeld geven? Wat bedoelt u met 'soms'? Hoe is dat voor u?'
• Sommige mantelzorgers begrijpen het soort (open) vragen uit het Etnografisch Interviewen niet. Verduidelijking is dan noodzakelijk, bijvoorbeeld:
  - ergotherapeut: 'Waar loopt u tegenaan in de zorg voor uw ...?'
  - mantelzorger: 'Hoe bedoelt u?'
  - ergotherapeut: 'Als u 's ochtends wakker wordt en opstaat, zijn er dan bijvoorbeeld dingen waarbij u uw ... moet helpen?'
• Als de mantelzorger oppervlakkig blijft, bijvoorbeeld omdat hij niet gewend is over zijn gevoel te praten, kun je door zelf een voorbeeld te geven proberen wat dieper op het gevoel in te gaan. Benoem de handelingsproblemen die je tijdens een observatie van het handelen van de oudere hebt gezien, bijvoorbeeld: 'De vorige keer zocht uw man een koekenpan in de koelkast, komt zoiets vaker voor? Reageert u dan? Wat gaat er dan door u heen?'
• Spreek zoveel mogelijk de taal van de mantelzorger en herhaal de metaforen die hij gebruikt; deze geven vaak een opening om op het gevoel van de mantelzorger in te gaan.
• Maak gebruik van de informatie die je al hebt. Refereer daaraan en sla daarmee een brug naar een volgend onderwerp: 'Uw ... vroeg aan mij welke dag het is, komt dat vaker voor dat hij/zij dat moet vragen?'

- Geef nog geen oplossingen. Het grote gevaar van (ongevraagd) adviseren is dat je de plank volledig misslaat, bijvoorbeeld een advies geeft dat niet aansluit bij de situatie van de mantelzorger en dat het advies daarom niet wordt opgevolgd.
- Controleer regelmatig of je het verhaal goed hebt begrepen door vragen te stellen als: 'Heb ik goed begrepen dat …?' 'U voelt zich verdrietig wanneer … gebeurt?' Zo weet je zeker waar de mantelzorger het over heeft. Schakel je eigen interpretatie uit, die kan erg verschillen van die van de mantelzorger!
- Laat je niet meeslepen door het gevoel 'hier is toch geen oplossing voor'. Blijf gericht op de kwaliteiten van de mantelzorger om de situatie aan te kunnen.

Wat neem ik mee op huisbezoek?

- Kaart: 'Gesprekstechniek Etnografisch Interviewen' (bijlage A2.1)
- Kaart: 'Richtinggevende vragen bij Etnografisch Interviewen' (bijlage A2.2)

> **Verwijzing naar bijlage**
>
> - Kaart: 'Gesprekstechniek Etnografisch Interviewen' (bijlage A2.1)
> - Kaart: 'Richtinggevende vragen bij Etnografisch Interviewen' (bijlage A2.2)

2.2 Observatie van het handelen van de oudere met dementie en de mantelzorger

Zie de beschrijving in deel 2, A par. 1.4 'Observatie van het handelen van de oudere met dementie en de mantelzorger'.

2.3 Copingstrategieën mantelzorger

Doel
- Inzicht in de coping van de mantelzorger.
- Inzicht in de copingstrategieën van de mantelzorger.

Hoe ga je te werk?

Onderstaande reflectieve vragen en aandachtspunten kunnen een aanvullende leidraad bieden. Deze vragen kunnen worden gesteld tijdens het Etnografisch Interviewen of een aanknopingspunt zijn tijdens het klinisch redeneren. Bij de analyse van de copingstrategieën van de mantelzorger is het belangrijk na te gaan op welk vlak de eventuele knelpunten of juist kracht van de mantelzorger liggen.

Richtinggevende vragen met betrekking tot Hantering

- Hoe schat de mantelzorger de mogelijkheden van de oudere met dementie in?
- Hoe schat de mantelzorger de eigen mogelijkheden in?
- Is de mantelzorger in staat zich aan te passen aan de specifieke eisen die het ziektebeeld dementie en de bijbehorende verzorging stellen?
- Kan de mantelzorger vooruitkijken en bij het zoeken naar oplossingen voor- en nadelen tegen elkaar afwegen?
- Welke opvattingen/normen en waarden van de mantelzorger spelen een rol in deze situatie?
- Komen deze overeen met die van de oudere met dementie?
- Kan de mantelzorger afstand nemen van de zorgsituatie? Geeft de mantelzorger grenzen aan en kan hij deze ook bewaken?

Kracht is: de mantelzorger is oplossingsgericht en komt graag meteen in actie.
Knelpunten kunnen zijn:
– te snel / te veel overnemen van de oudere met dementie;
– gekozen oplossing komt soms voort uit een gebrek aan alternatieven.
Mantelzorgers met een gebrekkige hantering kunnen zich vaak niet aanpassen aan de zorgsituatie en/of hebben moeite de situatie in de hand te houden; de mantelzorger heeft moeite met het nemen van beslissingen en/of het zoeken naar oplossingen.

Richtinggevende vragen met betrekking tot Acceptatie

- Welke gevoelens roept het gedrag van de dementerende op bij de mantelzorger?
- Begrijpt de mantelzorger het gedrag van de dementerende?
- Hoe komt het dat de mantelzorger zich steeds zo ... voelt?
- Welke eisen stelt de mantelzorger aan de oudere met dementie? (Let erop dat deze zowel te hoog als te laag kunnen zijn!)
- Hoe gaat de mantelzorg om met hulp uit de omgeving? Kan hijzelf hulp vragen?
- Legt de mantelzorger de problemen naast zich neer omdat 'er toch niets aan de situatie te veranderen is'?

Kracht is: de mantelzorger aanvaardt de ziekte van de oudere, en probeert met de mogelijkheden die hij voorhanden heeft, zoveel mogelijk het gewone leven vol te houden.
Knelpunten kunnen zijn:
– er kan een zekere 'nonchalance' ontstaan, er wordt te weinig gezocht naar oplossingen.

> Mantelzorgers die problemen met de acceptatie hebben, geven vaak een andere interpretatie aan het gedrag van de oudere met dementie, zoals 'onwil' of 'opzet'; hierdoor kan onenigheid of irritatie ontstaan.

Richtinggevende vragen met betrekking tot motivatie

- Hoe ervaart de mantelzorger het zorgen voor de oudere met dementie?
- Ervaart de mantelzorger wederkerigheid binnen de relatie met de oudere met dementie?
- Hoe reageert de omgeving op de mantelzorger? Vindt de mantelzorger dat ze genoeg waardering krijgt?
- Indien aan de orde: Heeft de mantelzorger genoeg oog voor de waardering die de oudere met dementie uitstraalt?
- Cijfert de mantelzorger zichzelf weg ten behoeve van de (zorg voor de) oudere met dementie?

Kracht is: de mantelzorger heeft vaak een sterke en liefdevolle band met de oudere met dementie, en ziet de zorg als vanzelfsprekend.
Knelpunten kunnen zijn:
– de mantelzorger is niet in staat afstand te nemen van de zorgsituatie en cijfert zichzelf weg.
Mantelzorgers met een lage motivatie zien de zorgtaak meestal als plicht en doen dit soms zelfs met tegenzin; hierdoor kan wrijving ontstaan tussen de oudere met dementie en de mantelzorger.

Bijzondere situaties

Er zijn mantelzorgers die voor henzelf ongezonde copingstrategieën hanteren, zoals (extreem) veel roken/drinken/eten. Probeer zelf inzicht te krijgen in de reden waarom juist deze strategie wordt gehanteerd. Probeer te zoeken naar een alternatief, dat hen hetzelfde gevoel kan bezorgen. Bijvoorbeeld: een mantelzorger die veel rookt en hierbij buiten gaat staan, blijkt dit niet zozeer om het roken te doen, maar meer zodat ze even geen vragen hoeft te beantwoorden die zij voor haar gevoel al honderd keer heeft beantwoord. Zij kan geholpen worden door het zoeken naar een oplossing voor het eigenlijke probleem: het veelvuldig vragen van de oudere (zie deel 2, C Uitvoering plan van aanpak, par. 1.1).

A Probleeminventarisatie en -analyse

Tips

- Sluit aan bij de copingstrategie van de mantelzorger. Het inzicht in de copingstrategie van de mantelzorger geeft je een aangrijpingspunt voor je interventies. Zoals er bij de oudere met dementie gekeken wordt naar en aangesloten wordt bij zijn eigen strategieën (om bijvoorbeeld het slechter wordende geheugen te compenseren), sluit je bij de mantelzorger aan op zijn copingstrategie. Dit maakt het implementeren van jouw advies of interventie in de dagelijkse routine voor de mantelzorger een stuk gemakkelijker en is ook cliëntgericht werken (zie deel 2, C, Uitvoering plan van aanpak, gericht op de Mantelzorger).
- Let op: vaak is er sprake van een combinatie van verschillende copingstrategieën.
- Mantelzorgers met de copingstrategie 'hanteren' wekken vaak de indruk dat ze alles prima onder controle hebben maar dat is niet altijd het geval. De gekozen oplossingen komen soms voort uit een gebrek aan alternatieven. Deze mantelzorgers lopen soms op een ander moment alsnog vast, wanneer hun oplossing niet (meer) werkt en zij niet op een alternatief komen. Ook kunnen deze mantelzorgers vaak moeilijk vooruitkijken, en kunnen er problemen ontstaan die voorkomen hadden kunnen worden. Probeer vooruit te kijken op de situatie, samen met de mantelzorger, zeker wanneer jij inschat dat bepaalde activiteiten een probleem kunnen worden.

Wat neem ik mee op huisbezoek?

Kaart: 'Richtinggevende vragen copingstrategieën mantelzorgers' (bijlage A2.3)

Verwijzing naar bijlage

Kaart: 'Richtinggevende vragen copingstrategieën mantelzorgers' (bijlage A2.3)

3 Het verhaal van de ergotherapeut

Inleiding

Met het verhaal van de oudere met dementie en het verhaal van de mantelzorger, krijgt ook het verhaal van de ergotherapeut steeds meer vorm. Net als het verhaal van de oudere met dementie en van de mantelzorger, bestaat het verhaal van de ergotherapeut uit eigen ervaringen en interpretaties op basis van deskundigheid.

Doel

- Samenvatten en interpreteren van de verzamelde informatie van het verhaal van de oudere met dementie en het verhaal van de mantelzorger met behulp van je 'eigen' verhaal.
- Formuleren ergotherapeutische probleemanalyse.
- Vaststellen benaderingswijze.

3.1 Samenvatting van het verhaal van de oudere met dementie en interpretatie van de verzamelde informatie

Doel

- Oorzaken en gevolgen van problemen in het handelen van de oudere met dementie analyseren.
- Consequenties en effect op het handelen herkennen, zoals de oudere met dementie die beleeft.

Hoe ga je te werk?

Het interpreteren van de gegevens is geen op zichzelf staande stap. Het is ook niet nu pas aan de orde. Eigenlijk heb je gedurende het hele proces bedacht wat een belangrijke volgende actie zou zijn. Het klinisch redeneren doe je continu. Op dit moment probeer je de informatie zo te interpreteren dat er een samenvatting of een 'conclusie' kan worden gevormd over het verhaal van de oudere met dementie. Je gebruikt je eigen evaringen en deskundigheid om door de ogen van de oudere met dementie zijn verhaal samen te vatten. De deskundigheid die je hiervoor gebruikt, komt voort uit kennis over dementie, kennis over ouderen als generatie, kennis over het handelen enzovoort. Ervaringen die belangrijk zijn, zijn persoonlijke ervaringen, in welke rol dan ook (niet alleen als ergotherapeut), ervaringen met de doelgroep met dementie of verwante doelgroepen. Tot slot: je eigen verhaal wordt ook gevormd door wie jij als persoon bent en wilt zijn.

Richtinggevende vragen bij verhaal oudere met dementie

- Wie is de oudere: welke waarden, drijfveren, remmingen en gevoelens worden er geuit?
- Welke belangrijke problemen worden ervaren?
- Wat zijn wensen voor de toekomst?
- Is de oudere met dementie tevreden met zijn huidige daginvulling?

A Probleeminventarisatie en -analyse

Hulpvragen bij het interpreteren

- Van welke kennis en ervaringen kun je gebruikmaken?
- Wat zijn feitelijke gegevens en welke zijn interpretaties?
- Welke verbanden zie je in de informatie die je hebt?
- Hoe kijk je tegen het verhaal van de oudere met dementie aan?
- Wat is volgens jou de kern van het verhaal en waarom? Is er een soort 'thema' of 'rode lijn' te ontdekken?

Tips

- Gebruik een collega of iemand anders om het verhaal van de oudere met dementie aan te vertellen. Het kan je helpen om de informatie op een rijtje te zetten en toe te lichten. Als zij jou vragen stellen, herinnert je dat mogelijk aan belangrijke informatie die het verhaal van de oudere met dementie compleet maakt.
- Doe nog geen uitspraken over de haalbaarheid van de wensen van de oudere met dementie.

Verwijzing naar bijlagen

- Instrument: 'Samenvatting van de drie verhalen en probleemanalyse' (bijlage A3.1)

3.2 Samenvatting van het verhaal van de mantelzorger en interpretatie van de verzamelde informatie

Doel

- Oorzaken en gevolg van problemen in het handelen van de mantelzorger analyseren.
- Consequenties en effect op het handelen van de mantelzorger herkennen, zoals de mantelzorger die beleeft.

Hoe ga je te werk?

Ook hier geldt dat het interpreteren van de gegevens geen op zichzelf staande stap is. Het is ook niet nu pas aan de orde. Eigenlijk heb je gedurende het hele proces bedacht wat een belangrijke volgende actie zou zijn. Het klinisch redeneren doe je continu. Op dit moment probeer je de informatie zo te interpreteren dat er een samenvatting of een 'conclusie' kan worden gevormd over het verhaal van de mantelzorger. Je gebruikt je eigen evaringen en deskundigheid om door de ogen van de mantelzorger diens verhaal samen te vatten. De deskundigheid die je hiervoor gebruikt, komt voort uit kennis over dementie, kennis over de positie en omstandigheden van mantelzorgers, kennis over het handelen en over copingvaardigheden en -strategieën. Ervaringen die belangrijk zijn, zijn persoonlijke ervaringen, in welke rol dan ook (niet alleen als ergotherapeut), ervaringen met de doelgroep met dementie, mantelzorgers of verwante doelgroepen. Tot slot: je eigen verhaal wordt ook gevormd door wie jij als persoon bent en wilt zijn.

Richtinggevende vragen bij verhaal mantelzorger

- Wie is de mantelzorger: welke waarden, drijfveren, remmingen en gevoelens worden er geuit?
- Welke belangrijke problemen ten aanzien van de zorgsituatie en/of omgang met de oudere met dementie worden ervaren?
- Zijn draagkracht en draaglast met elkaar in evenwicht? Welke grenzen worden aangegeven?
- Wat wil de mantelzorger voor de toekomst?
- Hoe gaat de mantelzorger met de situatie om?

Hulpvragen bij interpreteren

- Van welke kennis en ervaringen kun je gebruikmaken?
- Wat zijn feitelijke gegevens en welke zijn interpretaties?
- Welke verbanden zie je in de informatie die je hebt?
- Hoe kijk je tegen het verhaal van de mantelzorger aan?
- Wat is volgens jou de kern van het verhaal en waarom? Is er een soort 'thema' of 'rode lijn' te ontdekken?

Tips

- Gebruik een collega of iemand anders om het verhaal van de mantelzorger aan te vertellen. Het kan je helpen om de informatie op een rijtje te zetten en toe te lichten. Als zij jou vragen stellen, herinnert je dat mogelijk aan belangrijke informatie die het verhaal van de mantelzorger compleet maakt.
- Doe geen uitspraken in de trant van 'dat is goed' of 'dat zou ze niet moeten doen'. Zeg alleen iets over dat waar de mantelzorger zelf uitspraken over heeft gedaan, maar spreek geen eigen oordeel uit op dit moment. Dat doe je *wel* bij het bespreken van de ergotherapeutische probleemanalyse met de mantelzorger erbij.

Verwijzing naar bijlagen

- Instrument: 'Samenvatting van de drie verhalen en probleemanalyse' (bijlage A3.1)

A Probleeminventarisatie en -analyse

3.3 Samenvatting van het verhaal van de ergotherapeut en interpretatie van de verzamelde informatie

Richtinggevende vragen

- Bij welke activiteiten heeft de oudere met dementie hulp nodig? En in welke mate?
  - Efficiëntie van handelen.
  - Veiligheid van handelen.
  - Mate van inspanning.
  - Mate van hulp die nodig is.
- Voor welke activiteiten is de oudere met dementie gemotiveerd?
- Wat zijn de mogelijkheden van de mantelzorger ten aanzien van:
  - begeleiding oudere met dementie in het dagelijks handelen;
  - communicatie met de oudere met dementie;
  - copingvaardigheden mantelzorger.
- Is de woonomgeving afgestemd op de wensen en mogelijkheden van de oudere met dementie en de mantelzorger?

3.4 Formuleren van de ergotherapeutische probleemanalyse

Doel

- Beschrijving van de problemen in participatie, rollen en activiteiten van de ervaren problemen en de achterliggende oorzaken; dit is een ergotherapeutische analyse en interpretatie van de problemen in het handelen van de oudere met dementie én de mantelzorger.
- Probleemgebieden van de oudere met dementie en diens mantelzorger overzichtelijk weergeven ten behoeve van het stellen van de doelen en bepalen van de ergotherapie-interventie.
- De verwijzer informeren over de ergotherapeutische probleemanalyse en mogelijke doelen en plan van aanpak daarbij.

Hoe ga je te werk?

Bij het opstellen van de probleemanalyse zijn alle verhalen gelijkwaardig. Het belangrijkste is dat er vanuit de interpretatie van de drie verhalen een duidelijk beeld over het handelen van de oudere met dementie en de mantelzorger ontstaat. De probleemanalyse geeft weer wat de interpretatie van de ergotherapeut is ten aanzien van de problemen in het handelen van zowel de oudere als mantelzorger.

Richtinggevende vragen

- Wat is de kern van het probleem in het handelen van de oudere met dementie?
- Wat is de kern van het probleem in het handelen voor de mantelzorger?
- Welke wensen hebben beiden?
- Welke belangen zie je en welke tegenstellingen in belangen?
- In hoeverre kun je met de ergotherapeutische beroepskennis de problemen oppakken?
- Welke andere hulpverleners kunnen je behulpzaam zijn?

Tips

- Probeer concreet te worden. Ondanks de hoeveelheid informatie is het belangrijk om tot een concrete 'conclusie' te komen. Wees zorgvuldig maar niet te voorzichtig.
- Maak onderscheid in probleemanalyses die in het kader van de medische diagnostiek worden uitgevoerd en probleemanalyses als onderdeel van de ergotherapie-interventie. Ergotherapeutische probleemanalyses in het kader van de medische diagnostiek zijn vaak gericht op de verwijzer. Het grootste verschil is dat in dat geval de verwijzer de cliënt is. Daarin krijgt het verhaal van de ergotherapeut een grotere nadruk. Het is goed mogelijk dat je na de probleemanalyse een indicatie ziet voor ergotherapie-interventie. Dat is dan onderdeel van je advies. Vervolgens kun je de fase van probleeminventarisatie en -analyse volgens het EDOMAH-programma verder vorm geven.

Verwijzingen bijlage

Instrument: 'Samenvatting van de drie verhalen en probleemanalyse' (bijlage A3.1)

3.5 Vaststellen van de benaderingswijze

Doel

- Vaststellen van de benaderingswijze van de oudere met dementie.

Hoe ga je te werk?

Het vaststellen van de benaderingswijze is geen op zichzelf staande 'sessie', maar onderdeel van het klinisch redeneren dat je doet als ergotherapeut. Je doet dit als ergotherapeut, net zoals de analyse en de interpretatie van de gegevens uit de drie verhalen. Tijdens de gesprekken met de oudere met dementie en de observatie(s) van het handelen heb je ongetwijfeld al een beeld van de benadering gekregen. Of van hoe de oudere met dementie juist niet benaderd dient te worden. In het belang van je verdere contacten met de oudere met dementie stel je voor jezelf een aantal 'vuistregels' op, die bij deze persoon essentieel zijn in het contact. Een succesvolle interventie staat of valt met de juiste benadering.

Bijzondere situaties

- Bij ongeveer negentig procent van de ouderen met dementie is er op enig moment sprake van probleemgedrag. Gedragsproblemen bij dementie worden Behavioral and Psychological Symptoms of Dementia (BPSD) oftewel Gedragsmatige en Psychologische Symptomen van Dementie (GPSD) genoemd. Voorbeelden van probleemgedrag zijn: agitatie, apathie, stemmingsstoornissen, angst, wanen/hallucinaties, ontremming en vluchtgedrag. Zie voor meer informatie over BPSD deel 1, hoofdstuk 3 'Dementie'. Wanneer er sprake is van BPSD is het uitermate belangrijk aandacht te besteden aan de benadering van de oudere met dementie. Inventariseer op de eerste plaats of het gedrag al langer bestaat en bekend is bij behandelend arts, en of de oudere met dementie hiervoor medicatie inneemt. Eventueel kan/moet de dosering worden aangepast, of kan er medicatie worden voorgeschreven. In sommige gevallen is een andere discipline zoals een sociaalpsychiatrisch verpleegkundige of een (neuro)psycholoog betrokken. Neem contact op en stem je benadering op elkaar af.

Richtinggevende items bij de benadering van de oudere met dementie

Richtinggevende vragen
- Ga elke keer na of de oudere met dementie je herkent en weet wat je komt doen.
- Spreek de taal van de oudere met dementie.
- Geef de oudere met dementie tijd om te reageren, laat hem het tempo bepalen.
- Zorg dat de oudere met dementie je ziet wanneer je iets wilt doen of hem aanspreekt.
- Maak gebruik van humor.

Keuze en controle
- Geef de oudere met dementie daar waar mogelijk is de ruimte eigen keuzes te maken, dit geeft hem een gevoel van controle over de situatie. Een gevoel van controle kan op drie niveaus plaatsvinden.
  - Gedragsniveau: wat wil de oudere met dementie graag zelf doen?
  - Cognitief niveau: wat wil de oudere met dementie graag weten?
  - Beslissingsniveau: wat wil de oudere met dementie graag zelf beslissen?

Respect
- Straal rust uit, neem de tijd.
- Houd geen relevante informatie achter, wees eerlijk.
- Luister naar het gevoel dat achter het verhaal verborgen ligt en probeer hierop te anticiperen.
- Ga geen strijd aan.
- Gebruik de naam die de oudere met dementie zelf prettig vindt.
- Heb aandacht voor de privacy van de oudere met dementie.

Individu
- Houd er rekening mee dat jouw stemming en eigen onzekerheden van grote invloed kunnen zijn op de oudere met dementie.
- Deel interesses.
- Houd rekening met de waarden, normen, gewoonten en interesses van de oudere met dementie.

Activiteiten
- Stem activiteiten af op datgene wat de oudere met dementie kan en wil.
- Bekrachtig adequaat gedrag.
- Complimenteer, stimuleer en nodig de oudere met dementie uit.
- Zorg voor een overzichtelijke omgeving.

Tips

- Dat situaties op elkaar lijken is vaak schijn! Elke persoon en elke situatie is uniek, een benadering die bij de een aanslaat kan bij de ander irritatie of weerstand opwekken, ook al lijken de personen qua ziektestadium, persoonskenmerken en leefomstandigheden op elkaar. Denk dus niet te snel dat je het wel weet, maar neem rustig de tijd om je in elke persoon en situatie in te leven en een passende benadering te vinden.
- Pas nooit de benadering toe alsof het een 'trucje' is: ouderen met dementie zijn hiervoor erg gevoelig. Wanneer de manier waarop je de oudere met dementie aanspreekt niet overeenkomt met het gevoel dat je uitstraalt, kan dit bijvoorbeeld achterdocht of stemmingswisseling veroorzaken. Echtheid is een voorwaarde! Ga geen mooi weer spelen wanneer je je niet zo voelt!
- Empathie en inlevingsvermogen willen niet zeggen dat je altijd moet meegaan in de gevoelens en het gedrag van de oudere met dementie. Sommige personen zijn juist erg gebaat bij een directe en soms zelf confronterende (spiegelende) benadering. Het voelt, zeker een eerste keer, niet altijd prettig om te doen. Wees echter niet bang deze benadering toe te passen wanneer je meent dat het nodig is.

Verwijzing naar bijlage

- Instrument: 'Benaderingswijze oudere met dementie' (bijlage A3.2)

B Doelbepaling

Inleiding

Als de probleeminventarisatie en -analyse is afgerond is het belangrijk om tot duidelijke doelen en afspraken te komen. Met de informatie uit de fase van probleeminventarisatie en -analyse maak je een overzicht van alle mogelijke aandachtspunten die je tijdens deze fase van de oudere met dementie en mantelzorger hebt gehoord en die jezelf hebt gezien en opgemerkt. Hierbij is je ergotherapeutische expertise erg belangrijk. Op grond van die expertise bepaal je onder andere wat er binnen de ergotherapie-interventie valt en welke verwachtingen er aan het handelen gesteld kunnen worden.

Voor de oudere met dementie en zijn mantelzorger is het belangrijk te weten wat ze kunnen verwachten.

Door de doelen voor de ergotherapie-interventie *samen* te formuleren, en verwachtingen uit te spreken, neem je de oudere met dementie en de mantelzorger serieus, en formuleer je een gezamenlijk vertrekpunt.

Dit is motiverend voor de oudere met dementie en voor de mantelzorger.

Doel

- Een samenvatting geven van de kern van het verhaal van de oudere met dementie, de mantelzorger en de ergotherapeut.
- Afstemmen van verwachtingen van de oudere met dementie, de mantelzorger en de ergotherapeut.
- Gezamenlijk met de oudere met dementie en de mantelzorger doelen opstellen.

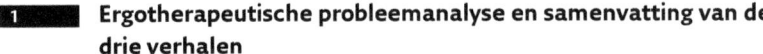 **Ergotherapeutische probleemanalyse en samenvatting van de drie verhalen**

Inleiding

Een ergotherapeutische probleemanalyse is vooral bedoeld voor de verwijzer en je eigen dossiervoering. De samenvatting maak je ten behoeve van de

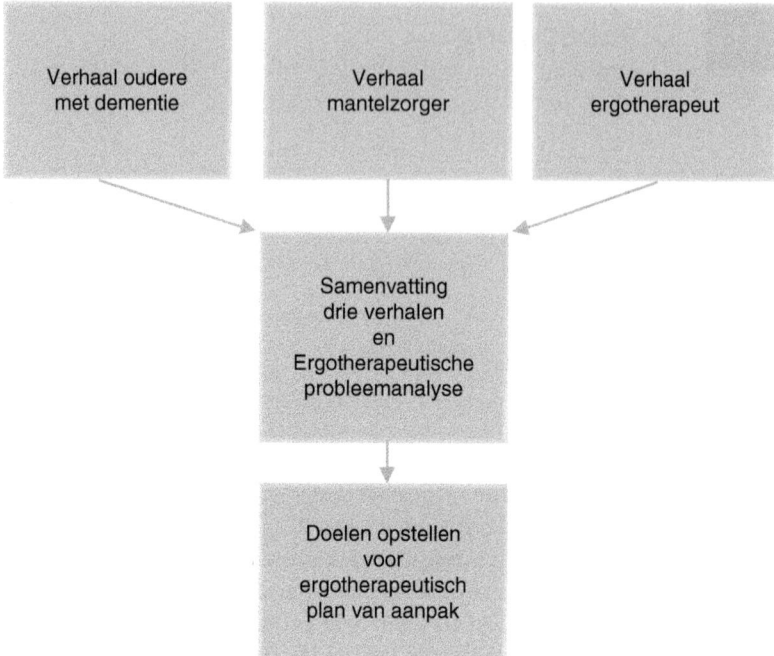

Figuur B.1
Stroomdiagram: overzicht van de fase van doelbepaling

oudere met dementie en de mantelzorger. Inhoudelijk zijn ze op dezelfde informatie gebaseerd, ze zijn alleen anders opgesteld. Het formuleren van de ergotherapeutische probleemanalyse heb je waarschijnlijk aan het eind van de fase van probleeminventarisatie en -analyse gedaan. Het is de afronding van de probleeminventarisatie en tevens de start van de doelbepaling.

1.1 Formuleren van de ergotherapeutische probleemanalyse

Doel

- Beschrijving van de problemen in participatie, rollen en activiteiten van de ervaren beperkingen en de achterliggende oorzaken; dit is een ergotherapeutische analyse en interpretatie van de problemen in het handelen.
- Probleemgebieden van de oudere met dementie en zijn mantelzorger overzichtelijk weergeven ten behoeve van het stellen van de doelen en bepalen van de ergotherapie-interventie.
- De verwijzer informeren over de ergotherapeutische probleemanalyse.

Hoe ga je te werk?

Een ergotherapeutische probleemanalyse wordt formeler opgesteld dan de samenvatting van de verhalen en is vooral bedoeld voor de verwijzer en je eigen dossiervoering. Bij de probleemanalyse staat de persoon op wiens naam de verwijzing is geschreven als eerste genoemd.

De ergotherapeutische probleemanalyse formuleer je bij voorkeur met:
1 de rolbeleving en bijbehorende activiteiten;
2 de problemen in het uitvoeren van die activiteiten;
3 de oorzaken die de genoemde beperkingen in het handelen verklaren.

> **Een probleemanalyse van de oudere met dementie kan er als volgt uitzien**
>
> 1 'Mevrouw A. haalt veel voldoening uit haar rol als oma en gastvrouw. De bijbehorende activiteiten zijn oppassen op de kleinkinderen en spelletjes doen, koffie en thee zetten en serveren en een verzorgde uiterlijke presentatie in kleding en kapsel.
> 2 Mevrouw A. kan niet zelf spelletjes verzinnen en starten, koffie zetten en serveren. Ook kan zij haar make-up niet zelf gebruiken.
> 3 Uit observaties en gesprekken blijkt dat initiatiefverlies, ideatoire apraxie en sombere gevoelens haar handelen beperken.'

De problemen van de mantelzorger zijn onderdeel van de ergotherapie-interventie en horen vanzelfsprekend thuis in de probleemanalyse.
1 De problemen van de mantelzorger zijn geformuleerd in termen van de rol als mantelzorger en de bijbehorende activiteiten.
2 Echter, ook andere rollen en activiteiten, die door de zorg worden belemmerd, kunnen in de ergotherapeutische probleemanalyse thuishoren.

> **Een probleemanalyse van de mantelzorger kan er als volgt uitzien**
>
> 1 'De echtgenoot en mantelzorger ondersteunt mevrouw A. tijdens het oppassen op de kleinkinderen door zorg te dragen voor eten en drinken, en initiatiefname bij spelletjes en bezigheden. Hij vindt dit belangrijk maar ook erg vermoeiend.
> 2 Mede hierdoor heeft hij onder andere zijn lidmaatschap bij de biljartvereniging opgezegd.
>   – De zorg en het resultaat van de uiterlijke verzorging leiden tot irritaties tussen hem, hun dochters en mevrouw A.'

Eventueel kun je de probleemanalyse aanvullen met je inschatting of ergotherapie wel/niet geïndiceerd is om de problemen in het handelen aan te pakken. Zie voor voorbeelden het kader.

> **Ergotherapie wel/niet geïndiceerd?**
>
> 'Bovenstaande beperkingen hebben tot gevolg dat zij activiteiten niet naar tevredenheid kan uitvoeren. Ergotherapie-interventie is geïndiceerd om rolbeleving en bijbehorende activiteiten te optimaliseren.'
> Voor echtgenoot/mantelzorger bijvoorbeeld:
> 'Manieren en alternatieven voor ondersteuning zelfzorg kunnen in de ergotherapeutische interventie worden opgepakt.'

Het is ook mogelijk dat je naast ergotherapie, een indicatie ziet voor andere hulpverleners. Bedenk dat je hier ook andere hulpverleners kunt vermelden.

Bijzondere situaties

Sommige verwijzers stellen het op prijs dat je na de fase van probleeminventarisatie en -analyse de bevindingen aan hen terugkoppelt, evenals de manier waarop je in het ergotherapeutische plan van aanpak ermee aan de slag gaat.

Tips

- Terugkoppeling van de probleemanalyse en je voorstel voor het ergotherapeutische plan van aanpak kan nuttig zijn ter profilering van de ergotherapie-interventie. In de probleemanalyse geef je namelijk aan met welke ervaren problemen en beperkingen de verwijzer bij de ergotherapie terecht kan. Mocht er in de toekomst een oudere met dementie met vergelijkbare problemen in rollen, activiteiten en/of symptomen bij de verwijzer komen, dan weet hij wat een ergotherapie-interventie te bieden heeft.

> **Verwijzing naar bijlage**
>
> - Instrument: 'Samenvatting van de drie verhalen en probleemanalyse' (bijlage A3.1)

1.2 Bespreken samenvatting van de drie verhalen met oudere met dementie en mantelzorger

Doel

- Probleemgebieden van de oudere met dementie en de mantelzorger overzichtelijk weergeven ten behoeve van het opstellen van de doelen.
- Verwachtingen over het handelen van oudere met dementie en mantelzorger, vanuit ieders perspectief, bespreken.

B Doelbepaling

- Formuleren van een gezamenlijk vertrekpunt voor het ergotherapeutische plan van aanpak.

Hoe ga je te werk?

Beslis vooraf of er contra-indicaties zijn om de drie verhalen gezamenlijk te bespreken. De ernst van de cognitieve stoornissen en daarbij behorende gedragsmatige symptomen zijn een belangrijke afweging voor dat besluit.

Wanneer je merkt of verwacht dat de oudere met dementie door bijvoorbeeld achterdocht afwerend reageert op de visie van de mantelzorger of van jou als ergotherapeut, bespreek de verhalen dan niet met de oudere met dementie erbij. Het is niet de bedoeling dat de ergotherapie-interventie belemmerd wordt door andere interpretaties of valse verwachtingen op grond van achterdocht.

Anderzijds, cognitieve beperkingen hoeven geen belemmering te zijn om de verhalen met zijn drieën te delen. Het kan zijn dat de oudere met dementie minder actief deelneemt aan de bespreking, maar je kunt hem actief betrekken door bij belangrijke aspecten zijn aandacht nadrukkelijk te vragen door aanraking en/of herhaling.

Bedenk vooral: in deze fase heb je als ergotherapeut een belangrijke structurerende rol. Zie jezelf als een soort voorzitter, dat wil zeggen: gun ieder zijn inbreng maar houd controle.

Richtinggevende vragen en uitspraken voor een gesprek over de drie verhalen

Inleiding ergotherapeut
'Ik heb meerdere malen met jullie gesproken, we hebben activiteiten uitgevoerd en ik heb geobserveerd. Vandaag wil ik met jullie bespreken wat mij het meest is opgevallen in jullie verhalen. Bovendien wil ik met jullie ook mijn "verhaal" delen, wat mij is opgevallen terwijl ik met jullie sprak en bezig was. Onze meningen en ideeën zetten we om in doelen en afspraken, opdat we weten waar we de komende tijd aan gaan werken en waarom.'

Naar oudere met dementie
'Mag ik bij u beginnen? In de gesprekken over vroeger vertelde u trots te zijn op ... tegelijk vertelde u ook last te hebben van ... altijd hebt geprobeerd ... Nu zou u het liefst ... Voor de nabije toekomst hoopt u dat ...

Naar mantelzorger
'Voor u geldt hetzelfde/juist iets heel anders ... u merkt vooral dat ... U vindt dat ... Uw manieren om ... hielpen wel/niet goed ... echter, op andere momenten ... u verwacht dat ... en dat vindt u nu het belangrijkste.'

Naar beiden
Mij is tijdens de observaties opgevallen dat ... goed ging en ... moeilijkheden opleverde. Eerdere oplossingen waren wel/niet succesvol vanwege ... In uw

> onderlinge communicatie lijkt u gewend te zijn om ... het effect wat zichtbaar was, was ...

Bijzondere situaties

Het kan zijn dat je tijdens de fase van probleeminventarisatie en -analyse hebt gemerkt dat er sprake is van miscommunicatie en/of relatieproblematiek. Dit kan een reden zijn om de drie verhalen *wel* met elkaar te delen. Gebruik deze gelegenheid om aan te geven dat je gemerkt hebt dat er verschillen zijn in bijvoorbeeld de beleving van de problematiek en de ernst ervan. Streef dan ook niet naar consensus of wederzijds begrip en laat dat weten. Vertel de oudere met dementie en mantelzorger rustig dat zij verschillend denken en dat de doelen er vanzelfsprekend anders uitzien. Benadruk dat het er niet om gaat 'wie gelijk heeft', maar dat je recht wilt doen aan hun beider beleving. In je rol als gespreksleider is het belangrijk om uit te stralen dat het uitspreken van wederzijdse beleving de normaalste zaak van de wereld is en om controle te houden over het gesprek. Benadruk dat je al langer bestaande problemen in de relatie niet kunt oplossen, want dat dat buiten je deskundigheid valt. Wanneer de miscommunicatie is ontstaan door onbegrip en/of onkunde, geef je aan dat het belangrijk is om dat onbegrip en/of die onkunde in de ergotherapie-interventie aan de orde te laten komen. Het kan een positief effect hebben op de onderlinge communicatie, al zullen al langer bestaande relatieproblemen er niet mee worden opgelost.

Tips

- Maak kaartjes met de belangrijkste activiteitgebieden uit de verhalen van de oudere met dementie en de mantelzorger. Je gebruikt deze kaartjes tijdens het daadwerkelijk opstellen van de doelen (zie volgende paragraaf).

2 Doelen opstellen voor het ergotherapeutische plan van aanpak

Inleiding

Aansluitend op de samenvatting volgt het opstellen van de doelen.

Hoe ga je te werk

Bedenk met welke opbouw je het gesprek wilt gaan voeren:
- eerst de oudere met dementie doelen laten kiezen, daarna de mantelzorger;
- eerst de mantelzorger doelen laten kiezen, daarna de oudere met dementie;

B Doelbepaling

- de oudere met dementie en de mantelzorger gezamenlijk de doelen laten kiezen.

Het is goed om flexibel te zijn in de opbouw. Schroom niet om dit ook tijdens het opstellen van doelen aan te passen als dat nodig blijkt. Bijvoorbeeld als je merkt dat de mantelzorger steeds haar visie op de activiteiten van de oudere met dementie wil geven. Richt je dan eerst op de mantelzorger in plaats van de oudere met dementie.

2.1 Tijdens het opstellen van de doelen

Hoe ga je te werk?

Vertel de oudere met dementie en de mantelzorger nogmaals wat het doel en de opbouw van het gesprek zijn.

> **Voorbeeld**
>
> 'Uit uw verhalen heb ik de mijns inziens belangrijkste aandachtspunten voor de ergotherapie-interventie gehaald. Deze heb ik genoteerd op een aantal kaartjes.'
> 'Ik leg ze neer en u mag aangeven welke voor u het belangrijkst zijn.'
> 'Daarna mag uw ... aangeven welke voor hem/haar het belangrijkst zijn.'

Leg vervolgens de kaartjes met de activiteitengebieden op tafel. Wacht af of uit de reactie van oudere met dementie en mantelzorger blijkt dat ze deze gebieden herkennen.

Geef een korte toelichting waarom je op deze activiteiten bent gekomen. Gebruik als toelichting de informatie die de oudere met dementie en de mantelzorger zelf tijdens de fase van probleeminventarisatie en -analyse gegeven hebben. Gebruik hun eigen woorden en herhaal zo nodig delen uit de samenvatting van de drie verhalen.

Laat de oudere met dementie en de mantelzorger na elkaar prioriteiten stellen.

Voorbeeldvraag: 'Welke doelen zijn voor u het belangrijkst?'

Geef globaal aan hoe er aan de doelen kan worden gewerkt. De concretere invulling geef je tijdens de uitvoering van het ergotherapeutische plan van aanpak. Soms kom je er gaandeweg de uitvoering van het ergotherapeutische plan van aanpak achter hoe manieren om die doelen te bereiken er precies uit gaan zien. Bespreek nadrukkelijk wederzijdse verwachtingen in aanpak en haalbaarheid voor de doelen.

Maak een afspraak over waar je de volgende therapiesessie mee gaat starten.

Je bent als ergotherapeut structurerend in het gesprek. Waak er echter voor dat je ongewild sturend bent in de keuze van de doelen. De keuze en het belang van de doelen worden altijd door de oudere met dementie en mantelzorger bepaald. Je kunt hen wel ondersteunen in het maken van keuzes, bijvoorbeeld door de motivatie te herhalen, genoemde belangen te benadrukken en niet te veel keuzes tegelijk aan te bieden om verwarring te voorkomen.

Bijzondere situaties

- Soms wil de mantelzorger erg graag dat de oudere met dementie iets aanleert en hoopt hij dat de ergotherapeut de oudere met dementie hiertoe kan bewegen. Bijvoorbeeld: een echtpaar waarbij mevrouw als gevolg van haar dementie niet meer in staat is zelfstandig te koken. Zij maken sinds kort gebruik van een maaltijdservice. De maaltijden worden eens per week diepgevroren geleverd en door meneer in de magnetron opgewarmd. Het echtpaar heeft hiervóór nooit een magnetron gehad. Meneer wil nu graag dat ook mevrouw leert hoe ze de magnetron moet gebruiken, voor het geval dat hij er een keer niet is. Mevrouw zelf is hiervoor niet gemotiveerd. Breng in een dergelijke situatie het doel wel ter sprake, zodat de mantelzorger zich gehoord voelt, maar geef aan dat het niet reëel is hieraan te werken. Het doel kan wel zijn: zoeken naar een alternatief voor de maaltijdbereiding, als meneer niet aanwezig is.
- Voor sommige ouderen met dementie is de werkwijze aan de hand van doelen nieuw en/of ze zijn niet gewend om zolang stil te zitten. Voorbeeld: tijdens de doelbepaling en het opstellen van het plan van aanpak kan mevrouw L. niet stil blijven zitten. Ze staat steeds op om allerlei dingen te doen die volgens haar nu 'echt moeten gebeuren'. Je vraagt je af wat de meerwaarde is voor mevrouw L. zelf om haar steeds opnieuw terug te roepen en erbij te vragen. Je bedenkt het volgende: 'Mevrouw L., u bent steeds op zoek naar uw ... en ik merk dat u als u bij ons zit, uw gedachten er niet bij kunt houden. Is het goed dat ik met uw dochter doorpraat en wij u dadelijk roepen als we vragen aan u hebben? Dan kunt u uw mening geven.'

Tips

- De mantelzorger is ook je cliënt, benoem dit tijdens het gesprek.
- Bereid het doelengesprek altijd voor! Zo voorkom je dat je belangrijke doelen over het hoofd ziet of dat het gesprek ongestructureerd verloopt.
- Neem 'blanco' kaartjes mee: op die manier kun je de oudere met dementie en de mantelzorger uitnodigen om aanvullingen te geven.
- Schat zelf in of de situatie geschikt is om met doelenkaartjes te werken. Deze visuele ondersteuning past niet bij ieder persoon.
- Alternatieven kunnen zijn:
  – een A4'tje met daarop de doelen geschreven/getypt;
  – geen gebruikmaken van visuele ondersteuning;
  – foto's met afbeeldingen van activiteiten.

B Doelbepaling

- Focus je op de mogelijkheden van de oudere met dementie en zijn mantelzorger en stel realistische, haalbare doelen. Succeservaringen zijn het waardevolst!
- Stel de oudere met dementie, als hij niet bij het gesprek aanwezig is geweest, op de hoogte van de geformuleerde doelen. Herhaal je doelen frequent, zo nodig elke sessie opnieuw.
- Benoem je gevoel. Als jij je zorgen maakt over een situatie (bijvoorbeeld valproblematiek, inactiviteit of conflictsituaties die zich voordoen), leg dan uit waarom dat zo is. Dit stimuleert de oudere met dementie en/of de mantelzorger tot nadenken. Zo kan jouw mening ondersteunend zijn bij het kiezen van doelen. Belangrijke informatie moet je altijd delen. Soms hoor je de volgende therapiesessie dat mensen zelf al aan de slag zijn gegaan met bepaalde doelen.

Wat neem ik mee op huisbezoek?

- Ondersteunend materiaal: 'Gespreksinformatie ergotherapeut' (bijlage B.1)

Verwijzing naar bijlage

- Ondersteunend materiaal: 'Gespreksinformatie ergotherapeut' (bijlage B.1)

C Uitvoering plan van aanpak

Inleiding

In de fase van doelbepaling en plan van aanpak is samen met de oudere met dementie en/of mantelzorger bepaald aan welke doelen gaat worden gewerkt. Mogelijk dat gedeelten van de interventie alleen op de oudere met dementie of alleen op de mantelzorger zijn gericht, maar de kracht van de interventie zit in het op elkaar afstemmen van de behoeften van de oudere met dementie en van de mantelzorger. Wanneer een doel betrekking heeft op het handelen van de oudere met dementie, is de mantelzorger vaak onmisbaar om de gekozen compensatiestrategie in het dagelijks handelen te implementeren.

> **Elke situatie is uniek!**
>
> De in dit hoofdstuk beschreven werkwijze, adviezen en tips zijn geschikt voor vele situaties, maar niet voor elke situatie. Door de uitgebreide fase van probleeminventarisatie en -analyse die je doorloopt, krijg je als ergotherapeut een goed beeld van de situatie, en kun je goed inschatten welke interventies wel/niet geschikt zijn voor de situatie waarin je te hulp bent gevraagd. Belangrijk is gebruik te maken van de mogelijkheden die iemand nog heeft. Leg daar de nadruk op! Ga flexibel om met de opgestelde doelen. Er kan zich een situatie voordoen die voorrang vraagt (bijvoorbeeld een valincident). Vanzelfsprekend ga je dan hier eerst mee aan de slag.

In dit hoofdstuk zijn de meest voorkomende problemen uitgewerkt die de oudere met dementie belemmeren in het handelen, te weten:
- geheugenproblemen
- problemen met planning, uitvoering en overzicht
- problemen met het nemen van initiatief.

Elke paragraaf begint met een korte herhaling van de theoretische achtergrond van het probleem. Daarna volgen voorbeelden van doelen zoals die in de praktijk door de oudere met dementie en de mantelzorger kunnen zijn geformuleerd. Deze voorbeelden zijn slechts ter illustratie. Vervolgens wordt de werkwijze van de ergotherapeut tijdens plan van aanpak stap voor stap doorgelopen. De paragraaf wordt afgesloten met praktische tips.

De ergotherapeut kan kiezen voor strategietraining of voor externe compensatie. De keuze hangt af van de cognitieve mogelijkheden van de oudere met dementie, maar ook van de moeilijkheid van de activiteit. Om het handelen van de oudere met dementie te stimuleren, wordt zoveel mogelijk gewerkt met de strategieën die de oudere met dementie al in zijn handelen toepast. Deze strategieën worden geobserveerd tijdens de activiteiten die belangrijk zijn voor de oudere met dementie en die zijn vastgesteld in de fase van doelbepaling en plan van aanpak.

Oudere met dementie en mantelzorger De activiteiten/rollen van de oudere met dementie staan centraal	Mantelzorger De activiteiten/rollen van de mantelzorger staan centraal

Problemen:
• geheugenproblemen bij activiteiten
• planning, uitvoering en overzicht tijdens activiteiten
• initiatiefverlies bij activiteiten
Werkwijze ergotherapeut:
• motiveren
• observeren strategieën ouderen
• bespreken observatie
• keuze strategietraining of externe compensatie
• uitvoering strategietraining of externe compensatie
• evalueren
	Problemen:
	• disbalans in rollen en activiteiten
	• eigen ervaren problemen in zorgsituatie
	Werkwijze ergotherapeut:
	• advisering met behulp van Consultmethode:
	  - maken afspraken samenwerking
	  - maken van een probleemanalyse
	  - formuleren van doelstelling: HKU-formule
	  - bedenken en kiezen van mogelijke acties
	  - evalueren

Figuur C.1
Stroomdiagram: fase van uitvoering plan van aanpak

C Uitvoering plan van aanpak

1 Oudere met dementie en mantelzorger

De activiteiten/rollen van de oudere met dementie staan centraal.

1.1 Geheugenproblemen

Herstel van geheugenfuncties is bij dementie niet mogelijk en geheugentraining dat hierop gericht is heeft geen effect. De ergotherapeut maakt gebruik van strategieën die de oudere met dementie al gewend is te gebruiken en leert de oudere met lichte dementie deze strategieën bewust toe te passen bij voor hem belangrijke activiteiten, waarbij zo nodig ook de activiteit en/of de omgeving worden afgestemd op de mogelijkheden van de oudere met dementie. De ergotherapeut maakt hierbij gebruik van het observatie-instrument 'Strategieënlijst'. Bij het gebruik van de strategieën onderscheidt de ergotherapeutische werkwijze zich van die van andere hulpverleners, omdat de ergotherapeut
- de strategieën afstemt op de individuele behoeften en mogelijkheden van de oudere met dementie én de mantelzorger;
- de strategieën direct in betekenisvolle activiteiten toepast; en
- dit samen met de oudere met dementie en de mantelzorger oefent.

Creatief denken is hierbij een belangrijke kwaliteit!

De *centrale vraag voor de ergotherapeut is*: op welke manier zijn de gevolgen van geheugenproblemen op het handelen van de oudere met dementie en de mantelzorger beïnvloedbaar, zodat het dagelijks handelen wordt verbeterd.

Voorbeelden van doelen

- De oudere met dementie wil afspraken zelf opschrijven en de agenda zelf beheren.
- De oudere met dementie wil de verjaardagen van de kleinkinderen kunnen 'bijhouden'.
- De oudere met dementie wil kunnen bijhouden wanneer en waarvoor de thuiszorg langskomt.
- De mantelzorger wil dat de oudere met dementie kan raadplegen/achterhalen waar de mantelzorger op dat moment is en wanneer die weer thuis is (of weer op bezoek komt).
- De oudere met dementie wil de huissleutels kunnen terugvinden.
- De oudere met dementie wil weten welke datum het die dag is.
- De oudere met dementie wil zelf de boodschappen blijven doen, zonder dat hij vergeet iets mee te nemen.

Hoe ga je te werk?

1 Motiveer de oudere met dementie en de mantelzorger door uit te leggen waarom het belangrijk is dat de oudere met dementie gestimuleerd wordt in het gebruik van vertrouwde strategieën.
Voordelen van strategieën kunnen zijn:
- Door gebruik van strategieën worden eigen mogelijkheden geprikkeld, wat het dagelijks functioneren ten goede komt. NB Zie ook 'Bijzondere situaties' voor nadere toelichting.
- Door gebruik eigen strategieën worden eigen regie en autonomie gestimuleerd, wat het gevoel van 'grip' bevordert.
- Het volhouden van een strategie die al gebruikt wordt, is beter dan een nieuwe strategie aan te leren.

Geef tevens aan welke rol de mantelzorger heeft in het optimaal gebruik van strategieën. Bijvoorbeeld: de mantelzorger is bereikbaar voor hulp of de mantelzorger grijpt niet (of juist wel) meteen in tijdens de strategie van trial-and-error.

2 Ga concreet met de oudere met dementie aan de slag: de oudere met dementie voert de activiteit uit, en de ergotherapeut observeert en analyseert
In de fase van probleeminventarisatie en -analyse heb je al geobserveerd welke problemen de oudere met dementie heeft op het gebied van geheugen en andere procesvaardigheden, mogelijk met de AMPS of met een ander instrument. Wellicht bestaat er een neuropsychologisch rapport waarvan je gebruik kunt maken. Het hebben van inzicht in de problematiek is belangrijk. Tijdens stap 2 focus je meer op de mogelijkheden waar de oudere met dementie en mantelzorger gebruik van maken.

Je observeert de strategieën die de oudere met dementie zelf gebruikt. Gebruik hiervoor het instrument 'Strategieënlijst' (bijlage C.4).

Strategieën waarvan ouderen met dementie die moeite hebben met het geheugen spontaan gebruik van maken, zijn onder andere:
- versterken aandacht: vooruitkijken, terugkijken en controleren;
- ondersteuning door gesproken en geschreven taal, zoals geschreven noties;
- perceptuele strategieën, met name visueel en auditief;
- gewoonten en routine;
- hulpmiddelen zoals agenda, kalender.

Als de mantelzorger normaal gesproken bij de activiteit aanwezig is, is hij ook tijdens deze observatie aanwezig. De samenwerking tussen de oudere met dementie en de mantelzorger is dan een belangrijk observatiepunt voor de ergotherapeut. Gebruik hiervoor het instrument 'Observatie vaardigheden oudere met dementie en mantelzorger' (bijlage A1.5) en/of het instrument 'Benaderingswijze oudere met dementie' (bijlage A3.2).

3 Geef uitleg en informatie over beperkingen en mogelijkheden in het handelen Bespreek wat je hebt gezien en leg de oudere met dementie en zijn mantelzorger uit hoe de geheugenproblemen het uitvoeren van activiteiten belemmeren. Mogelijk is deze informatie al besproken in de fase van probleeminventarisatie en -analyse. Bepaal zelf of herhaling gewenst is.

Heb aandacht voor de gevoelens en waarden van de oudere met dementie en de mantelzorger, en benoem deze ook.

Bijvoorbeeld

Ergotherapeut tegen oudere met dementie die steeds de huissleutels kwijtraakt, tot grote irritatie van mantelzorger	'U bent vaak uw sleutels kwijt, waardoor u uw huis niet binnen kunt komen. Gelukkig heeft uw zoon de sleutels en kan hij van zijn werk komen om ze u even te brengen. Uw zoon heeft soms het idee dat u daarom te gemakkelijk over uw huissleutels denkt en er niet alert genoeg meer op bent. Uit de observatie / het gesprek bleek echter dat uw zakken zo vol zitten dat u de sleutel niet herkent bij het zoeken.'

Je zorgt op deze manier dat de oudere met dementie en de mantelzorger zich erkend voelen, door aan te geven dat je begrijpt wat het effect is van de geheugenproblemen op het handelen en welke gevoelens dit oproept.

Benoem de strategieën waarvan de oudere met dementie gebruikmaakt en bespreek in hoeverre deze strategieën effectief zijn of niet. Heb hierbij aandacht voor de oudere met dementie en voor de mantelzorger. Een strategie die voor de oudere met dementie effectief is, kan voor de mantelzorger helemaal niet effectief zijn. De vraag is op welke manier de strategie geëffectueerd kan worden.

Bijvoorbeeld

Ergotherapeut tegen oudere met dementie	'U vindt het handig om van tevoren alles bij u te steken, juist omdat u bang bent dat u iets vergeet. Helaas kunt u daardoor uw sleutels niet onderscheiden van alle andere spullen in uw jaszakken. Het is belangrijk om te bedenken op welke manier u uw sleutels wel kunt onderscheiden en terug kunt vinden.'

4 Kies voor strategietraining of externe compensatie Zoek samen naar strategieën die nuttig zijn, en nodig zowel de oudere met dementie als de mantelzorger uit samen oplossingen te bedenken.

De rol van de ergotherapeut is leidend. Op basis van de gegevens en observaties uit de probleeminventarisatie en -analyse bepaalt hij of de interventie zich richt op strategietraining of op externe compensatie, en hij overlegt dit met de oudere met dementie en de mantelzorger.

Strategietraining

De strategie die de oudere met dementie gebruikt is leidend. Wanneer de strategie effectief is, benoemt de ergotherapeut dat ook als zodanig. Als dit niet het geval is, overlegt de ergotherapeut op welke manier de strategie wel effectief te maken is.

Ergotherapeut	'Het is slim van u om vooruit te denken, en datgene wat u nodig mocht hebben, alvast bij u te steken. Maar als u daardoor niet meer kunt onderscheiden wat u nodig hebt, vallen we tussen wal en schip. Hoe zou het voor u mogelijk zijn om de sleutel te onderscheiden tussen de andere spullen?'
Oudere	'Ik voel altijd ... maar dat is niet genoeg?'
Ergotherapeut	'Het gaat erom dat u in uw jaszak uw sleutel op het gevoel kunt herkennen. Dan bent u geholpen.'
Oudere	'Nou, dan hang ik er toch gewoon een dingetje aan of zo.'
Ergotherapeut	'Goed idee, misschien een soort sleutelhanger? Een die groot genoeg is of herkenbaar genoeg?'
Oudere	'Ik heb zo'n ding van mijn kleinzoon gekregen (lacht), dat is misschien wat.'

De ergotherapeut maakt gebruik van de strategie van de oudere met dementie, ook al is die op dat moment niet effectief. Die strategie kan door een toevoeging juist wel effectief worden: de gebruikte strategie blijft zoveel mogelijk ongewijzigd. Met andere woorden: de ergotherapeut vraagt de oudere met dementie niet om voortaan minder bij zich te steken. Het onderstaande scenario ligt dan op de loer.

Ergotherapeut	'Het is slim van u om vooruit te denken, en datgene wat u nodig mocht hebben, alvast bij u te steken. Maar als u daardoor niet meer kunt onderscheiden wat u nodig hebt, vallen we tussen wal en schip. Kunt u niet beter proberen om wat minder spullen bij u te steken?'
Oudere	'Hoezo?'

Ergotherapeut	'Nou, u neemt ook dingen mee die u waarschijnlijk nauwelijks nodig zult hebben, zoals uw fietssleutels. Daardoor raakt u misschien in de war. Als u die voortaan thuis laat, kunt u, met minder spullen in uw jaszak, mogelijk uw huissleutel wel op het gevoel herkennen.'
Oudere	'Ja maar, wat moet ik wel en niet meenemen?'
Ergotherapeut	'Dat wat u het minst gebruikt ... (kunt u) bijvoorbeeld ...'

De ergotherapeut in het bovenstaande voorbeeld moet zich ervan bewust zijn dat ze de strategie van de oudere met dementie in de kern verandert, zodat het voor de oudere niet meer herkenbaar en werkbaar is. De oudere met dementie neemt namelijk *alles* mee, waarvan hij inschat dat hij het nodig heeft. Bedenken wat hij wel/niet nodig heeft: dat is nou juist het probleem.

Een strategie wordt altijd op een *persoonlijke manier* ingevuld. Als ergotherapeut observeer je de manier waarop de oudere met dementie de strategie gebruikt, en zoek je naar de manier waarop de strategie *effectief* wordt. Juist door de vertrouwde strategie(ën) te gebruiken is het opnemen van de strategieën in de eigen handelwijze het meest waarschijnlijk. En daarmee blijft de regie in het handelen vooral bij de oudere met dementie.

Externe compensatie

Tijdens het verloop van de dementie zal de nadruk van de interventies steeds meer op de mantelzorger en de fysieke omgeving komen te liggen. Uitgangspunt blijft de oudere met dementie, die in staat wordt gesteld deelactiviteiten te blijven uitvoeren om zo *een gevoel van* autonomie te houden en plezier aan activiteiten te beleven. Het verschil tussen externe compensatie en strategietraining ligt vooral in de inzet van de mantelzorger. Bij strategietraining kan de mantelzorger een helpende hand bieden, maar de regie van het handelen ligt nog steeds vooral bij de oudere met dementie.

Bij externe compensatie krijgt de mantelzorger steeds meer regie en verantwoordelijkheid om de oudere met dementie te faciliteren in het handelen. Daarom besteedt de ergotherapeut veel aandacht aan de mogelijkheden en de motivatie van de mantelzorger.

Ergotherapeut tegen mantelzorger	'Nu blijkt dat hij zonder steun van buitenaf niet meer in staat is om te bedenken waar hij die sleutel heeft gelaten. Hij zoekt en voelt wel, maar kan de sleutel niet ontdekken. Anders dan voorheen wordt hij nu onrustig, waar hij voorheen eerder laconiek overkwam.'
Mantelzorger	'Ja, dat heb ik gemerkt! De buren hebben me al enkele keren gebeld, en me via de telefoon met hem laten praten om na te gaan waar de sleutel is. Maar dat helpt nauwelijks, want hij kan dan echt niet meer bedenken waar de sleutel is. Daar is hij te onrustig voor. Én te eigenwijs, want hij wijst inmenging meteen af.'

Ergotherapeut	'Toch heeft hij die ondersteuning nu nodig ... op welke manier zou uw vader het gevoel kunnen hebben dat hijzelf beslist en beschikt over de entree van het huis?'
Mantelzorger	'Vroeger legden we een sleutel bij de buren, maar dat wil hij niet. En die zijn ook niet altijd thuis.'
Ergotherapeut	'Het zou mooi zijn als er een plaats is die hij zich gemakkelijk kan herinneren en daar de sleutel te leggen. Kan er iets worden verzonnen wat hem helpt te herinneren?'
Mantelzorger	'Ik zorg ervoor dat er een sleutel klaar hangt in de schuur. Want als hij de sleutel niet kan vinden, gaat hij me toch bellen, dat veranderen we nu niet meer. Als ik hem kort kan vertellen waar een sleutel ligt, en hij kan zichzelf binnenlaten, dan is het voor mij het minste gedoe.'
Ergotherapeut	'En als het zo min mogelijk gedoe is, neemt die onrust bij hem mogelijk ook af.'

In het bovenstaande voorbeeld wordt duidelijk hoe bepalend de omgeving is voor de oudere met dementie om in zijn eigen huis te kunnen komen. Ook hierbij is de strategie die de oudere met dementie (bewust of onbewust) gekozen heeft, waarschijnlijk de meest effectieve. Maar de inzet van de omgeving is bepalend voor het succes. Het is belangrijk dat daarbij de mogelijkheden en grenzen van de mantelzorger en andere betrokkenen in acht worden genomen.

Er zijn nog andere mogelijke adviezen die in dit voorbeeld gegeven hadden kunnen worden. Met betrekking tot adviezen in de fysieke omgeving:
- vaste plaats afspreken waar de sleutel klaarligt;
- aanwijzingen waar de sleutel klaarligt;
- sleutelzoeker/Smart Finder;
- sleutel aan key-koord vastmaken, key-koord aan broekriem bevestigen, en sleutel in de broekzak stoppen;
- et cetera.

Met betrekking tot de sociale omgeving:
- buren inschakelen;
- et cetera.

5 *Breng de gekozen oplossing in praktijk*
Strategietraining
Geef duidelijke instructie aan de oudere met dementie en/of de mantelzorger voordat de activiteit begint. Vervolgens start de strategietraining, waarbij de oudere met dementie de activiteit uitvoert en de mantelzorger

hem wel/niet ondersteunt. Observeer of en hoe de oudere met dementie en/of de mantelzorger de (afgesproken) strategie toepassen. Vaak kan slechts een gedeelte van de nieuwe strategie in aanwezigheid van de ergotherapeut worden toegepast.

Voorbeeld

Ergotherapeut	'Nu hebt u dat ding van uw kleinzoon aan de huissleutel gedaan. U gaat nu proberen of u inderdaad de sleutel beter herkent ... Hopelijk geldt dat ook als u terugkomt van uw vaste wandeling. Ik hoor later graag of het dan ook goed werkte.'

Externe compensatie

Bij externe compensatie gaat het om het uitvoeren van adviezen die je hebt gegeven om de omgeving aan te passen en/of adviezen die je aan de mantelzorger hebt gegeven hoe de oudere met dementie te begeleiden tijdens de activiteit. Ook hierbij staat de activiteit van de oudere met dementie centraal. Overleg ook met andere betrokken disciplines hoe zij betrokken zijn bij de compensatie van de problemen in het handelen.

Met betrekking tot adviezen in de fysieke omgeving geldt het volgende.
- Maak duidelijke afspraken over wie wat gaat doen.
  Bijvoorbeeld: 'U zorgt voor twee sets extra sleutels.'
- Zet indien nodig de afspraken op papier.

Met betrekking tot adviezen aan de sociale omgeving kan het volgende voorbeeld worden gegeven.
- Bijvoorbeeld:
  – 'Het is waarschijnlijk verstandig om uw buren op de hoogte te stellen van deze afspraken.'
  – 'Zijn er nog andere mensen die op de hoogte zouden moeten zijn?'

6 Evalueer Na het uitvoeren van de 'nieuwe' strategie geef je feedback. Focus op het geven van positieve feedback!

Voorbeeld

Ergotherapeut tegen oudere	'U wilt zelf bepalen hoe en wanneer u uw huis ingaat, dat vindt u belangrijk. Doordat u met ons in gesprek ging over de manier waarop u het aanpakt en adviezen accepteerde, kunt u uw sleutels zelf beheren. 'Ik merk dat u bewuster probeert en meer tijd neemt om de huissleutel te herkennen. Dat vergroot de kans dat het u ook zelf lukt. Dat is mooi!'

Besteed aandacht aan de vaardigheden en beleving van de mantelzorger en het effect op de beleving van de oudere met dementie.

> **Voorbeeld**
>
> | Ergotherapeut tegen mantelzorger | 'Mooi hoe u met uw vader bent gaan meedenken. U zag in dat het voor hem moeilijk was om gewoonten te veranderen. U hebt daarop uw eigen aanpak veranderd, zodanig dat het voor u acceptabel is. En het past ook nog goed bij de beleving van uw vader.' |
> |---|---|

In elke sessie bespreek je met de oudere met dementie en de mantelzorger hun ervaringen met de nieuwe werkwijze, of welk effect de aanpassingen in de omgeving op het handelen van de oudere met dementie hebben gehad.

Vraag tijdens de evaluatie altijd naar de mate van tevredenheid tijdens het uitvoeren van deze activiteit. Onthoud dat het gevoel van autonomie en grip voor de oudere met dementie vaak belangrijker is dan de gehele activiteit weer zelfstandig kunnen uitvoeren!

Wanneer er professionele verzorgers bij betrokken zijn, is het belangrijk regelmatig met hen te evalueren en werkwijzen op elkaar af te stemmen. Professionele verzorgers van thuiszorgorganisaties zijn vaak nauw bij hun cliënten betrokken, hebben goed zicht op het gedrag van de oudere met dementie en kunnen waardevolle informatie geven over hoe de oudere met dementie gereageerd heeft op de adviezen van de ergotherapeut.

Tips

Start altijd vanuit een ontspannen situatie Spanningen, bijvoorbeeld agitatie of faalangst als gevolg van geheugenproblemen, kunnen de geheugenprestaties verslechteren. Als je merkt dat de oudere met dementie erg gespannen is, probeer de spanning dan te verminderen voordat je aan de slag gaat. Bijvoorbeeld een wandelingetje maken, ander gespreksonderwerp, de humor van de situatie laten inzien.

Uitleg over het geheugen kan hierbij helpen: zet deze het liefst op schrift, zodat de oudere met dementie het nog een keer kan nalezen en ook aan zijn sociale omgeving kan laten lezen. Wanneer anderen weten wat er speelt, kunnen ze er ook beter rekening mee houden.

Zorg voor een omgeving die niet afleidt Een prikkelarme omgeving kan ondersteunend zijn bij het kunnen concentreren en bij het kunnen herhalen van informatie.

Bijvoorbeeld: een opgeruimde keuken of tafel zorgt ervoor dat de oudere met dementie niet zo wordt afgeleid en zijn aandacht bijvoorbeeld goed op de krant kan richten. Een radio die uit staat of heel zachtjes speelt, leidt de aandacht niet af. De impact van een volle keukentafel terwijl de oudere met dementie koffie aan het zetten is, kan heel groot zijn en ervoor zorgen dat de oudere met dementie het overzicht verliest.

Zet alle adviezen die worden gegeven op schrift, in voor de oudere met dementie begrijpelijke taal Een voorbeeld van een mogelijk advies staat in bijlage C.1.

Tips

Maak gebruik van een kalender/agenda/whiteboard, en betrek de oudere met dementie bij het vormgeven van dit hulpmiddel Kalenders en/of agenda's zijn vaak wel in huis aanwezig, maar worden door de oudere met dementie niet of onvoldoende gebruikt. Vraag aan de oudere met dementie wat hij van de agenda/kalender vindt, of hij deze in de toekomst wil gebruiken, wat hij wil onthouden, of het onthouden belangrijk voor hem is et cetera. Vraag door naar zijn beleving bij het gebruikmaken van een visueel hulpmiddel. Alleen op deze manier krijg je inzicht in de vraag welk visueel hulpmiddel het best bij de oudere met dementie past, en hoe hij dit wil gebruiken.

> **Voorbeeld**
>
> Een oudere met dementie vindt het heel vervelend dat zij de verjaardagen van de kleinkinderen niet meer kan bijhouden. Ze haalt data, namen en leeftijden door elkaar. Voorheen stuurde ze hen graag een van haar zelfgemaakte kaarten toe. Nu durft ze dat niet goed meer, omdat ze bang is dat ze de plank misslaat. Met behulp van een zelfgemaakte kalender met de namen van de kleinkinderen met foto en leeftijd , kan ze een geschikte kaart uitzoeken en opsturen. In samenwerking met haar kinderen en kleinkinderen wordt de kalender up-to-date gehouden.

Uit dit voorbeeld blijkt wat de voorkeur van de oudere met dementie is met betrekking de geheugenstrategie en hoe eigen waarden, normen en beleving verweven zijn. Tegelijk is duidelijk hoe afhankelijk de oudere in dit voorbeeld is van deze kalender om de juiste kaart naar haar kleinkind op te sturen.

Betrek de mantelzorger bij het gebruikmaken van kalender/agenda/whiteboard Wanneer zelfstandig gebruik niet (meer) mogelijk is, is extra herinnering nodig. Bedenk dat de mantelzorger een extra aanwezige impuls kan zijn om informatie in de omgeving te vinden. Mogelijk is de mantelzorger ondersteunend in het gebruik van de agenda/dagkalender. Bijvoorbeeld door te vragen 'wat er vandaag op het programma staat' ter herinnering aan het raadplegen van de agenda/dagkalender. Of de mantelzorger zorgt ervoor dat de juiste dag in beeld is. Tot slot kan de mantelzorger ervoor zorgen dat de afspraken (op de juiste manier) genoteerd worden, bij voorkeur noteert de oudere met dementie afspraken zoveel mogelijk zelf.

Hang of plaats kalender/agenda/whiteboard op een voor de oudere met dementie logische plaats De keuze voor een vaste plaats is afhankelijk van de gewoonten en routines van de oudere met dementie, bijvoorbeeld de plek waar de oudere met dementie altijd als eerste gaat zoeken.

Bedenk dus waar de oudere met dementie gewend is om te zoeken of denkt informatie te vinden. Voor een oudere met dementie die bijvoorbeeld gewend is altijd de klok in de woonkamer te raadplegen, is de muur onder de klok een goede plek om de dagkalender op te hangen.

De mantelzorger heeft vaak een controlerende en 'toezichthoudende' rol bij een vaste plaats voor voorwerpen. De oudere met dementie zal geneigd zijn om op dezelfde plaats te gaan zoeken. Toch is toezicht of controle of de voorwerpen ook op de vaste plaats worden teruggelegd, belangrijk.

De mantelzorger kan de benodigdheden klaarleggen. Hierdoor hoeft de oudere met dementie zich de vindplaats niet te herinneren en niet te 'zoeken'.

Voorbeeld

Volgens de dagkalender zou de oudere met dementie naar de bibliotheek lopen om boeken in te leveren. De mantelzorger zoekt de in te leveren boeken bij elkaar en legt ze op de afgesproken plaats klaar. De oudere met dementie herinnert zich de afspraak en pakt de tas en zijn jas om naar de bibliotheek te gaan.

Met andere woorden: de eigen omgeving met de eigen structuur en afspraken kan een goede geheugenstrategie ondersteunen.

Maak het (boodschappen)lijstje tot een uniek hulpmiddel Net als de agenda kan een boodschappenlijstje helpen bij het herinneren, in dit geval van welke producten gekocht moeten worden. Vaak worden (boodschappen)lijstjes wel gebruikt, maar niet effectief. Vraag vooral door hoe dit komt. De uitdaging is om de eigen strategie te verwerken in het lijstje.

Wees kritisch bij het gebruik van kookwekker/horloge met alarm Het gebruik van een kookwekker en/of horloge met alarm kan het onthouden van dingen of het bijhouden van de tijd ondersteunen. Een voorwaarde is uiteraard dat de kookwekker en/of het horloge door de oudere met dementie te bedienen is. Wees hierbij kritisch. Het gebruik van een kookweker/horloge is een middel, en het gebruik ervan mag geen doel op zichzelf worden! Als het gebruik voor de oudere met dementie te ingewikkeld is, zal succes waarschijnlijk uitblijven.

Maak gebruik van vaste plaatsen voor het opbergen van voorwerpen en maak deze duidelijk zichtbaar Afspraken over een vaste plaats voor sleutels, portemonnee en andere voorwerpen kunnen erg nuttig zijn. Om de vindplaats van voorwerpen en benodigdheden te vergemakkelijken, kunnen herkenningspunten worden aangebracht. Voorbeelden van herkenningspunten kunnen uiteenlopen van een vrolijke mand op tafel tot digitale foto's. Ook hier geldt weer: de keuze voor de vaste plaats is afhankelijk van de gewoonten en routines van de oudere met dementie, bijvoorbeeld de plek waar de oudere altijd als eerste gaat zoeken.

Naast bovengenoemde herkenningspunten kan de vindplaats van voorwerpen vergemakkelijkt worden door voorwerpen die met elkaar gebruikt worden, bij elkaar te zetten Bijvoorbeeld: de spullen om de tafel te dekken voor een broodmaaltijd staan bij elkaar, zodat slechts eenmaal gezocht hoeft te worden en alles in één keer op tafel komt. De mantelzorger heeft een controlerende rol om na te gaan of de spullen op de juiste plek en bij elkaar gezet zijn. Juist voor ouderen met dementie met een sterke voorkeur voor vaste routines kan dit een prettige werkwijze zijn. Overleg met de professionele zorgverleners die betrokken zijn bij de thuissituatie. Een thuiszorgmedewerker kan bijvoorbeeld worden gevraagd om de oudere met dementie op de kalender te laten zetten wanneer zij weer komt, of te laten noteren wat zij met de oudere met dementie heeft gedaan terwijl ze er was.

Bijzondere situaties

Geheugen 'trainen' Sommige cliënten willen erg graag geheugenoefeningen doen, of doen zelf bijvoorbeeld al dagelijks een kruiswoordpuzzel, sudoku of woordzoeker in het kader van geheugengymnastiek. Leg uit dat het geheugen hierdoor niet zal herstellen of verbeteren (zonder alle hoop de grond in te boren), maar dat prikkeling van het geheugen door dergelijke activiteiten wel goed is. Oefening van de hersenen is gunstig om de gevolgen van het dementeringsproces te compenseren. Men zegt weleens *'use it or lose it'*, wat betekent dat je je hersenen moet gebruiken om de functie niet te verliezen.

Uit ervaring blijkt tevens dat het doen van dergelijke puzzels het alertheidsniveau van de oudere met dementie omhoog kan brengen, wat het uitvoeren van andere activiteiten ten goede komt.

Wantrouwen/achterdocht Sommige ouderen met dementie staan als gevolg van geheugenproblemen wantrouwig(er) tegenover hun omgeving. Dit geldt vooral voor ouderen die hun geheugenproblemen ontkennen en/of de oorzaken van de geheugenproblemen buiten zichzelf leggen ('ik heb het veel te druk gehad', of 'tegenwoordig wordt mij niets meer verteld'). Het is meestal niet zinvol om met deze ouderen in discussie te gaan of naar 'ziekte-inzicht' te streven. Beter is het aan de oudere met dementie te vragen: 'Wat hebt u nodig om bij de nodige informatie te kunnen?' Of: 'Hoe zou u de informatie het liefst willen horen/ontvangen?' Waarschijnlijk blijkt uit het antwoord van de oudere met dementie dat hij wenst dat alles duidelijk is en dat hij dingen kan onthouden en terugvinden. Dat komt waarschijnlijk overeen met jouw ideeën, met dit verschil: volgens de oudere is de omgeving er verantwoordelijk voor dat hij informatie mist. Hijzelf kan daar niets aan doen. Samen met de mantelzorger kan dan naar oplossingen worden gezocht hoe de fysieke en/of sociale omgeving hem kan helpen bij het verkrijgen van de juiste informatie.

Naslagwerken

Er zijn de nodige naslagwerken op de markt. Een greep uit het assortiment:

- *Help me even herinneren;*
- *Protocol Cognitieve revalidatie van geheugenstoornissen;*
- *Houvastboek.*

Zie hiervoor bijlage D.

Dagkalender/agenda's

Een overzichtelijke dagkalender, die veel ruimte biedt voor notities, is de zorgkalender van uitgeverij Tom. Deze is ontworpen voor mensen met visusproblemen, maar door formaat en opzet zeer bruikbaar voor onze doelgroep. Zie www.grootletter.nl.

Een dergelijke kalender is overigens ook in een handomdraai te maken door een mantelzorger die handig is met de computer.

Wat neem ik mee op huisbezoek?

- Instrument: 'Strategieënlijst geheugen' (bijlage C.4)
- Ondersteunend materiaal: 'Schriftelijke adviezen voor de mantelzorger' (bijlage C.1)
- Eventueel benodigdheden voor het toepassen van een strategie, zoals dagkalender, digitale fotocamera, pictogrammen

> **Verwijzing naar bijlagen**
>
> - Instrument: 'Strategieënlijst geheugen' (bijlage C.4)
> - Ondersteunend materiaal: 'Schriftelijke adviezen voor de mantelzorger' (bijlage C.1)

1.2 Planning, uitvoering en overzicht tijdens activiteiten

De oudere met een beginnende dementie heeft moeite met de hogere executieve functies zoals overzicht houden, abstraheren en anticiperen (zie deel 1, par. 3.2 en 4.4). Het tempo van het uitvoeren van complexe handelingen is vertraagd en de oudere met beginnende dementie heeft moeite met multi-tasken. In activiteiten kan deze oudere met dementie nog wel zelf initiatief nemen (hoewel vertraagd of mogelijk inefficiënt), plannen maken (hoewel reductie van prikkels belangrijk is en de mantelzorger het overzicht behoudt). Er bestaan geen duidelijke praxisproblemen.

Bij ouderen met een matige dementie bestaan er duidelijke stoornissen in de executieve functies. Deze ouderen hebben hulp nodig bij het uitvoeren van complexe taken, maar ook het uitvoeren van meer routinematige activiteiten als ADL-taken verloopt moeizamer. De typering van de oudere met dementie in de literatuur is herkenbaar, maar we moeten ons blijven realiseren dat elke oudere met dementie uniek is, en mogelijk helemaal niet of niet helemaal in bovenstaande beschrijving past.

De *centrale vraag voor de ergotherapeut is*: op welke manier kunnen problemen in planning, volgorde, uitvoering en overzicht van activiteiten verbeterd worden, zodat de oudere met dementie (deel)activiteiten kan uitvoeren waaraan hij voldoening of plezier beleeft?

Voorbeelden van doelen

- De oudere met dementie bedient zelf de waterkoker/magnetron/tv.
- De oudere met dementie maakt de groentesoep van vroeger klaar.
- De oudere met dementie helpt met het bereiden van de maaltijd.
- De oudere met dementie zet en serveert zelf koffie voor bezoek.
- De oudere met dementie kan zelf zijn echtgenoot bellen, óf: hij belt zelf de echtgenoot.
- De oudere met dementie stuurt een e-mail aan de kleinzoon.
- De oudere met dementie doet zelf kleine boodschappen.
- De oudere met dementie kan zelf foto's op de computer bekijken.
- De oudere met dementie kan zelf stof afnemen en de vloer vegen.
- De oudere met dementie kan samen met de mantelzorger een fietstocht maken.
- De oudere met dementie kan met de mantelzorger in de tuin werken.

Hoe ga je te werk?

1 Motiveer de oudere met dementie en de mantelzorger Motiveer, indien nodig, *waarom* het belangrijk is dat de oudere met dementie gestimuleerd wordt om op alternatieve manieren te handelen (zie het kader voor voordelen van het zoeken naar alternatieven).

> **Enkele voordelen**
>
> - Door te blijven handelen worden eigen mogelijkheden geprikkeld wat het dagelijks functioneren ten goede komt. Door actief en bezig te blijven worden alle vaardigheden die de oudere met dementie nog beheerst zo lang mogelijk behouden.
> - Door alternatieve manieren om te handelen te gebruiken, wordt de eigen regie en autonomie hersteld, wat het gevoel 'grip te hebben' bevordert. Door de oudere met dementie zoveel mogelijk bij activiteiten of taken te betrekken, houdt de oudere met dementie het gevoel nog mee te tellen.
> - Door activiteiten te blijven uitvoeren, behoudt de oudere met dementie zijn zelfvertrouwen.

Tijdens het motiveren gebruik je zoveel mogelijk de woorden en/of metaforen van de oudere met dementie en de mantelzorger.

2 *Ga concreet met de oudere met dementie aan de slag: de oudere met dementie voert de activiteit uit en de ergotherapeut observeert en analyseert* In de fase van probleeminventarisatie en -analyse heb je al geobserveerd welke problemen de oudere met dementie heeft op het gebied van planning, uitvoering en overzicht, mogelijk met de AMPS of een ander instrument. Het hebben van inzicht in de problematiek is een voorwaarde om met stap 2 te kunnen beginnen. In stap 2 observeer je de strategieën die de oudere met dementie zelf gebruikt. Gebruik hiervoor het instrument 'Strategieënlijst geheugen' (bijlage C.4).

Strategieën waar ouderen met plannings-, uitvoerings- en overzichtsproblemen spontaan gebruik van maken zijn onder andere:
- tempo aanpassen;
- visualiseren;
- hulp vragen;
- ondersteuning met behulp van taal, zoals hardop tellen tijdens het koffie scheppen of hardop benoemen wat moet worden verzameld.

Als de mantelzorger normaal gesproken bij de activiteit aanwezig is, moet hij ook tijdens deze observatie onderdeel zijn van de omgeving of situatie. De samenwerking tussen de oudere met dementie en de mantelzorger is dan een belangrijk aandachtspunt voor de ergotherapeut. Gebruik hiervoor de 'Interactievaardigheden mantelzorger' uit het instrument 'Observatie vaardigheden oudere met dementie en mantelzorger' (bijlage A1.5) en/of het instrument 'Benaderingswijze oudere met dementie' (bijlage A3.2).

3 *Geef uitleg en informatie over beperkingen en mogelijkheden in het handelen.* Bespreek wat je gezien hebt en leg de oudere met dementie en zijn mantelzorger uit waardoor de problemen in planning, uitvoering en/of overzicht van activiteiten worden veroorzaakt. Mogelijk is deze informatie al besproken in de fase van probleeminventarisatie en -analyse. Bepaal zelf of herhaling gewenst is.

Licht toe dat de geobserveerde problemen een symptoom zijn van de dementie en bijvoorbeeld niet een gevolg van 'onoplettendheid' of 'nonchalance'. Heb aandacht voor de gevoelens en waarden van de oudere met dementie en de mantelzorger, en benoem deze ook.

Voorbeeld

Meneer M. loopt tijdens het koken 'steeds voor de voeten' van zijn echtgenote, hetgeen zichtbare irritatie oproept bij de echtgenote.

Ergotherapeut   'U wilt uw vrouw graag helpen bij het schoonmaken van de groenten en het tafeldekken. Echter, uw vrouw merkt dat u elkaar na enige tijd in de weg lijkt te lopen. Vooral tijdens het tafeldekken blijft u zoeken naar voorwerpen op dezelfde plaats en zoekt u niet meer elders.

> Uw vrouw kan zich daarom tijdens het koken niet vrij-
> uit bewegen (en u ook niet) en dat irriteert uw vrouw.
> Klopt dit?'

Door aan te geven dat je begrijpt wat het effect is van de problemen op het handelen en welke gevoelens dit oproept, zorg je ervoor dat de oudere met dementie en mantelzorger zich erkend voelen.

Benoem de strategieën waarvan de oudere gebruikmaakt of juist niet en bespreek in hoeverre deze strategieën effectief zijn of niet.

Voorbeeld

Ergotherapeut	'Bij het verzamelen van de spullen die u nodig had om de tuinbonen te doppen, viel mij op dat u voor uzelf fluisterend de spullen benoemde die u aan het zoeken was. Dat ging heel goed. Later bij het tafeldekken deed u dit niet meer. Het zoeken ging toen ook veel trager en zonder hulp van uw vrouw was het niet gelukt de tafel te dekken.'

4 Kies voor strategietraining of externe compensatie Zoek samen met de oudere met dementie en de mantelzorger naar mogelijkheden om de vertrouwde strategieën van de oudere effectiever te maken en nodig zowel de oudere met dementie als de mantelzorger uit samen oplossingen te bedenken. Heb hierbij aandacht voor de oudere met dementie en voor de mantelzorger. Een strategie die voor de oudere effectief is, zoals rustiger aan doen, kan voor de mantelzorger helemaal niet effectief zijn, omdat daardoor de activiteit veel te lang duurt.

De rol van de ergotherapeut is leidend. Op basis van de gegevens en observaties uit de fase van probleeminventarisatie en -analyse bepaalt hij of de interventie zich richt op strategietraining of op externe compensatie, en hij overlegt dit met de oudere met dementie en de mantelzorger.

Strategietraining

Voorbeeld

Ergotherapeut	'Hoe zouden jullie kunnen bereiken dat meneer blijft helpen met groenten schoonmaken en het tafeldekken, zonder dat jullie elkaar in de weg lopen in de keuken?'
Oudere	'Ik begin altijd alleen in de keuken en dat is rustiger. Met mijn vrouw in de keuken ben ik snel afgeleid. Ze doet ook alles zo snel.'
Mantelzorger	'Wil je dan dat ik je wat langer alleen laat in de keuken?'

Oudere	'Dat weet ik niet.'
Ergotherapeut	'Zou u het prettig vinden de tafel te dekken zonder dat uw vrouw in de buurt is? Dan hebt u alle tijd om na te denken, en kunt u misschien ook alles hardop benoemen zoals u dat doet bij het verzamelen van de spullen voor het schoonmaken van de tuinbonen.'
Oudere	'Ja, dat lijkt mij een goed idee.'
Mantelzorger	'Maar ik kan niet zomaar weglopen tijdens het eten om mijn man alleen te laten om de tafel te dekken, dan brandt alles aan.'
Ergotherapeut	'U vertelde net dat u graag alleen in de keuken werkt. Is het een idee dat u eerst de tafel dekt en dat jullie daarna samen beginnen met koken, waarbij meneer de groenten schoonmaakt?'
Oudere	'Tja, we kunnen het proberen.'
Ergotherapeut	'Dan oefenen we nu een keer het tafeldekken, waarbij u steeds hardop benoemt wat u nodig hebt en vertellen we straks aan uw vrouw hoe dit gegaan is. Als het tafeldekken op deze manier lukt is het belangrijk dat u deze nieuwe werkwijze deze week elke dag gaat oefenen. U zult uw man wel moeten helpen met herinneren omdat hij niet gewend is voor het eten de tafel te dekken. Wilt u dat?'
Mantelzorger	'Dat is geen probleem.'

In dit voorbeeld wordt gebruikgemaakt van een strategie die de oudere met dementie al toepast, en wordt de activiteit aangepast, namelijk verandering van de volgorde van de activiteiten. De mantelzorger wordt er nauw bij betrokken.

In dit voorbeeld komt het aanpassen van de fysieke omgeving niet aan de orde.

Mogelijkheden om de fysieke omgeving aan te passen of te structureren:
- herindelen van de keukenkasten;
- voorwerpen bij elkaar op een dienblad zetten;
- etiketten op buitenkant van kasten plakken;
- duidelijke, zichtbare plaats voor stappenplan;
- enzovoort.

Andere mogelijkheden om de sociale omgeving in te schakelen:
- mantelzorger zet spullen klaar;
- mantelzorger zorgt ervoor dat er etiketten op de keukenkasten komen;
- mantelzorger stimuleert de oudere met dementie gebruik te maken van het stappenplan;

- mantelzorger zorgt voor een dagagenda waarop de tijd van tafeldekken is aangegeven;
- enzovoort.

Externe compensatie

In hoofdstuk 8 van deel 1 'Uitvoering van ergotherapeutisch plan van aanpak' is aan bod gekomen dat de overgang van strategietraining naar externe compensatie geleidelijk verloopt. Tijdens het verloop van de dementie zal de oudere steeds meer behoefte krijgen aan hulp uit de omgeving, en komt de nadruk van de interventies steeds meer te liggen op de mantelzorger en de fysieke omgeving. Uitgangspunt blijft de oudere met dementie, die in staat wordt gesteld activiteiten te blijven uitvoeren om zo *een gevoel van* autonomie te houden en plezier aan activiteiten te beleven.

Het aanpassen van de fysieke omgeving is bij externe compensatie niet anders dan bij strategietraining.

Ergotherapeut	'Ik merkte de vorige keer dat u er moeite mee had dat het uw man niet lukte de tafel te dekken.'
Mantelzorger	'Ja, het liefste zou ik willen dat mijn man alleen in de keuken werkt, zonder mijn hulp, zoals vroeger, maar dat gaat niet meer lukken.'
Ergotherapeut	'Wat was er zo prettig aan die situatie van vroeger?'
Mantelzorger	'Toen vulden we elkaar aan, waren we nog maatjes. Nu moet ik alles controleren wat hij doet, kan ik het net zo goed alleen doen.'
Ergotherapeut	'Hoe kunt u dat gevoel van maatjes zijn weer terugkrijgen? Ik begrijp van u dat 'elkaar aanvullen' daar een belangrijke factor bij is ...'
Mantelzorger	'Ja, dat krijg ik toch niet meer terug. Het zou fijn zijn als we iets samen kunnen doen, zonder dat er meteen spanning is.'
Ergotherapeut	'Voor uw man is het samen koken heel belangrijk. Uw man heeft minder controle nodig als hij aan u een voorbeeld heeft, dan kan hij kijken hoe u het doet en heeft hij minder hulp nodig. Zou dat mogelijk zijn bij bijvoorbeeld groenten schoonmaken? Dan doen jullie dat voortaan samen.'
Mantelzorger	'Dat is misschien wel een idee.'

Het grote verschil is de inspanning van de mantelzorger. Bij strategietraining kan de mantelzorger een helpende hand bieden, maar de regie van het handelen ligt nog steeds vooral bij de oudere met dementie.

De rol van de mantelzorger bij externe compensatie is groot. De mantelzorger heeft steeds meer de regie en de verantwoordelijkheid om de oudere met dementie te faciliteren in het handelen. Daarom is het belangrijk dat de ergotherapeut veel aandacht besteedt aan de mogelijkheden en de motivatie van de mantelzorger.

Voorbeelden van externe compensatie door de mantelzorger:
- de mantelzorger begeleidt de oudere met dementie verbaal bij het uitvoeren van activiteiten, bijvoorbeeld: de volgorde benoemen;
- de mantelzorger neemt een activiteit grotendeels over, maar laat de oudere met dementie de activiteit afmaken, zoals het wassen van de groenten na het schoonmaken;
- de mantelzorger is tijdens de gehele activiteit aanwezig en grijpt in waar nodig (toezicht houden).

5 Breng de gekozen oplossing in praktijk
Strategietraining
Geef duidelijke instructie aan de oudere met dementie en/of de mantelzorger voordat de activiteit begint. Vervolgens start de strategietraining, waarbij de oudere met dementie de activiteit uitvoert en de mantelzorger wel/niet ondersteunt. Observeer of en hoe de oudere met dementie en/of de mantelzorger de (afgesproken) strategie toepast. Mogelijk kan slechts een gedeelte van de nieuwe werkwijze in aanwezigheid van de ergotherapeut worden toegepast, zoals in het voorbeeld, waarbij de hele activiteit (tafeldekken en groenten schoonmaken) niet in één sessie kan worden geoefend. De gehele activiteit wordt bij het volgende huisbezoek geëvalueerd.

Na het uitvoeren van de nieuwe werkwijze geef je feedback. Begin altijd met het geven van positieve feedback!

Ergotherapeut	'De tafel is gedekt. Mooi! In het begin noemde u steeds hardop welke spullen u uit de kast wilde pakken, en toen ging het zoeken heel goed. Aan het einde stopte u met hardop benoemen, en werd het zoeken chaotischer. Ik heb u toen een aantal keren gestimuleerd hardop te praten.'
Oudere met dementie	'Ja, dat vond ik wel prettig.'
Ergotherapeut	'We oefenen de activiteit nog een keer, en blijf nu hardop praten. We hebben gezien dat het u helpt bij het zoeken.'

De ergotherapeut sluit de sessie af met een samenvatting van de afspraken ten aanzien van de gekozen strategie en maakt afspraken over de frequentie van het oefenen van de activiteit. Eventueel zet de ergotherapeut de afspraken op papier. Het is erg belangrijk de sessie met een positief gevoel en in een ontspannen sfeer af te sluiten. Ook al weet de oudere met dementie de volgende keer niet meer precies wat je komt doen, het gevoel is blijven hangen.

C Uitvoering plan van aanpak

Externe compensatie

Bij externe compensatie gaat het om het uitvoeren van adviezen die je hebt gegeven om de omgeving aan te passen en/of adviezen die je aan de mantelzorger hebt gegeven hoe de oudere met dementie te begeleiden tijdens de activiteit. Ook hierbij staat de activiteit van de oudere met dementie centraal.

Met betrekking tot adviezen in de fysieke omgeving geldt het volgende.
- Maak duidelijke afspraken over wie wat gaat doen. Zet zo nodig de afspraken op papier. Bijvoorbeeld: 'U zorgt ervoor dat het onderste keukenkastje overzichtelijk wordt ingedeeld.'

Met betrekking tot adviezen aan de sociale omgeving kan het volgende worden gezegd.
- Mogelijk heeft de mantelzorger behoefte aan adviezen van de ergotherapeut hoe hij de oudere met dementie kan begeleiden tijdens het uitvoeren van die ene activiteit. Een veelgehoorde opmerking: 'Ja, bij jou doet hij dat wel, vreemde ogen dwingen.' Of: 'Jij pakt dat heel anders aan, veel ...'
In dit geval vraag je de mantelzorger wat haar opvalt aan jouw gedrag en/of op welke manier de mantelzorger dat zichzelf ziet doen. De mantelzorger en de oudere met dementie voeren de activiteit samen uit en jij geeft feedback op het gedrag van de mantelzorger. Je geeft feedback op die aspecten die door de mantelzorger zijn genoemd. Je kunt ervoor kiezen feedback te geven waar de oudere met dementie bij is of met de mantelzorger alleen. Besteed aandacht aan de vaardigheden en beleving van de mantelzorger, maar vergeet niet de beleving van de oudere ook te bespreken. Laat de oudere zelf benoemen hoe hij de activiteit heeft ervaren of, indien de oudere niet bij de nabespreking is, benoem de ervaring van de oudere met dementie. Bijvoorbeeld: 'Uw man was echt aan het genieten.' Of: 'Uw man was trots toen de tuinbonen klaar waren, het deed hem goed dat hij had meegeholpen.'
- Maak duidelijke afspraken voor de volgende keer.
- Overleg ook met andere betrokken disciplines hoe zij betrokken zijn bij de compensatie van de problemen in het handelen.
- Maak duidelijke afspraken met professionele zorgverleners over welke (deel)activiteiten de oudere met dementie nog zelf kan uitvoeren.

6 Evalueer In elke sessie bespreek je met de oudere met dementie en de mantelzorger hun ervaringen met de nieuwe werkwijze, of welk effect de aanpassingen in de omgeving en/of de begeleiding of communicatie van de mantelzorger op het handelen van de oudere met dementie hebben gehad.

Vraag tijdens de evaluatie altijd naar de mate van tevredenheid tijdens het uitvoeren van deze activiteit. Onthoud dat het gevoel van autonomie en grip voor de oudere met dementie vaak belangrijker is dan de gehele activiteit weer zelfstandig kunnen uitvoeren!

Wees als ergotherapeut zo creatief en inventief mogelijk, om met de oudere met dementie en diens mantelzorger zoveel mogelijk te proberen. Wanneer je met gebruiksaanwijzingen en stappenplannen gaat werken, probeer deze dan altijd uit en evalueer bij het volgende huisbezoek of dit hulpmiddel ook het gewenste effect heeft gehad! Soms kom je tot de conclusie dat de mantelzorger er toch nog altijd bij moet zijn om toezicht te houden, maar dat de oudere met dementie zelf wel het gevoel heeft dat hij het betreffende apparaat zelfstandig kan bedienen. Dit houdt niet in dat je interventie niet geslaagd is, maar het kan betekenen dat je je verwachtingen en doelen bij moet stellen. Deze kennis neem je mee naar de volgende activiteit en de volgende strategie.

Wanneer er professionele zorgverleners bij betrokken zijn, is het belangrijk regelmatig met hen te evalueren en werkwijzen op elkaar af te stemmen. Collega's van thuiszorgorganisaties zijn vaak nauw bij cliënten betrokken en hebben goed zicht op het gedrag van de oudere met dementie, en kunnen waardevolle informatie geven over hoe de oudere gereageerd heeft op de adviezen van de ergotherapeut.

Tips

- Bij dementie gaat vaak het abstractievermogen verloren. Met apparaten als een waterkoker, afstandsbediening, computer, tv of dvd kunnen ouderen met dementie niet meer overweg. Een veelgehoorde klacht is: 'Dat ding deugt niet, dat gaat om de haverklap kapot!' Juist het gebruik van apparaten is een voorbeeld waarbij je abstractie om moet zetten in handelen. Er zijn verschillende manieren om het gebruik van apparaten te vergemakkelijken, waarbij gebruik wordt gemaakt van markeringen op apparatuur zodat de oudere de juiste knoppen herkent. Voorbeelden vind je hierna, bij 'Vaak gegeven adviezen'.
- Het vergroten van de structuur bij het koken kan op diverse manieren. Dit is ook weer afhankelijk van de individuele situatie. De strategieën kunnen zowel gericht zijn op de oudere met dementie zelf als op de fysieke of sociale omgeving. Voorbeelden vind je hierna, bij 'Vaak gegeven adviezen'.

Vaak gegeven adviezen

Het markeren van de knop van de waterkoker Een waterkoker doet nogal eens zijn intrede in het huis van de oudere met dementie omwille van de veiligheid. De mantelzorger (in dit geval vaak kinderen) vinden de oude, vertrouwde fluitketel niet meer veilig en introduceren de waterkoker, omdat deze niet kan doorkoken. Het leren gebruiken van de waterkoker blijkt voor de oudere met dementie vaak nog niet zo eenvoudig, zeker wanneer de knoppen zich op een niet goed zichtbare plaats bevinden. Een felgekleurde sticker op de aan-uitknop en/of een markering met een pijl kan voldoende aanwijzing zijn voor de oudere met dementie.

Herkenning afstandsbedieningen De oudere heeft niets met het gebruik van de afstandsbediening van tv, radio of cd-speler. Hij kan ze niet goed herkennen en haalt ze regelmatig door elkaar. De oudere met dementie gebruikt de tv 's avonds en de radio overdag. Met behulp van merkjes die corresponderen met merkjes op de tv en de radio kunnen de apparaten uit elkaar worden gehouden. De veelgebruikte knoppen worden gemerkt met bijvoorbeeld groen en rood, die als cue werken voor aan en uit. Niet-gebruikte knoppen worden 'afgeplakt'. Geef de oudere met dementie en diens mantelzorger altijd het advies dat wanneer er een apparaat in huis stukgaat, dit het best vervangen kan worden door een apparaat waarvan de werking en de bedieningsknoppen zoveel mogelijk lijken op het oude apparaat.

Maak gebruik van een stappenplan, afgestemd op de oudere met dementie Ieder apparaat heeft een eigen werking, iedere persoon wenst een eigen werkwijze en/of deelhandeling te kunnen uitvoeren. Het is daarom belangrijk om elk stappenplan / elke gebruiksaanwijzing aan te passen aan de individuele situatie. Je zult hier elke keer aandacht aan moeten besteden.

Maak (mobiel) telefoongebruik weer mogelijk, op de volgende manier
- Gebruik het telefoongeheugen alleen als de oudere met dementie dit gewend is. Het kan ook een abstractie zijn die de oudere moeilijk kan gebruiken, laat staan aanleren. Als de oudere met dementie liever het vertrouwde adressenboekje gebruikt, is dat uiteraard prima.
- Als telefoongeheugen wenselijk is, bijvoorbeeld om deelhandelingen te verminderen, zet dan alleen de belangrijke nummers in het telefoongeheugen, desnoods maar één nummer (dat van de mantelzorger bijvoorbeeld).
- Leg naast de telefoon een legenda met namen en eventueel foto's erbij, wie onder welk nummer te bereiken is. Bijvoorbeeld:
  – 1 = Johan (foto) Bellen: 1 ♪
  – 2 = Marieke (foto) Bellen: 2 ♪
- Merk de knoppen die de oudere met dementie moet gebruiken met gekleurde stickers
  – 1 ♪
- Er zijn tegenwoordig speciale 'senioren'-telefoons verkrijgbaar.
- De meest eenvoudige en geschikte mobiele telefoon voor de oudere met dementie is een telefoon met zo min mogelijk, bijvoorbeeld vijf, knoppen. Wanneer de telefoon aanstaat hoeft alleen de juiste cijfertoets te worden ingetoetst. Daarnaast zijn er voor thuisgebruik telefoons met fototoetsen, waarbij het nummer van de persoon op de foto onder die toets is geprogrammeerd. In plaats van een foto kan hier ook groot en duidelijk een naam in worden gezet.

Veelvoorkomende strategieën bij het koken zijn
- De oudere met dementie verzamelt alle benodigdheden aan de hand van een lijst, of de mantelzorger zet de benodigdheden klaar.
- De oudere met dementie voert de activiteit uit, terwijl de mantelzorger in de buurt is of toezicht houdt (de frequentie van toezicht is afhankelijk van het functioneringsniveau van de oudere met dementie).
- De mantelzorger houdt toezicht en bewaakt de structuur / het overzicht. Leer de mantelzorger hoe hij dit het best kan doen.
- De knoppen van het fornuis kunnen met gekleurde stickers worden gemerkt (zodat voor de oudere met dementie duidelijk is welke knop bij welke pit hoort).

Zoek naar een passende strategie die het boodschappen doen mogelijk/makkelijker maakt
- Leer de oudere met dementie hoe deze een boodschappenlijst samenstelt.
- De boodschappenlijst wordt door de mantelzorger aangevuld en/of samengesteld.
- De oudere met dementie gaat altijd naar dezelfde, vertrouwde winkel.
- De oudere met dementie neemt papiergeld mee, zodat hij zich bij de kassa niet opgejaagd voelt, en niet met muntgeld of de pinpas hoeft te betalen.
- Er worden niet te veel boodschappen in een keer gehaald, zodat het overzicht wordt behouden en het transporteren van de boodschappen geen gevaarlijke activiteit wordt (eventueel wordt er gebruikgemaakt van een boodschappenkar op wielen en/of rollator).

Wat neem ik mee op huisbezoek?

- Instrument: 'Observatie vaardigheden oudere met dementie en mantelzorger' (bijlage A1.5)
- Instrument: 'Strategieënlijst geheugen' (bijlage C.4)
- Instrument: 'Benaderingswijze oudere met dementie' (bijlage A3.2)
- Ondersteunend materiaal: 'Schriftelijke adviezen voor de mantelzorger' (C.1)
- Zelfgemaakt stappenplan
- Eventueel informatie van leveranciers van aangepaste apparaten

> **Verwijzing naar bijlage en/of kaarten**
>
> - Instrument: 'Observatie vaardigheden oudere met dementie en mantelzorger' (bijlage A1.5)
> - Instrument: 'Strategieënlijst geheugen' (bijlage C.4)
> - Instrument: 'Benaderingswijze oudere met dementie' (bijlage A3.2)
> - Ondersteunend materiaal: 'Schriftelijke adviezen voor de mantelzorger' (bijlage C.1)

1.3 Initiatiefverlies

Initiatiefverlies is een van de eerste en meest voorkomende symptomen van dementie. Een tekort aan zinvolle activiteiten dan wel een zinvolle daginvulling bij de dementerende oudere, is vaak het gevolg van initiatiefverlies. Initiatiefverlies is vaak een combinatie van:
1. neurologische achteruitgang; dementie tast de hersenen aan;
2. psychische problemen (verminderd zelfvertrouwen en/of inschatting van de persoonlijke effectiviteit (*self-efficacy*), somberheid);
3. sociale problemen (verminderde sociale contacten, vaak ten gevolge van 1 en 2).

Bij initiatiefverlies is de ergotherapeut extra alert op de invloed van de mantelzorger op het gedrag van de oudere met dementie, omdat communicatie, vaak onbedoeld, een negatieve invloed heeft op het gedrag van de oudere met dementie. Tegelijkertijd heeft initiatiefverlies zo'n grote impact op de dagbesteding van de oudere met dementie dat er een groot beroep op de mantelzorger wordt gedaan.

Initiatiefverlies in activiteiten is in de praktijk op verschillende manieren herkenbaar, bijvoorbeeld in de volgende gevallen.
- De oudere met dementie is in staat zelf activiteiten te benoemen die hij weer wil uitvoeren, maar maakt geen start. Nauwkeurige probleeminventarisatie en -analyse is belangrijk om na te gaan welke problematiek hieraan ten grondslag ligt.
- De oudere met dementie kan geen activiteiten benoemen of heeft zogenaamd geen wensen. Deze ouderen geven vaak wel aan wat ze liever *niet* meer willen.
- De oudere met dementie die geen problemen met initiatiefverlies ervaart. De oudere zegt bijvoorbeeld: 'Ik verveel me niet.' Of: 'Ik doe niet veel meer, maar heb er geen last van.' Het zijn vaak de mantelzorgers die moeite hebben met deze situatie en verandering willen.

De *centrale vraag voor de ergotherapeut is*: op welke manier kan initiatiefname in activiteiten verbeteren, zodat de oudere met dementie (deel)activiteiten wil uitvoeren waaraan hij voldoening of plezier beleeft?

Voorbeelden van doelen

- De oudere met dementie kan weer zijn 'groentesoep van vroeger' bereiden.
- De oudere met dementie en de mantelzorger gaan weer samen boodschappen doen.
- De mantelzorger stimuleert de oudere met dementie gebruik te maken van zijn dagprogramma.
- De oudere met dementie kan weer genieten van het luisteren naar muziek.
- De oudere met dementie gaat naar een voetbalwedstrijd van de kleinzoon kijken.
- De oudere met dementie kiest zelf een activiteit die hij die dag gaat doen.
- De oudere met dementie wil 'dat de dag minder lang duurt'.
- De mantelzorger plant tweemaal per week een activiteit buitenshuis voor de oudere met dementie en een vaste vrijwilliger.

Hoe ga je te werk?

1 Geef uitleg en informatie over beperkingen en mogelijkheden in het handelen
Licht toe dat initiatiefverlies een complex probleem is en vaak een samenspel van verschillende factoren, zoals dementie, depressieve symptomen en/of sociale problemen. Door de dementie wordt de oudere met dementie geconfronteerd met fouten en missers, waardoor de oudere negatieve ervaringen

opdoet. De oudere kan hierop reageren door deze activiteit te gaan vermijden, hetgeen tot steeds meer initiatiefverlies leidt. Het zelfvertrouwen van de oudere met dementie wordt steeds geringer en het onderhouden van sociale contacten wordt steeds moeilijker. Leg uit dat de oudere met dementie in een vicieuze cirkel terecht kan komen, en dat de rol van de mantelzorger hierin heel belangrijk is. Benoem het initiatiefloze gedrag van de oudere en plaats dit in het licht van de normen en waarden van de oudere en de mantelzorger.

> **Voorbeeld**
>
> *Meneer O. geeft aan zelf geen last te hebben van de dementie. Zijn echtgenote weet zich soms geen raad meer.*
>
> **Ergotherapeut naar meneer O.** 'U zit vaak de hele middag in deze stoel en u vindt dit zelf prima. Uw echtgenote heeft hier moeite mee, omdat dit er zo anders uitziet dan zij voorheen van u gewend was. U was altijd de gangmaker van het gezin. Dit verschil maakt uw echtgenote verdrietig.'

Je zorgt op deze manier dat de oudere met dementie en de mantelzorger zich erkend voelen (door aan te geven dat je begrijpt waarom het voor de oudere zo moeilijk is om tot handelen te komen, en welke gevoelens dit oproept). Dit is bij initiatiefverlies een belangrijke stap voor het vertrouwen en de samenwerking tussen oudere met dementie, mantelzorger en ergotherapeut, op weg naar meer activiteit.

2 *Motiveer de oudere met dementie en de mantelzorger* Motiveer waarom het belangrijk is dat de oudere met dementie gestimuleerd wordt tot alternatieve manieren om te handelen. De redenen kunnen zowel voor de oudere met dementie als voor de mantelzorger gelden, zoals:
- Inactiviteit zorgt voor onderprikkeling van de hersenen / het geheugen, waardoor achteruitgang van de geheugenfuncties sneller kan verlopen.
- Inactiviteit kan een gevoel van 'nutteloos zijn' veroorzaken, waardoor het zelfvertrouwen afneemt. Door inactiviteit vallen mensen vaak overdag in slaap. Hierdoor bestaat op langere termijn het gevaar dat het dag-en-nachtritme wordt omgedraaid, dus dat de oudere met dementie overdag veel slaapt en 's nachts onrustig wordt, waardoor hij overdag weer moe wordt, in slaap dommelt enzovoort. Deze vicieuze cirkel moet zo snel mogelijk worden doorbroken.
- Inactiviteit zorgt op termijn voor immobiliteit!
- Door actief te zijn kan de oudere de mantelzorger mogelijk fysiek helpen.

Motiveren vindt plaats door enerzijds argumenten aan te dragen, maar vooral aan te sluiten bij beleving, mogelijkheden en beperkingen. Bij initiatiefverlies in activiteiten is dit een bepalende stap wat betreft de doelen.

Ergotherapeut tegen meneer O.	'U vertelde over uw manier om voor uw vrouw en kinderen te zorgen. U noemde daarbij dat het vroeger vooral bestond uit geld verdienen en proberen te zorgen dat hen niets tekort kwam. En dat u daar ook trots op bent, dat zij niets tekort zijn gekomen.'
Meneer O.	'Ja, de kinderen hebben een goede baan en zijn prima terechtgekomen.'
Ergotherapeut	'Tegelijkertijd merkt u dat uw mogelijkheden om voor hen te zorgen, nu afnemen. Dat is ook zichtbaar in uw handelen, het is lastig voor u om te onthouden wat u van plan was. Ik zag dat u moedeloos wordt van het zoeken naar ... tegelijk liet u ook merken hoe vervelend u het vond dat u de activiteit niet afkreeg.'
Meneer O.	'Neuh ... ach ... het zijn ook van die stomme dingen.'
Ergotherapeut	'Eerder hadden we het er al over dat uw echtgenote dat heel moeilijk vindt, om dat van u te zien. Het verschil met vroeger is zo groot.'
Meneer O.	'Ik heb mijn ding gedaan. De kinderen zijn toch goed terechtgekomen en wij komen niets tekort?'
Mantelzorger	'Nee, dat is dik voor elkaar. Maar soms kun je toch nog een beetje voor mij zorgen. Ik zou het fijn vinden als je met me mee gaat boodschappen doen, dan kun je wat voor me dragen. Ik weet wel dat jij er niets om geeft, maar je zou er mij mee helpen.'

Wanneer de stappen van de probleeminventarisatie en -analyse géén voorbeelden van activiteiten hebben opgeleverd die voor de oudere met dementie belangrijk en waardevol zijn, is het ook mogelijk om een interesselijst (bijvoorbeeld de Interesselijst van Kielhofner) af te nemen, om op deze manier concrete activiteiten met de oudere door te spreken.

3 Ga concreet met de oudere met dementie aan de slag: de oudere of de mantelzorger voert de activiteit uit en de ergotherapeut observeert en analyseert Inzicht in de oorzaken van het initiatiefverlies is belangrijk om te kunnen inschatten of de oudere met dementie baat heeft bij strategietraining of bij externe compensatie. Hiervoor moet je de oudere zien handelen en juist het komen tot een handeling/activiteit is voor deze ouderen moeilijk.

Wanneer de oudere met dementie het handelen niet zit zitten of zelfs 'weigert', stimuleer de oudere dan door bijvoorbeeld te zeggen: 'We gaan het proberen, en als het niet lukt, geeft dat niet.' Humor en algemene wijsheden doen in zo'n geval ook vaak wonderen: 'die niet waagt, die niet wint', 'niet geschoten is altijd mis' et cetera.

De ouderen die het initiatiefverlies zelf niet als probleem ervaren, zijn vaak gebaat bij een meer directieve benadering: 'We gaan iets doen vandaag, u kunt kiezen uit ... en ...'

Zorg ervoor dat de oudere met dementie plezier beleeft aan de activiteit en dat de activiteit een grote kans van slagen heeft. Dit betekent dat je veel veiligheid biedt aan de oudere en mogelijk (deel)handelingen overneemt, ook als je inschat dat dit niet echt nodig is. Je krijgt mogelijk minder goed inzicht in de strategieën die de oudere gebruikt, maar het plezier en gevoel van slagen staan op de voorgrond. Dit gevoel onthoudt de oudere met dementie, en dat verhoogt de kans op herhaling.

Het belangrijkste is dat de oudere met dementie de volgende keer dat je komt weer met je wil samenwerken. En hoe meer je de oudere ziet handelen, hoe meer inzicht je krijgt in de strategieën van de oudere met dementie.

Tijdens het uitvoeren van de activiteit let je op
- Beleving van de oudere met dementie zowel verbaal als non-verbaal
- Interactie tussen mantelzorger en oudere met dementie
  Vaak is de mantelzorger bij de activiteit aanwezig. Ook tijdens de observatie is hij onderdeel van de omgeving of situatie. De samenwerking tussen de oudere met dementie en de mantelzorger is dan een belangrijk aandachtspunt voor de ergotherapeut. Zeker omdat de benadering en attitude van de mantelzorger bepalend kunnen zijn voor de motivatie van de oudere met dementie. Gebruik hiervoor het instrument 'Observatie vaardigheden oudere met dementie en mantelzorger (bijlage A1.5) en/of het instrument 'Benaderingswijze oudere met dementie' (bijlage A3.2).
- Gebruik de eigen strategieën van de oudere met dementie
  De oudere met dementie laat in zijn handelen zien welke strategieën hij gebruikt. Door deze te bekrachtigen vergroot je het gevoel van self-efficacy. Wanneer een strategie niet geheel effectief is, wordt binnen de strategietraining nagegaan hoe de strategie succesvoller kan worden gemaakt.

4 Kies voor strategietraining of externe compensatie Bekrachtig de vertrouwde strategie die de oudere met dementie in de activiteit heeft laten zien, en nodig de oudere en de mantelzorger uit samen oplossingen te bedenken om de strategie effectiever te maken. Ga met de oudere met dementie en mantelzorger in overleg: welke mogelijkheden zien zij om taken weer op te pakken? Deze situatie bestaat al langer, welke acties zijn al geprobeerd om de inactiviteit te doorbreken? Op welke manier zijn die acties effectiever te maken?

De rol van de ergotherapeut is leidend. Op basis van de diagnostische gegevens en observaties bepaalt hij of de interventie zich richt op strategietraining of op externe compensatie, en hij deelt dit mede aan de oudere met dementie en de mantelzorger.

Grofweg leert de ervaring het volgende.
- Ouderen met dementie die nog zelf activiteiten/doelen kunnen benoemen, maar geen effectieve strategieën gebruiken, hebben vaak baat bij strategietraining.

Voorbeeld: Oudere met dementie kan weer diens 'groentesoep van vroeger' bereiden.
- Ouderen met dementie die vooral weten wat ze *niet* willen, hebben vooral baat bij strategietraining met veel aandacht voor de interactie met de mantelzorger. De mantelzorger leert hierbij de oudere met dementie zodanig te benaderen en te stimuleren dat de initiatiefname toeneemt.
- Bij ouderen met dementie die het verminderde initiatief zelf niet als probleem ervaren, is externe compensatie het meest aan de orde.

Strategietraining

Laat de oudere met dementie zoveel mogelijk zelf benoemen welke stimulans hij nodig heeft om tot handelen te komen. De ergotherapeut vraagt bijvoorbeeld aan de oudere met dementie: 'Hoe wordt u het liefst gestimuleerd?' Of: 'Wat hebt u nodig om uit deze stoel te komen?'

Mogelijk dat de oudere met dementie geen antwoord weet op de laatste vraag, anderzijds word je soms verrast door een doortastend antwoord. Een andere mogelijkheid is dat de oudere met dementie aangeeft hoe hij liever *niet* gestimuleerd wordt. Dergelijke antwoorden geven je ook houvast, namelijk wat je niet moet doen.

Oudere met dementie	'Nou, dat duwen en trekken van haar helpt in ieder geval niet!'
Ergotherapeut	'Uw vrouw vertelde al hoezeer u gewend bent om de leiding te nemen, en zelf te bepalen wat u wilt doen. Jullie hebben ieder een eigen rol binnen het huishouden, en er zijn vaste afspraken wie wat doet. Deze vaste afspraken zijn zo gegroeid, en hebben u altijd geholpen zelf de leiding te nemen en zelf te kunnen bepalen.'
Oudere met dementie	'En zij brengt mij in de war!'
Ergotherapeut	'U vertelde mij inderdaad eerder dat u het vervelend vindt dat uw vrouw u soms ongevraagd adviezen komt geven. Is het een idee de afspraken in uw agenda te zetten? Stel dat u samen vaste afspraken maakt over wie wat doet, en dat u deze afspraken noteert in de agenda. Dus dat betekent dat wanneer de activiteit in de agenda staat, dat u het ook echt gaat doen. Dat is een deal. En *part of the deal* is dat uw echtgenote pas helpt als u om hulp vraagt, eerder niet.'

In het voorbeeld wordt gebruikgemaakt van een strategie die de oudere met dementie al toepast (vaste gewoonten en schriftelijke ondersteuning). De mantelzorger leert de regie bij haar partner te laten.

Ergotherapeut tegen mantelzorger	Uw inbreng is belangrijk voor het resultaat. Uw man heeft veel voldoening van het resultaat, en daarin zit een stuk motivatie. Als u wacht met ingrijpen totdat uw man advies vraagt, houdt uw man de regie en dat is erg belangrijk voor zijn zelfvertrouwen.

Mogelijkheden om de fysieke omgeving aan te passen of te structureren:
- dagkalender ophangen met vaste afspraken en routine;
- benodigdheden staan in het zicht;
- enzovoort.

Andere mogelijkheden om de sociale omgeving in te schakelen:
- mantelzorger zet spullen klaar;
- vaste benadering afspreken voor het stimuleren van de oudere met dementie;
- inzet familieleden en/of vrijwilligers/dagbesteding buitenshuis;
- enzovoort.

Externe compensatie

Afhankelijk van de ernst van het initiatiefverlies zal de nadruk van de interventies steeds meer op de mantelzorger en de fysieke omgeving komen te liggen. Uitgangspunt blijft de oudere met dementie die in staat wordt gesteld (deel)activiteiten te blijven uitvoeren om zo *een gevoel van* autonomie te houden en plezier aan activiteiten te beleven. Het verschil tussen externe compensatie en strategietraining ligt vooral in de inzet van de mantelzorger. Bij strategietraining kan de mantelzorger een helpende hand bieden, maar de regie van het handelen ligt nog steeds vooral bij de oudere met dementie.

Bij externe compensatie krijgt de mantelzorger steeds meer de regie en de verantwoordelijkheid om de oudere met dementie te faciliteren in het handelen. Daarom besteedt de ergotherapeut veel aandacht aan de mogelijkheden en de motivatie van de mantelzorger.

Mantelzorger	'We hebben de agenda nu veranderd in een dagkalender, maar hij denkt er helemaal niet aan om op de dagkalender te kijken. Daar moet ik hem dan aan herinneren, en dan wordt hij meteen boos!'
Ergotherapeut	'Wat merkt u aan zijn reactie?'
Mantelzorger	'Hij snauwt meteen dat ik hem niet hoef te controleren, en hij noemt dan meteen een smoes waarom de afspraak niet door kan gaan. En eigenlijk is hij dan zo aangebrand dat ik er niet zo goed tegenin durf te gaan.'
Ergotherapeut	'Dus als ik het goed begrijp, reageert hij aangebrand omdat hij zich gecontroleerd voelt na uw aanwijzing?'

Mantelzorger	'Ja, eigenlijk wel.'
Ergotherapeut	'Het is dus voor u belangrijk dat u hem aanwijzingen kunt geven, zodanig dat hij zich niet gecontroleerd voelt? Op welke manier zou dat mogelijk zijn? ... Misschien door iets aan de situatie te veranderen?'
Mantelzorger	'Nu vraag ik het tijdens de koffie ... zou ik het op een ander moment vragen? Tijdens de afwas! Daar heeft hij toch een hekel aan, en dus heb ik een goede reden waarom ik de afspraken niet kan oplezen, en dan vraag ik het hem.'

Terwijl de mantelzorger afwast en met haar handen in het sop zit, vraagt zij de oudere met dementie of hij wil oplezen wat er 'voor vandaag op het programma staat'.
De oudere met dementie leest hardop voor welke afspraken voor vandaag vermeld staan, bijvoorbeeld naar de kleinkinderen gaan.
De mantelzorger reageert daarop met: 'Goed plan!'
Zo lijkt het net alsof de oudere met dementie het voortouw heeft genomen en de mantelzorger instemt.

5 Breng de gekozen oplossing in praktijk
Strategietraining
Er bestaat een kans dat wanneer de oudere met dementie de activiteit al een keer heeft uitgevoerd, hij geen zin heeft de activiteit nogmaals uit te voeren. In dit geval motiveer je de oudere opnieuw. Je weet nu op welke manier de oudere met dementie te stimuleren is en voor welke argumenten de oudere gevoelig is. Heel belangrijk is hierbij de juiste toon aan te slaan. Het steeds weer opnieuw motiveren komt veel voor bij ouderen met dementie met initiatiefverlies. Voordat de oudere met de activiteit begint, geef je duidelijke instructie aan de oudere en/of de mantelzorger wat er beter of eenvoudiger kan in de huidige werkwijze, met andere woorden: hoe de oudere met dementie zijn werkwijze effectiever kan maken, en hoe de mantelzorger hem hierin kan ondersteunen. Ook nu weer zorg je ervoor dat de activiteit tot een goed resultaat leidt. Vervolgens start de strategietraining, waarbij de oudere met dementie de activiteit uitvoert en de mantelzorger wel/niet ondersteunt. Observeer of en hoe de oudere en/of de mantelzorger de (afgesproken) strategie toepassen. Vaak kan slechts een gedeelte van de nieuwe strategie in aanwezigheid van de ergotherapeut worden toegepast.

In het beschreven voorbeeld kan het toepassen van de nieuwe werkwijze niet in één sessie worden uitgevoerd, omdat de afspraak is dat de mantelzorger pas intervenieert als de oudere met dementie erom vraagt. Het is dan belangrijk om de afspraken over de strategie te herhalen en desnoods op papier vast te leggen.

Het is erg belangrijk om de sessie met een positief gevoel en in een ontspannen sfeer af te sluiten. Ook al weet de oudere met dementie de volgende keer niet meer precies wat je komt doen, het gevoel is blijven hangen.

Externe compensatie

Bij externe compensatie gaat het om het uitvoeren van adviezen die je hebt gegeven om de omgeving aan te passen, en/of adviezen die je aan de mantelzorger hebt gegeven hoe de oudere met dementie te begeleiden tijdens de activiteit. Ook hierbij staat de activiteit van de oudere met dementie centraal.

Met betrekking tot adviezen in de fysieke omgeving geldt het volgende.
- Maak duidelijke afspraken over wie wat gaat doen.
  Bijvoorbeeld: 'U zorgt voor een dagkalender waar vaste afspraken op kunnen worden genoteerd.'
- Zet indien nodig de afspraken op papier.

Met betrekking tot adviezen aan de sociale omgeving geldt het volgende.
- Bundel alle gegeven adviezen (schriftelijk), en geef deze aan de mantelzorger. Zie bijlage C.1, 'Schriftelijke adviezen voor de mantelzorger'.

6 Evalueer In elke sessie bespreek je met de oudere met dementie en de mantelzorger hun ervaringen met de nieuwe werkwijze, of welk effect de aanpassingen in de omgeving op het handelen van de oudere hebben gehad.

Vraag tijdens de evaluatie altijd naar de beleving. Zijn de oudere met dementie en de mantelzorger tevreden over de nieuwe wijze van uitvoeren van deze activiteit? Onthoud dat bij de oudere met dementie het gevoel van autonomie en grip vaak belangrijker is dan dat hij de gehele activiteit weer zelfstandig kan uitvoeren!

Na het uitvoeren van de nieuwe strategie geef je feedback. Begin altijd met het geven van positieve feedback!

Voorbeeld	
Ergotherapeut	'Ik merkte hoe lastig u het vond dat u uw man alleen moet laten en hem niet mag helpen.'
Mantelzorger	'Ja, dat klopt! Dat staat haaks op wat ik gewend ben, normaal moet ik ingrijpen, omdat het anders in de soep loopt!'
Ergotherapeut	'Daar hebben we het inderdaad over gehad. Staat u nog wel steeds achter de reden van de afspraken?'
Mantelzorger	'Jawel, alleen merk ik dat ik het soms moeilijk vind om niet te zeggen waarom het fout ging. Maar ik merk wel dat mijn rust hem goeddoet. Ik zeg gewoon dat ik het even voor hem zal opruimen, dat pikt hij wel want dat deed ik altijd al.'

Ergotherapeut	'Ik merk hoezeer u zich inzet voor uw man, en probeert uw eigen gewoonten los te laten, omwille van hem. En niet alles meteen wilt oplossen. Dat vind ik enorm knap van u! Ik merk ook uit uw verhaal hoe goed u beseft dat de intonatie waarmee u iets zegt, bepalend is voor het effect van uw woorden op uw man.'
Mantelzorger (lacht)	'Ja, en dat heb ik eigenlijk weer van hem geleerd!'
Ergotherapeut	'U mag er trots op zijn dat de sfeer verbeterd is.'

Besteed aandacht aan de vaardigheden en beleving van de mantelzorger en het effect op de beleving van de oudere met dementie.

Tips

- Neem de bestaande dagindeling van de oudere met dementie als uitgangspunt.
- Voeg bijvoorbeeld op twee momenten een activiteit toe die waardevol is. Een vast tijdstip van uitvoering vergroot de kans op implementatie in de dagelijkse routine.
- Denk niet te groot! Een telefoonnummer opzoeken en iemand bellen is ook een activiteit; wanneer iemand stenen verzamelt en hierover vertelt, is dat eveneens een activiteit.
- Wees overtuigend en toch uitnodigend zonder te overrompelen, zodat de oudere met dementie het gevoel behoudt van eigen regie.
- Regie betreft (het gevoel van) inspraak en zeggenschap over de werkwijze en inhoud van de activiteit. Bedenk voordat je met een activiteit begint hoe de oudere met dementie zelf inspraak kan hebben in de activiteit. Het kan demotiverend zijn wanneer de oudere het gevoel heeft dat 'er voor hem besloten wordt'.
- Een gevoel van controle en regie kan op drie niveaus worden aangestuurd.
  - Gedragsniveau: Wat wil de oudere met dementie graag zelf doen? Voorbeeld: laat de oudere kiezen tussen twee activiteiten.
  - Cognitief niveau: Wat wil de oudere met dementie graag weten? Voorbeeld: oudere kan niet meer zelf de financiën regelen, maar wil wel op de hoogte blijven van maandelijkse uitgaven.
  - Beslissingsniveau: Wat wil de oudere met dementie graag zelf beslissen? Voorbeeld: de oudere heeft de ene avond zin in een kopje thee en de andere avond in een kopje koffie. De keuze blijft bij de oudere, ook al kan hijzelf geen koffie of thee meer zetten.
- Wees selectief in het bieden van keuzes.
Niet te veel tegelijk! Net als bij doelbepaling moeten niet te veel keuzes tegelijk worden aangeboden. Te veel keuzes maakt kiezen (te) moeilijk.

Gebruik een agenda/kalender/dagboek Een agenda/kalender/dagboek kan worden gebruikt als extern geheugen (zie in dit hoofdstuk par. 1.1 'Geheugenproblemen'). Bij de oudere met dementie met initiatiefverlies is het doel van een agenda/kalender/dagboek om de oudere meer grip te geven op zijn dagindeling. Het zelf opschrijven van afspraken, het kunnen controleren van afspraken kan een gevoel van regie geven, waardoor de oudere met dementie zich weer wat zekerder voelt.

Een dagboek is vooral geschikt voor ouderen met dementie die vroeger veel plezier hebben gehad in het opschrijven van eigen verhalen in een dagboek of schrift. Het dagboek kan worden gebruikt om eigen ervaringen op te schrijven, en op die manier de activiteit nogmaals te beleven. Het herlezen van wat ze gedaan hebben, geeft een gevoel van trots, hetgeen als positieve stimulans werkt om actief te blijven.

Gebruik een communicatieschrift Een communicatieschrift is een geschikt hulpmiddel voor mantelzorg, familie, bezoek en hulpverleners om onderling contact te hebben en afspraken te maken.

Wanneer er een thuiszorgmap aanwezig is, kan een communicatieschrift toch een toegevoegde waarde hebben. Een thuiszorgmap is vooral geschikt voor afspraken en korte notities. Terwijl in het communicatieschrift de nadruk kan liggen op het opschrijven van tips en 'succes'-verhalen, zodat de *benadering* van de oudere met dementie zo *consequent* mogelijk blijft.

Voorbeeld van een notitie in een communicatieschrift

'Meneer was vanmiddag erg onrustig, en ik kon niet achterhalen waar de onrust vandaan kwam. Nadat we een halfuurtje hadden gewandeld was meneer in staat rustig aan tafel te zitten en een kopje koffie te drinken. We hebben over zijn favoriete onderwerp, tuinieren, gepraat en meneer maakte bij het weggaan een opgewekte indruk.'

Maak de omgeving uitnodigend Bij initiatiefverlies is het belangrijkst van de omgeving dat die prikkelend, uitnodigend en vertrouwd is voor de oudere met dementie om een activiteit te starten. Hoe deze prikkelende omgeving eruitziet, is per oudere met dementie verschillend. Een bezoek van een kleinkind kan voor de ene oudere met dementie prikkelend zijn en bij de andere juist onrust veroorzaken. Een uitnodigende omgeving kan voor de ene oudere met dementie heel opgeruimd zijn, wat overzicht biedt, voor anderen zijn voorwerpen die in het zicht liggen heel uitnodigend.

Voorbeelden
- Maak gebruik van vertrouwde geluiden: slaande klok, radio, horloge met alarm.
- Voer de dagelijkse activiteiten op een vast en logisch tijdstip uit.

C Uitvoering plan van aanpak

- Voer de activiteiten uit in de natuurlijke, vertrouwde omgeving.
- Leg agenda/kalender/dagboek op een plaats waar de oudere met dementie regelmatig is/langskomt.
- Geef een duidelijke instructie aan de mantelzorger hoe met de prikkelende omgeving om te gaan.
- Soms is een uitnodigende omgeving voldoende om de oudere met initiatiefverlies te prikkelen. Vaak is het zo dat de oudere met dementie toch aansporing van buitenaf nodig heeft om tot handelen te komen. Adviezen die je aan de mantelzorger (en andere personen in de omgeving) kunt geven zijn de volgende.
  - Begin aan een activiteit en nodig de oudere met dementie uit om deel te nemen. Vaak als het begin gemaakt is, is het voor de oudere gemakkelijker om ook deel te nemen. Geef concreet aan wat de oudere kan doen; bijvoorbeeld: groente snijden tijdens koken.
  - Bied een voorwerp aan waardoor iemand wordt aangespoord om tot handelen te komen. Bijvoorbeeld: een fotoboek klaarleggen of in handen geven.
  - Het gaat er niet om dat de activiteit *op de juiste manier* is uitgevoerd, maar *dat* er een activiteit wordt uitgevoerd. Keur bijvoorbeeld handelingen *niet* af wanneer het fout gaat.
  - Zorg voor een positieve benadering. Geef een compliment wanneer een activiteit is uitgevoerd.
- Het kan ook voorkomen dat de mantelzorger goedbedoeld taken heeft overgenomen. Bekijk en bespreek of dit taken zijn die weer 'terug kunnen' naar de oudere met dementie. Uiteraard houd je hierbij rekening met de cognitieve en fysieke capaciteiten van de oudere met dementie. Wanneer de volledige taak niet meer haalbaar is, is het misschien wel mogelijk dat hij nog deelhandelingen hiervan kan uitvoeren. Het is dan wellicht ook nodig de copingvaardigheden van de mantelzorger te verbeteren.

> **Voorbeeld**
>
> Tegenwoordig pakt de oudere op dinsdag niet meer vanzelfsprekend de wasmand en strijkplank om de was te gaan opruimen of te gaan strijken. Bij navraag zegt ze: 'Geen zin in ... en wat maakt het strijken eigenlijk uit ...' De dochter merkt dat ze de neiging heeft om het strijken over te nemen, maar bedenkt het volgende. Op de dinsdagochtenden gaat ze bij haar moeder langs en zet de wasmand klaar. Ze vraagt of haar moeder alvast de handdoeken wil opvouwen, terwijl zij even een boodschap doet en iets lekkers voor de koffie haalt. Ook al is de was wel/niet helemaal opgevouwen, ze sluiten de activiteit met een soort beloning af. Daardoor blijft een leuke sfeer rondom de activiteit bestaan, wat een belangrijke stimulans is om de activiteit op te pakken.

Bijzondere situaties

Somatiseren Omdat initiatiefname het probleem is, kan er in eerste instantie weerstand worden geuit. De oudere met dementie kan bijvoorbeeld somatische klachten als rugpijn aanvoeren als reden om niet tot handelen te hoeven komen. De mate waarin de somatische klachten als belemmering worden genoemd, staat soms niet in verhouding tot de aard van de klachten en/of andere geobserveerde mogelijkheden. Wanneer dat het geval is, erken dan de klachten op zich. Geef echter geen oordeel over de somatische klacht als *belemmering* om activiteiten uit te voeren.

> **Voorbeeld**
>
> Een oudere met dementie vertelt dat hij vanwege zijn rugpijn niet meer met zijn vrouw mee op visite gaat, omdat hij niet goed kan lopen en niet op 'vreemde stoelen' kan zitten. Anderzijds vertelt hij dat hij een hele dag achter de computer zit om de administratie te doen. Confronteer de oudere niet! Wanneer de oudere het gevoel krijgt dat je zijn klachten niet gelooft, bestaat de kans dat de afweer toeneemt. Neem zijn verhaal aan, en vraag door op de activiteit die wel lukt, en vraag waarom dat goed vol te houden is.

Bedenk goed of het verstandig is om de genoemde somatische klachten te willen compenseren door middel van hulpmiddelen. Ook al is een hulpmiddel adequaat voor de somatische klacht, het is zeer de vraag of de oudere mét hulpmiddel de activiteit wél zal gaan ondernemen. Met ander woorden: het hulpmiddel is meestal niet de oplossing van het onderliggende probleem van initiatiefverlies.

Risico's bij het handelen van de oudere met dementie Wanneer iemand graag een activiteit zou willen oppakken, maar je als ergotherapeut twijfelt of dit haalbaar/verantwoord is, bespreek dit dan en maak het eventueel duidelijk door de activiteit samen met de oudere met dementie en de mantelzorger uit te voeren. Bespreek de activiteit na en geef aan, liefst in dezelfde interventiesessie, welke alternatieven er zijn om de activiteit te blijven uitvoeren, of welke alternatieve activiteiten er zijn die aansluiten bij de beleving van de oudere met dementie.

Wat neem ik mee op huisbezoek?

- Instrument: 'Strategieënlijst geheugen' (bijlage C.4)
- Ondersteunend materiaal: 'Voorbeeld dagkalender' (bijlage C.3)
- Ondersteunend materiaal: 'Schriftelijke adviezen voor de mantelzorger' (bijlage C.1)
- Instrument: 'Interesselijst Kielhofner' (indien in bezit)

C Uitvoering plan van aanpak

Verwijzing naar bijlage en/of kaarten

- Instrument: 'Strategieënlijst geheugen' (bijlage C.4)
- Ondersteunend materiaal: 'Voorbeeld dagkalender' (bijlage C.3)
- Instrument: 'Interesselijst Kielhofner' (indien in bezit)
- Ondersteunend materiaal: 'Schriftelijke adviezen voor de mantelzorger' (bijlage C.1)
- Ondersteunend materiaal: 'Voorbeelden van activiteiten bij initiatiefverlies' (bijlage C.2)
- Ondersteunend materiaal: Boeken: *Stadsleven in grootmoeders tijd*, *Het vergeten landleven*, beide van Ingeborg Wind (bijlage D)

2 Mantelzorger

De activiteiten/rollen van de mantelzorger staan centraal.

2.1 Coaching gericht op handelen mantelzorger: het Consultmodel

In hoofdstuk 5 'De mantelzorger' in deel 1 staat beschreven dat wanneer er meer aandacht wordt gegeven aan de mantelzorger, en de mantelzorger wordt getraind in effectieve copingvaardigheden:
1. de mantelzorger beter leert omgaan met de belasting van de zorg voor de oudere met dementie;
2. de zorg als minder zwaar wordt ervaren; en
3. de mantelzorger de zorg beter volhoudt.

De ergotherapeut besteedt tijdens de ergotherapie-interventie veel aandacht aan deze copingvaardigheden van de mantelzorger. In de fase van probleeminventarisatie en -analyse heeft de ergotherapeut door het interviewen van de mantelzorger en observaties een beeld gekregen van de zorgtaken van de mantelzorger en de copingvaardigheden van de mantelzorger (zie deel 2, A 'Het verhaal van de mantelzorger' en bijlage A2.3, kaart 'Richtinggevende vragen copingstrategieën mantelzorgers').

Tijdens de strategietraining van de oudere met dementie en de mantelzorger geeft de ergotherapeut de mantelzorger adviezen en instructie over hoe om te gaan met het gedrag van de oudere met dementie, en hoe de oudere te begeleiden bij het uitvoeren van activiteiten. Aan de hand van concrete situaties geeft de ergotherapeut aan de mantelzorger inzicht in het effect van het eigen gedrag van de mantelzorger op de oudere met dementie.

Mantelzorgers merken dat door het appel om te zorgen dat op hen wordt gedaan, eigen activiteiten onder druk komen te staan. Vaak vinden ze dat vanzelfsprekend: 'Dat hoort er nu eenmaal bij.' Tegelijk raken vele mantelzorgers overbelast omdat ze nauwelijks of geen tijd meer overhouden voor eigen vrije tijd en/of activiteiten die voor hen belangrijk zijn. Er is een groot gevaar van disbalans in rollen en activiteiten. Een proactieve aanpak van de ergotherapeut is hierbij van belang. Vaak heeft de mantelzorger ook behoefte om zijn eigen problematiek te bespreken met de ergotherapeut. De ergotherapeut doorloopt een adviesproces met de mantelzorger, waarbij gebruikgemaakt kan worden van het Consultmodel (zie in deel 1, hoofdstuk 2 'Theoretische achtergronden van het EDOMAH-programma' en hoofdstuk 8 'Plan van aanpak').

In dit traject staan *alle* rollen en activiteiten van de mantelzorger centraal.

2.2 Disbalans in rollen en activiteiten

Er kan sprake zijn van zorgtaken *die te veel tijd* vragen, waardoor andere activiteiten, behorend bij andere rollen, niet meer kunnen worden uitgevoerd.

C Uitvoering plan van aanpak

> **Voorbeeld**
>
> Een kleinzoon heeft met zijn oma afgesproken dat hij haar tweemaal per week helpt met koken, en voor een aantal dagen 'vooruit'-kookt. De laatste tijd vraagt zijn oma hem om, naast het koken, ook andere klusjes te doen. 'Even' naar de apotheek medicijnen ophalen, 'even' de was afhalen omdat haar schouders zo'n pijn doen, 'even' die brief van de gemeente lezen en uitleggen, 'even'... et cetera, et cetera. Zijn oma zegt hem steevast dat ze zo blij is met de tijd en rust die hij voor haar neemt.
> De kleinzoon merkt echter dat hij steeds later bij zijn oma 'weg kan', en daardoor zijn volleybaltraining mist.

Disbalans in rollen en activiteiten kan ook inhouden dat *de impact* van de zorgactiviteiten zo groot is dat de mantelzorger zich niet los kan maken van de gegeven zorg en er in gedachten mee bezig blijft.

> **Voorbeeld**
>
> De dochter heeft zich voorgenomen om driemaal per week haar schoonmoeder te helpen met het huishouden. Verdeeld over de week biedt ze ondersteuning door kleding te wassen, bedden af te halen, maaltijden te koken, boodschappen te doen en dergelijke. Onlangs vroeg haar vriendin haar om samen te gaan winkelen. De enige dag dat hen beiden uitkwam, was een dag die ze normaliter bij haar schoonmoeder doorbracht. De mantelzorger merkte hoeveel moeite het haar kostte om een dag niet naar haar schoonmoeder te gaan, ze voelde zich zo schuldig dat het plezier in het winkelen minimaal was.

Problemen met zorgsituaties zijn vaak verweven met problemen met disbalans in rollen en activiteiten. Een disbalans in rollen en activiteiten kan op veel verschillende manieren zichtbaar zijn, bijvoorbeeld:
- de mantelzorger verzucht dat ze niet weet waar ze de tijd vandaan moet halen om met haar dochter naar de markt te gaan;
- de mantelzorger geeft aan dat ze de wekelijkse koorrepetitie wil opzeggen omdat ze er geen puf meer voor heeft;
- de mantelzorger vertelt dat de zorg 'haar de hele dag bezighoudt';
- de mantelzorger heeft een aanvaring met vrienden/collega's omdat zij haar nog maar nauwelijks zien.

De *centrale vraag voor de ergotherapeut is*: hoe kan de mantelzorger een evenwicht in rollen en activiteiten creëren, zodat hij de zorg als minder zwaar ervaart en beter volhoudt.

Doelen van de mantelzorger

- Hoe kan ik bereiken dat ik meer tijd overhoud voor mijn eigen hobby?
- Hoe kan ik bereiken dat ik beter mijn grenzen leer stellen, zodat ik minder moe ben.
- Hoe kan ik bereiken dat we samen weer iets leuks kunnen doen?
- Hoe kan ik bereiken dat ik samen met mijn man onze dochter kan bezoeken?
- Hoe kan ik ervoor zorgen dat ik niet steeds het water tot mijn lippen voel staan, zodat ik tijd en energie overhoud voor ontspanning?
- Hoe kan ik ervoor zorgen de touwtjes weer in handen te hebben, zodat ik mijn eigen planning kan volgen?

Hoe ga je te werk?

Het Consultmodel bestaat uit een vijftal stappen:
1 het maken van afspraken over de samenwerking;
2 het maken van een probleemanalyse;
3 het formuleren van een probleem/doelstelling met de HKU-formule;
4 het bedenken van mogelijke acties en het kiezen van een actie;
5 evaluatie.

ad 1 Het maken van afspraken over de samenwerking Je maakt duidelijk wat de mantelzorger kan verwachten: dat je de mantelzorger helpt bij het oplossen van het probleem, maar dat je het probleem niet vóór hem gaat oplossen. De mantelzorger heeft zijn inbreng als ervaringsdeskundige, de ergotherapeut als deskundige op het gebied van dementie, handelen en alternatieven.

> **Voorbeeld 1**
>
> Mantelzorger: 'Als hij me belt, is hij helemaal in paniek, en ga ik er maar naartoe. Op dat moment weet ik niets anders. Maar ondertussen moet ik wel mijn dochter van een jaar bij de buurvrouw parkeren. Ik heb het gevoel overal tekort te schieten. Ik ren van hot naar haar. Het zou geweldig zijn als u iets weet waarmee ik hem gerust kan stellen, zodat ik niet meteen naar hem toe hoef.'
>
> Ergotherapeut: 'Het moet lastig zijn om op dat moment geen ander alternatief te hebben dan naar hem toe te gaan. Het beste is om sámen naar een geschikte oplossing te zoeken. Dat heeft vaak het beste resultaat.'

Het is belangrijk dat de ergotherapeut benadrukt hoe belangrijk samenwerking is in het zoeken naar oplossingen/alternatieven. En dat samenwerking geen minderwaardig alternatief is voor het ontbreken van een standaardoplossing.

> **Voorbeeld 2**
>
> Ergotherapeut 'Het moet lastig zijn om op dat moment geen ander alternatief te hebben dan naar hem toe te gaan. Helaas zijn er geen standaardoplossingen voor zulke situaties. Elke situatie is uniek. We kunnen wel samen bedenken waarmee u het meest geholpen zou zijn.'

In voorbeeld 2 wekt de ergotherapeut onbedoeld de suggestie dat áls er een standaardoplossing beschikbaar was, deze de voorkeur zou hebben. Het kan zelfs de verwachting dat de situatie beïnvloedbaar is, doen afnemen. In voorbeeld 1 daarentegen is de verwachting dat de situatie beïnvloedbaar is groter, juist door samen te werken.

ad 2 Het maken van een probleemanalyse Tijdens de probleemanalyse is het belangrijkste dat de situatie van de mantelzorger heel duidelijk wordt. Zo duidelijk dat je die situatie als een film voor je ziet. Eventueel kun je dat ook als voorbeeld naar de mantelzorger noemen.

> **Voorbeeld**
>
> 'Vertel eens zo concreet mogelijk hoe uw situatie eruitziet. Probeer het stap voor stap te vertellen, alsof de situatie als een film voorbijkomt.'

Gesprekstechnieken zijn cruciaal voor succes. Doorvragen en samenvatten is noodzakelijk om de situatie van de mantelzorger zo duidelijk mogelijk te krijgen.[1]

Een goede probleemanalyse heeft als doel dat de mantelzorger en de ergotherapeut de probleemsituatie helder en op dezelfde manier voor ogen hebben. Een goede probleemanalyse is geen investering van de mantelzorger voor jou, alsof zij jou 'een gunst bewijzen'. Tijdens de probleemanalyse ontstaat vaak een bewustwordingsproces bij de mantelzorger over de situatie met de oudere met dementie. De probleemanalyse is een essentieel onderdeel van jouw coaching als ergotherapeut van de mantelzorger!

---

1 Zie voor gesprekstechnieken ook deel 2, A, 'Het verhaal van de mantelzorger', bijlage A2.1, kaart 'Gesprekstechniek Etnografisch Interviewen', en A2.2, kaart 'Richtinggevende vragen bij Etnografisch Interviewen'.

> **Voorbeeld**
>
> **Ergotherapeut** 'U hebt me verteld over de manier waarop u de activiteiten van uw werk en gezin probeert te combineren met de zorg die uw vader van u vraagt. Aan de ene kant vertelt u dat u blij bent dat u iets voor hem kunt terugdoen, anderzijds vertelt u ook dat u het moeilijk vindt dat u uw ambities in uw werk nu moet bijstellen vanwege de tijdsinvestering. U hebt dus enerzijds de voldoening en waardering van uw vader, anderzijds geeft u aan dat het een beperking in uw carrièremogelijkheden betekent. U hebt daar nu keuzes in gemaakt, min of meer alleen, maar u zei dat u daar in de toekomst nog wel aan terug zult denken.'
>
> **Mantelzorger** 'Ik kon in feite niet anders kiezen, dus het komt neer op het mezelf kunnen verzoenen met de situatie.'

Zo mogelijk wordt ook een verband gelegd met de copingstrategieën van de mantelzorger.

> **Ergotherapeut** 'U praat op een liefdevolle manier over uw vader. Daaruit blijkt ook de motivatie voor de zorg die u geeft.'

Wees alert op de krachten en knelpunten van de copingstrategieën. De gemotiveerde mantelzorger heeft vaak moeite met het bewaken van zijn grenzen.

De probleemanalyse wordt afgerond wanneer zowel jij als de mantelzorger het probleem helder genoeg hebben. Misschien heb jij al snel een beeld van de factoren die een rol spelen in de zorgsituatie, en verbanden ertussen. De kern van de probleemanalyse is echter dat de mantelzorger een beeld van zijn eigen situatie heeft. Op basis daarvan kan hij verder gaan denken over wat hij wil veranderen, en de manier waarop hij dat wil bereiken.

ad 3 Het formuleren van een probleem/doelstelling met de HKU-formule De doelstelling wordt door de mantelzorger geformuleerd, maar je geeft een belangrijke voorzet met bijvoorbeeld een samenvatting van de probleemanalyse.

Vat de probleemanalyse, zoveel mogelijk in de woorden van de mantelzorger samen met behulp van de *HKU-formule*.

HKU staat voor: Hoe Kunt U bereiken dat ...

Met deze formulering benadruk je dat:

- de mantelzorger zelf de belangrijkste actor is in het bereiken van de doelstelling;
- het gedrag van de mantelzorger centraal staat; het is de verantwoordelijkheid van de mantelzorger om iets met het advies te doen, dan wel de gekozen actie uit te voeren.

Het liefst formuleer je de doelstelling met de woorden die de mantelzorger zelf gebruikt. Door de terminologie van de mantelzorger te gebruiken merkt de mantelzorger hoezeer diens eigen verhaal centraal staat. De mantelzorger voelt zich betrokken bij en medeverantwoordelijk voor de verandering.

> **Voorbeeld**
>
> Ergotherapeut 'De doelstelling begint met uzelf, want u bent degene om wie het gaat. Dus: "Hoe kunt u bereiken dat ..." Kunt u dit zelf verder aanvullen?'

Het is een valkuil dat de ergotherapeut de doelstelling voor de mantelzorger formuleert. Als de mantelzorger het doel zelf formuleert en uitspreekt, blijft de doelstelling beter 'hangen' en wordt het meer van de mantelzorger zelf.

Wanneer het zelf formuleren voor de mantelzorger toch te lastig blijkt, formuleer dan de HKU-formule met woorden die door de mantelzorger zijn gebruikt.

> **Voorbeeld**
>
> Ergotherapeut 'U zegt dat u graag beter wilt kunnen omgaan met het "wederzijdse getouwtrek" tussen uw gezin, uw werk en de zorg voor uw vader. Dat u als het ware de zorg enigszins kunt afstemmen met "thuis", en dat u uw ambities op uw werk niet helemaal hoeft "te laten varen".
> *Een doelstelling kan zijn:* "Hoe kan ik bereiken dat ik de zorg voor mijn vader en het thuisfront beter kan afstemmen?" Klopt dat met uw verhaal?'

Een ander voorbeeld en een andere mogelijkheid is de volgende.

> Ergotherapeut 'U zegt dat u graag beter wilt kunnen omgaan met het "wederzijdse getouwtrek" tussen uw gezin, uw werk en de zorg voor uw vader. Dat u als het ware de zorg enigszins kunt afstemmen met "thuis", en dat u uw ambities op uw werk niet helemaal hoeft "te laten varen".
> *Een doelstelling kan zijn:* "Hoe kan ik mijn ambities in mijn werk combineren met de zorg voor mijn vader?" Klopt dat met uw verhaal?'

Wees wel voorzichtig met het interpreteren van het verhaal van de mantelzorger. Gebruik diens eigen woorden of gebruik andere woorden die zo breed zijn dat ze de lading dekken, zoals het woord 'combineren' in het voorbeeld.

Met een andere interpretatie is de doelstelling namelijk niet van de mantelzorger zelf, en kan het gebeuren dat je het zelfs helemaal verkeerd interpreteert.

> **Voorbeeld**
>
> Ergotherapeut 'U zegt dat u graag beter wilt kunnen omgaan met het "wederzijdse getouwtrek" tussen uw gezin, uw werk en de zorg voor uw vader. Dat u de zorg enigszins kunt afstemmen met "thuis", en dat u uw ambities op uw werk niet helemaal hoeft "te laten varen".
> *Een doelstelling kan zijn:* "Hoe kan ik bereiken dat de zorg voor mijn vader en thuis beter geregeld is? Klopt dat met uw verhaal?'

Voorkom dat je de HKU-formule voor de mantelzorger *invult*. Het verschil met invullen en helpen met formuleren in eigen woorden is dat bij het invullen een eigen interpretatie wordt gegeven. In het bovenstaande voorbeeld kan 'geregeld' een heel andere betekenis hebben. Bovendien is de mantelzorger geen actor meer in de doelstelling. Het 'is geregeld', maar hoe en door wie?

ad 4 Het bedenken van mogelijke acties en het kiezen van een actie Bij het bedenken van oplossingen is het de kunst de mantelzorger zoveel mogelijk te stimuleren zelf oplossingen/acties te bedenken. Uiteraard helpt de ergotherapeut daarbij.

> **Voorbeeld**
>
> Ergotherapeut 'Hebt u eerder geprobeerd om de zorg te combineren, en zo ja, op welke manier?'
> *Of:* 'Hoe lukte het u voorheen wel om de zorg voor uw vader en thuis op elkaar af te stemmen?'
> *Of, wanneer een eerdere aanpak of oplossingen al besproken zijn:* 'Waarom was uw aanpak eerder wel succesvol?'
>
> Mantelzorger 'Ach, ik pakte mijn dochtertje op en riep: "Op naar opa!" Ze was, en is, dol op haar opa, en hij op haar. Dus zodra ik over de drempel kwam met de kleine was de stress verdwenen, vergeten.
> Ja, dat is dan weer het voordeel van de dementie. *(lacht)*
> En ik kon dan even de post bekijken of controleren waar hij zo van overstuur was. Ik nam die post of wat het was mee, en handelde het thuis af. En omdat ik altijd kon zeggen dat mijn dochter naar bed moest, konden we ook snel weg als het moest. Soms was ik binnen een kwartier weer buiten, iedereen blij!'

Wanneer de HKU-doelstelling is geformuleerd, denkt de ergotherapeut mee over passende alternatieven voor het handelen van de mantelzorger, zodanig dat de mantelzorger zelf keuzes kan maken en beslissingen kan nemen. De alternatieven liggen in het verlengde van de copingstrategie van de mantelzorger. In het voorbeeld hierna is de mantelzorger zeer gemotiveerd om voor zijn vader te zorgen, maar merkt hij dat zijn rol als werknemer en zijn ambities daarbij in de knel komen.

Ergotherapeut	'Zoals u het nu beschrijft, bood u die zorg op het moment dat het nodig was. En met uw dochtertje bracht u vrolijkheid mee.'
Mantelzorger	'Ja, ik doe dat eigenlijk heel graag voor hem, hij is echt een fijne vader. En als hij zo ontreddord was, brak mijn hart. En met de lach van mijn dochtertje was dat snel weg. Gelukkig.'
Ergotherapeut	'De succesfactoren zijn onder andere: flexibiliteit in tijd, de lach van uw dochter en korte bezoekjes.'
Mantelzorger	'Ja, ik kom liever vaker even langs om iets op te lossen dan dat ik een hele avond zit te tobben. En volgens mij vindt mijn vader dat ook niet prettig.'
Ergotherapeut	'Wat is er nu veranderd?'
Mantelzorger	'Verschillende dingen. Mijn vrouw vindt het niet prettig meer als ik op stel en sprong opspring en de kleine meeneem, en mijn vader is de laatste tijd minder snel op te beuren. En op mijn werk is het heel druk vanwege reorganisaties. Ik kan eigenlijk niet zo flexibel meer zijn als ik wil. En als hij dan belt, komt het eigenlijk niet goed uit ... en dan voel ik me weer zo schuldig.'
Ergotherapeut	'Op welke manier zou de zorg zoals u die het liefste biedt, vol te houden zijn? Dus met de korte bezoekjes, flexibel en met uw dochter?'
Mantelzorger	'Ik zou niet weten hoe ik dat alleen voor elkaar zou kunnen krijgen ...'
Ergotherapeut	'U heeft de keuzemogelijkheid om 'niet meer alleen doen' of de zorg anders dan 'flexibel, kort en krachtig met uw dochter' aan te pakken. Waar zit voor u de meeste veranderruimte?'

Je stimuleert de mantelzorger opties tegen elkaar af te wegen en de meest effectieve optie te kiezen. Afhankelijk van de mogelijkheden van de mantelzorger heb je hier een meer of minder sturende rol in. Je wordt wat sturender als je merkt dat de mantelzorger anders niet verder komt.

> **Voorbeeld**
>
> | | |
> |---|---|
> | Mantelzorger | 'Ik ben vooral zijn zoon, dus het op een andere manier aanpakken wil ik eigenlijk helemaal niet. Ik wil het op mijn manier doen! Daar zit ook een stukje frustratie naar mijn vrouw toe, merk ik nu.' |
> | Ergotherapeut | 'Zit er dan veranderruimte in het 'niet meer alleen doen'?' |

Blijf wel steeds samenvatten en checken of het klopt wat je hebt bedacht. Daarmee laat je de mantelzorger zelf ook nadenken en ga jij niet voor de ander denken.

> **Voorbeeld**
>
> | | |
> |---|---|
> | Mantelzorger | 'Hoezo, niet meer alleen doen?' |
> | Ergotherapeut | 'U zei zojuist: "Ik weet niet hoe ik dat alleen voor elkaar moet krijgen."' |
> | Mantelzorger | 'Ja, ik heb wel eens gelezen over hulp. Maar mijn vader is niet iemand voor een dagopvang! En hij is vooral 's avonds als het donker wordt een beetje in de war.' |
> | Ergotherapeut | 'Los van allerlei regelingen, met welke steun zou ú geholpen zijn?' |

De kern van het bedenken van mogelijke acties en het kiezen van een actie om het probleem aan te pakken, is aansluiten bij de mogelijkheden die de mantelzorger zélf ziet. Stimuleer de mantelzorger om ook echt een keuze te maken en deze uit te voeren.

> **Voorbeeld**
>
> | | |
> |---|---|
> | Ergotherapeut | 'U vertelde dat u mogelijkheden ziet.' |

ad 5 Evaluatie De gekozen oplossing wordt in praktijk gebracht en bij een volgende ontmoeting geëvalueerd, en indien nodig wordt de cyclus nogmaals doorlopen.

Voorbeeld

Ergotherapeut	'Afgelopen week hebben we gesproken over mogelijke steun die u zou helpen om de zorg vol te houden zoals u dat graag wil. U zou bij uzelf te rade gaan op welke manier u zich gesteund zou voelen. Wat hebt u ontdekt?'
Mantelzorger	'Eigenlijk dat ik niet zoveel poespas wil. Niet te veel moeilijk gedoe! Vooral voor mijn vader dan.'

Vermijd een discussie over de geschiktheid van een oplossingsrichting. Wanneer de mantelzorger een eerdere oplossingsrichting lijkt af te wijzen, vraag dan door naar de redenen daarvoor. Focus daarbij op de manier waarop een oplossingsrichting wel bruikbaar is.

Voorbeeld

Ergotherapeut	'En hoe is dat het best mogelijk?'
Mantelzorger	'Geen gedoe met instanties en dergelijke. Krijgt hij steeds een andere persoon, daar raakt hij alleen maar van in de war. Ik ga liever met iemand in zee die ik persoonlijk ken en kan aanspreken. En die buiten kantooruren wil komen, wel op vaste tijden.'
Ergotherapeut	'De wens om het persoonlijk te houden past helemaal bij uw eigen aanpak. Hoe zou u dergelijke hulp kunnen realiseren?'
Mantelzorger	'Ik vraag een persoonsgebonden budget aan. Kan ik vanuit thuis regelen, en dan kan ikzelf iemand kiezen en aannemen.'

Net zoals de oudere met dementie zijn eigen strategieën heeft, heeft ook de mantelzorger zijn eigen copingstrategieën.[2]

De keuze van de acties en het succes ervan ligt in het verlengde van de gebruikte copingstrategie. De keuze van de actie in dit voorbeeld past heel erg bij de copingstrategie van de mantelzorger: 'motiveren'. In de oplossingsrichting die nu is gekozen – 'hanteren' – gebruikt de mantelzorger de kwaliteiten en voorkeuren zoals die bij de copingstrategie 'motiveren' past.

Tips bij het toepassen van het Consultmodel

Geef voorlichting over het ziektebeeld en bijbehorende gedragskenmerken, en maak de (mogelijke) reacties en gevoelens van de mantelzorger bespreekbaar Dit kan bij

---

[2] Zie deel 1, hoofdstuk 5 'De mantelzorger', deel 2, A2 'Het verhaal van de mantelzorger' en bijlage A2.3, kaart 'Richtinggevende vragen copingstrategieën mantelzorgers'.

de probleemanalyse nuttig zijn als je merkt dat de mantelzorger gêne heeft om de zorgsituatie en zijn rol daarin met je te delen.

> **Voorbeeld**
>
> Een mantelzorger van een oudere met frontotemporale dementie kan erg opgelucht zijn als ze informatie krijgt over ontremd gedrag: 'Dus het is niet zo raar dat ik me soms geneer voor zijn opmerkingen.' Voor een vertrouwensband en een echt betekenisvolle ergotherapie-interventie is dit erg belangrijk.
> Nodig een mantelzorger desnoods expliciet uit om zijn gevoelens te benoemen: 'Ik kan me voorstellen dat ...'
> Geef op de individuele situatie toegespitste uitleg en adviezen, zodat de mantelzorger zichzelf en de oudere met dementie hierin herkent, *als stimulans om haar verhaal te doen*, niet om ongevraagde adviezen te geven.

Maak een overzicht van verschillende activiteiten Het in kaart brengen van activiteiten en het onderscheiden van activiteiten betreffende de zorg en andere activiteiten, kan in stap 2 van het Consultmodel, bij de probleemanalyse, en in stap 4, 'Het bedenken van mogelijke acties en het kiezen van een actie', prettig zijn.

Bijvoorbeeld bij mantelzorgers die het lastig vinden om voor zichzelf te kiezen, kan het maken van een overzicht van activiteiten inzichtelijk maken hoeveel tijd er wordt besteed aan zorgactiviteiten. Wees alert op 'verschillende' zorgactiviteiten en vraag naar de rust of ontspanning die het oplevert.

> **Voorbeeld**
>
> | | |
> |---|---|
> | Ergotherapeut | 'Als we eens samen kijken naar het overzicht dat u deze week hebt bijgehouden, dan zie ik dat uw kleinkinderen twee middagen in de week na schooltijd bij u zijn?' |
> | Mantelzorger | 'Ja, dat klopt.' |
> | Ergotherapeut | 'Hebt u ook de tijd op die middagen om iets leuks met ze te ondernemen, of moeten ze zichzelf zien te amuseren?' |
> | Mantelzorger | 'Dat is het hem nu net, omdat ik mijn man niets alleen kan laten doen, ben ik vrijwel de hele tijd met hem bezig, terwijl ik voorheen met de kinderen koekjes bakte, of we met z'n allen gezelschapsspelletjes speelden ... maar dat gaat nu allemaal niet meer!' |
> | Ergotherapeut | 'We zouden samen eens kunnen kijken naar activiteiten die zowel voor uw man als de kleinkinderen geschikt en leuk zijn om te doen, of hoe we uw man een eenvoudige bezigheid kunnen geven die het voor u mogelijk maakt met uw kleinkinderen bezig te zijn.' |

Met een overzicht van verschillende activiteiten kan ook zichtbaar worden hoeveel tijd er is voor eigen rollen en activiteiten. Ook kan het duidelijk worden op welke momenten er tijd kan worden vrijgemaakt voor ontspanning.

Speel adequaat in op te veel of te weinig inzicht mantelzorger
Te veel: Wanneer de mantelzorger maar doorgaat, zonder stil te staan bij de gevolgen voor zichzelf, probeer dan inzicht te geven in de gevolgen voor de mantelzorger zelf.

Door goed door te vragen wordt de mantelzorger gestimuleerd steeds nauwkeuriger zijn probleem te formuleren. Leg hierbij de nadruk op dat de *intentie* van wat ze doen goed is, maar dat het ook wat minder mag zijn.

Voorbeeld

Mantelzorger	'Ach, hij kan er niets aan doen. Dus laat ik hem gewoon zijn gang gaan, en help ik hem een beetje ... het is voor hem ook niet gemakkelijk, denk ik ...'

Licht toe dat goedbedoeld activiteiten uit handen nemen, een averechts effect heeft op het functioneren van de oudere met dementie. Geef aan welke activiteiten door de oudere zelf kunnen worden uitgevoerd, en hoe de mantelzorger hierbij kan begeleiden in plaats van overnemen.

Te weinig: Bedenk ook dat sommige mantelzorgers het moeilijk vinden om de zorg voor de oudere met dementie 'los te laten'. Wees daarom niet te 'gretig', maar geef de mantelzorger de tijd om na te denken en keuzes te maken. Te snel keuzes willen afdwingen werkt contraproductief.

Voor beide situaties geldt: als je de mantelzorger probeert te overtuigen van jouw oplossing, is de kans erg groot dat je advies niet wordt geaccepteerd.

Vermijd discussies: het gaat er niet om wie gelijk heeft! Mogelijk heb je een heel ander idee over de situatie van de mantelzorger. Of vind je dat zij geen rekening houdt met de oudere met dementie. Of dat de mantelzorger misschien niet genoeg moeite doet ...

Vooral bij stap 2 van het Consultmodel 'De probleemanalyse', en bij stap 4 'Het bedenken van mogelijke acties en het kiezen van een actie', kunnen verschillende ideeën naar voren komen. Echter: vermijd een 'welles-nietes'- discussie of het opperen van veel 'ja-maar's. Het zal agitatie veroorzaken en de vertrouwensband schaden! Confrontatie kan noodzakelijk zijn, maar blijf professioneel. Beschuldig nooit de mantelzorger, en 'trek geen partij' voor de oudere met dementie. Bedenk wat voor de mantelzorger aan de orde is, en wat hij of zij nodig heeft om zich in de situatie te handhaven. De mantelzorger is immers ook je cliënt.

Neem een mantelzorger die 'onhaalbare' doelen stelt serieus; maak gebruik van deze informatie De mantelzorger formuleert bijvoorbeeld als doel: 'Dat hij weer mijn oude Henk is ...' Een empathische reactie is dan op zijn plaats.

Denk niet 'daar kan ik niets mee', maar vraag door; ook hier gaat het om de betekenis voor de mantelzorger. Waarin verschilt de 'oude Henk' van de 'Henk van nu'? Wat betekent dat verschil voor haar? Waar is behoefte aan? Op basis daarvan kun je de mantelzorger steunen in datgene wat zij nodig heeft om de zorgsituatie vol te houden.

Bijzondere situaties: niet ondergewaardeerd voelen

Er zijn situaties waarin de mantelzorger zich ondergewaardeerd voelt door de oudere met dementie en/of anderen uit de sociale omgeving. De zorg wordt als heel vanzelfsprekend ervaren. Hiervoor kunnen diverse redenen zijn.
- De oudere met dementie is zich niet bewust van alle hulp die hij ontvangt ('ik doe alles zelf!').
- De oudere met dementie vergeet dat de mantelzorger is geweest ('ik zie mijn kinderen nooit!').
Leg de mantelzorger uit dat er bij ouderen met dementie eerder sprake is van onvermogen in plaats van gebrek aan waardering. Zeg bijvoorbeeld dat ze 'een ander beeld van de werkelijkheid' hebben, en niet 'het gevoel dat de geboden zorg er niet toe doet'.
- Het is nooit genoeg ('hij is niet gauw tevreden'; of: 'het is nooit goed genoeg voor hem').
Vaak is er dan sprake van een al langer bestaande rolverdeling met bijbehorende verwachtingen.
Ga niet bemiddelen tussen mantelzorgers onderling of lobbyen bij een van de mantelzorgers.

> **Voorbeeld**
>
> Een dochter die een alleenstaande dementerende moeder verzorgt, naast haar parttimebaan en eigen gezin. Zij heeft een zus en twee broers, waarvan er twee in de buurt wonen. Toch komt het leeuwendeel van de verzorging op haar terecht. Zij heeft al vaker, tevergeefs, voorgesteld een bezoekschema te maken, waarin ieder een vaste dag komt, en ook een maaltijd meebrengt. Wanneer haar broers of zus dan een keer komen, drinken ze alleen een kopje koffie bij ma, en brengen hooguit wat boodschappen mee, met een magnetronmaaltijd uit de supermarkt ... Dit veroorzaakt wrijving bij de mantelzorger. Zij is teleurgesteld in haar broers en zussen, en dit verslechtert het contact.

Benoem de problematiek en de stappen die de mantelzorger(s) zelf kunnen ondernemen. Neem in het voorbeeld van de teleurgestelde dochter geen contact op met de broers of zus, maar richt je op wat de mantelzorger zélf aan de situatie wil en kan doen.

Je kunt wanneer sprake is van ernstige conflictueuze situaties, verwijzen naar de juiste hulpverleners zoals het maatschappelijk werk of een sociaal-psychiatrisch verpleegkundige.

C Uitvoering plan van aanpak 237

Wat neem ik mee op huisbezoek?

- Ondersteunend materiaal: Folders mantelzorgorganisaties (ondersteuning/lotgenotencontact e.d.) (opvragen)
- Ondersteunend materiaal: 'Dagschema oudere met dementie en mantelzorger' (bijlage C.5)
- Kaart: 'Richtinggevende vragen copingstrategieën mantelzorgers' (bijlage A2.3)
- Eventueel kaart: 'Gesprekstechniek Etnografisch Interviewen' (bijlage A2.1)

> **Verwijzing naar bijlagen**
>
> - Ondersteunend materiaal: 'Dagschema oudere met dementie en mantelzorger' (bijlage C.5)
> - Kaart: 'Richtinggevende vragen copingstrategieën mantelzorgers' (bijlage A2.3)
> - Kaart: 'Gesprekstechniek Etnografisch Interviewen' (bijlage A2.1)

2.3 Eigen problemen in zorgactiviteiten

Wanneer een mantelzorger in een zorgsituatie een probleem of knelpunt ervaart, kan de ergotherapeut de mantelzorger met behulp van het Consultmodel en het adviesproces coachen. Het gaat hier vooral om de problemen die in de rol als mantelzorger ervaren worden. Vaak zijn de problemen die mantelzorgers ervaren, gerelateerd aan problemen van de oudere met dementie. In deze paragraaf gaat het echter om de problemen en moeilijkheden die de mantelzorger ervaart bij de zorg die ze zélf bieden.

> **Voorbeeld**
>
> Mantelzorger 'Ik houd een beetje in de gaten of ze netjes voor de dag komt, vinden we allebei prettig. Normaal deed ze dat zelf, maar niets is nu meer normaal, hè? Maar ik merk dat ze tegenwoordig niet goed meer weet wat ze met de kleren moet doen. Dan staat ze een beetje te dralen. En ik merk dat ik niet goed weet wat te doen. En ik voel er weinig voor om haar als een klein kind aan te kleden!'

Ervaren problemen in zorgsituaties hebben betrekking op situaties met de oudere met dementie waarin de mantelzorger zorg biedt.

De ervaren problemen in zorgsituaties kunnen op heel verschillende manieren zichtbaar zijn, bijvoorbeeld:
- de mantelzorger weet niet op welke manieren de oudere met dementie ondersteund kan worden in het herinneren van de dag van de week;

- de mantelzorger vraagt zich af hoe ze de oudere met dementie zover krijgt dat ze niet meer naar haar gaat zoeken als ze even weg is;
- de mantelzorger heeft moeite om de oudere met dementie tot activiteiten te stimuleren;
- de mantelzorger verzucht dat de oudere met dementie de laatste tijd zo opstandig op haar reageert.

De problemen met zorgsituaties zijn vaak verweven met problemen met disbalans in rollen en activiteiten en vice versa.

De *centrale vraag voor de ergotherapeut* is: hoe kan de mantelzorger de zorg en ondersteuning die hij aan de oudere met dementie biedt, verbeteren?

Doelen van de mantelzorger

- Hoe kan ik bereiken dat de oudere met dementie mij niet steeds gaat zoeken als ik (even) weg ben?
- Hoe kan ik bereiken dat de oudere met dementie meewerkt tijdens het aankleden?
- Hoe kan ik bereiken dat er minder spanning is tijdens het eten?
- Hoe kan ik bereiken dat ik de oudere met dementie een boodschap kan laten (blijven) doen?
- Hoe kan ik bereiken dat de oudere met dementie zich niet verveelt?
- Hoe kan ik bereiken dat hij minder loopt te zoeken en te vragen naar ...?

NB Bij deze doelen lijkt het alsof de oudere met dementie iets gaat 'doen', de nadruk ligt echter op 'hoe' de mantelzorger kan bereiken dat ... De mantelzorger is degene die iets doet/verandert, waardoor het gedrag van de oudere met dementie wordt beïnvloed. En met name de mantelzorger voelt zich daarmee geholpen.

In de beschrijving van het adviesproces wordt dit bij stap 3 nader toegelicht.

Hoe ga je te werk?

De ervaren problemen met de zorgsituatie kunnen ook tijdens de strategietraining of externe compensatie aan de orde komen. Op het moment dat de ergotherapeut merkt dat het zinvol is om met de mantelzorger apart bij zijn problemen/vragen in de zorgsituatie stil te staan, ligt het Consultmodel het meest voor de hand.

Hierna wordt beschreven hoe de ergotherapeut het Consultmodel met de mantelzorger doorloopt ten aanzien van de ervaren problemen met de zorgsituatie.

Het Consultmodel bestaat uit een vijftal stappen:
1 het maken van afspraken over de samenwerking;
2 het maken van een probleemanalyse;
3 het formuleren van een probleem/doelstelling met de HKU-formule;

4 het bedenken van mogelijke acties en het kiezen van een actie;
5 evaluatie.

ad 1 Het maken van afspraken over de samenwerking Je maakt duidelijk wat de mantelzorger kan verwachten: dat je de mantelzorger helpt bij het oplossen van het probleem, maar dat je het probleem niet vóór hem gaat oplossen. De mantelzorger heeft zijn inbreng als ervaringsdeskundige, de ergotherapeut als deskundige op het gebied van dementie, het dagelijks handelen/de uitvoer van activiteiten en alternatieven.

Voorbeeld

De mantelzorger verzucht dat ze haar huishouden niet meer kan doen, omdat ze steeds onderbroken wordt in haar werk. Haar echtgenoot vraagt steeds aandacht. Door de onderbrekingen heeft de mantelzorger het gevoel geen grip te hebben op haar eigen activiteiten.

Mantelzorger	'Weet u misschien hoe ik hem even bezig kan houden? Dan kan ik tenminste even het strijken afmaken!'
Ergotherapeut	'Prima, We kunnen het beste sámen bedenken wat u het beste kunt doen, zodat u het strijken kunt afmaken. Wat voor de een werkt, kan voor de ander soms niet het gewenste effect hebben. Ik hoor daarom graag uw mening.'

ad 2 Het maken van een probleemanalyse Tijdens de probleemanalyse is het belangrijkst dat de situatie van de mantelzorger heel duidelijk wordt. Zo duidelijk dat je die situatie als een film voor je ziet. Eventueel kun je dat ook als voorbeeld naar de mantelzorger noemen.

Voorbeeld

Ergotherapeut	'Vertel eens zo concreet mogelijk hoe uw situatie eruitziet. Probeer het stap voor stap te vertellen, alsof de situatie als een film voorbijkomt.'

Gesprekstechnieken zijn cruciaal. Doorvragen en samenvatten is vaak noodzakelijk om de situatie van de mantelzorger zo duidelijk mogelijk te krijgen.[3]

Een goede probleemanalyse heeft als doel dat de mantelzorger en de ergotherapeut de probleemsituatie helder en op dezelfde manier voor ogen hebben. Een goede probleemanalyse is geen investering van de mantelzorger voor jou, alsof zij jou 'een gunst bewijzen'. Tijdens de probleemanalyse ontstaat vaak een bewustwordingsproces bij de mantelzorger over de situatie met de oudere met dementie. De probleemanalyse is een essentieel onderdeel van jouw advisering als ergotherapeut van de mantelzorger! Zo mogelijk wordt ook een verband gelegd met de copingstrategieën van de mantelzorger.

Voorbeeld

Ergotherapeut 'Uit uw verhaal wordt duidelijk hoezeer uw echtgenoot een beroep op u doet. U hebt tot nu toe steeds oplossingen bedacht zodat u uw eigen werk kon afmaken, bijvoorbeeld uw echtgenoot afleiden of hem op pad te sturen met een boodschap. Het zoeken naar en vinden van oplossingen is uw kracht in de ondersteuning die u uw man biedt. Nu merkt u dat die oplossingen niet voldoende meer zijn. Alternatieve oplossingen zijn niet meer zo een-twee-drie te bedenken. U verwoordt dat als "ik ben de grip aan het verliezen".'

De probleemanalyse wordt afgerond wanneer zowel jij als de mantelzorger het probleem helder genoeg hebben. Misschien heb jij al snel een beeld van de factoren die een rol spelen in de zorgsituatie en verbanden ertussen. De kern van de probleemanalyse is echter dat de mantelzorger een beeld van zijn eigen situatie heeft. Op basis daarvan kan hij verder gaan denken over wat hij wil veranderen, en de manier waarop hij dat wil bereiken.

ad 3 Het formuleren van een probleem/doelstelling met de HKU-formule De doelstelling wordt door de mantelzorger geformuleerd, maar je geeft een belangrijke voorzet, bijvoorbeeld met een samenvatting van de probleemanalyse.

Vat de probleemanalyse samen met behulp van de HKU-formule, zoveel mogelijk in de woorden van de mantelzorger.

---

3 Zie voor gesprekstechnieken ook deel 2, A, 'Het verhaal van de mantelzorger' (bijlage A2.1), kaart 'Gesprekstechniek Etnografisch Interviewen' en A2.2, kaart 'Richtinggevende vragen bij Etnografisch Interviewen'.

C Uitvoering plan van aanpak

HKU staat voor: Hoe Kunt U bereiken dat ...

Met deze formulering benadruk je dat:
- de mantelzorger zelf de belangrijkste actor is in het bereiken van de doelstelling;
- het gedrag van de mantelzorger centraal staat; het is de verantwoordelijkheid van de mantelzorger om iets met het advies te doen, of de gekozen actie uit te voeren.

Het liefst formuleer je de doelstelling met de woorden die de mantelzorger zelf gebruikt, zoals in het voorbeeld met het woord 'grip'. Door de terminologie van de mantelzorger te gebruiken merkt de mantelzorger hoezeer diens eigen verhaal centraal staat. De mantelzorger voelt zich betrokken bij en medeverantwoordelijk voor de verandering.

Voorbeeld

Ergotherapeut 'U zegt dat "grip" en eigen tijd belangrijk zijn om de situatie vol te houden. Als we hier eens een doelstelling van maken?
De doelstelling begint met uzelf, want u bent degene om wie het gaat.
Dus: "Hoe kunt u bereiken dat ..." Kunt u dit zelf verder aanvullen?'

Het is een valkuil dat de ergotherapeut de doelstelling voor de mantelzorger formuleert. Als de mantelzorger het doel zelf formuleert en uitspreekt, blijft de doelstelling beter 'hangen' en wordt het meer van de mantelzorger zelf.
Wanneer het zelf formuleren voor de mantelzorger toch te lastig blijkt, formuleer dan de HKU-formule met woorden die door de mantelzorger zijn gebruikt.

Voorbeeld

Ergotherapeut 'U zegt dat "grip" en eigen tijd belangrijk zijn om de situatie vol te houden. Als we hier eens een doelstelling van maken?
Dus: Hoe kunt u bereiken dat u meer grip op uw situatie hebt op momenten dat uw echtgenoot een beroep op u doet ... Klopt dat met uw verhaal?'

Voorkom dat je de HKU-formule voor de mantelzorger *invult*. Het verschil met invullen en helpen met formuleren in eigen woorden is dat bij het invullen een eigen interpretatie wordt gegeven. Met een andere interpretatie is de doelstelling namelijk niet van de mantelzorger zelf, en kan het gebeuren dat je het zelfs helemaal verkeerd interpreteert.

Voorbeeld

Ergotherapeut	'U zegt dat eigen tijd belangrijk is om de situatie vol te houden. Laten we proberen hier een doelstelling van te maken. Dus: Hoe kunt u bereiken dat u de situatie beter onder controle hebt? Klopt dat met uw verhaal?'

Met het gebruik van eigen woorden van de ergotherapeut kan het lastig zijn om de HKU-formule zo concreet mogelijk te maken. Schroom niet om door te vragen op de uitspraken van de mantelzorger.

Ergotherapeut	'Dus: Hoe kunt u bereiken dat u meer grip op uw situatie hebt op momenten dat uw echtgenoot een beroep op u doet ... Klopt dat met uw verhaal?'
Mantelzorger	'Ja, dat klopt wel.'
Ergotherapeut	'Aan welk moment denkt u nu het eerst?'
Mantelzorger	'Nou, waar we het net over hadden: als ik met mijn dochter boodschappen wil doen, en hij het nét op dát moment nodig vindt om zogenaamd vast met het eten te beginnen, en de koelkast overhoop haalt. Mijn dochter zit ook krap in haar tijd, en negen van de tien keer gaat zij alleen de deur uit om boodschappen te doen, met mijn lijstje erbij. Omdat ik de rotzooi moet opruimen!'
Ergotherapeut	'Hoe zou u die momenten het liefst zien?'
Mantelzorger	'Dat als ik samen met mijn dochter boodschappen ga doen, hij ook met iets kan beginnen waar hij mijn hulp niet voor nodig heeft, en waarmee hij toch een tijdje bezig is ... Ik wil graag met mijn dochter boodschappen blijven doen! Het is ook een verzetje, een uitje voor mij! Mijn eigen tijd!'

Ergotherapeut	'Dus een doelstelling kan zijn: Hoe kunt u als u met uw dochter boodschappen gaat doen, uw man ... kunt u het aanvullen?'
Mantelzorger	'... als ik met mijn dochter boodschappen ga doen, heeft mijn man ook iets te doen waar hij me niet steeds bij nodig heeft.'

ad 4 Het bedenken van mogelijke acties en het kiezen van een actie Bij het bedenken van oplossingen is het de kunst de mantelzorger zoveel mogelijk te stimuleren zelf oplossingen/acties te bedenken. Uiteraard helpt de ergotherapeut daarbij. Geschikte vragen zijn bijvoorbeeld de volgende.
- 'Hebt u eerder geprobeerd om grip op die momenten te krijgen of te houden, en zo ja, op wat voor manier?'
- 'Hoe lukte het u voorheen wel om grip op de situatie te houden?'
- 'Hoe bewaakte u uw eigen tijd voorheen?

Mantelzorger (lacht)	'Heel simpel, ik zette hem in de tuin aan het werk, schoffelen in de voortuin of vroeg hem de hond uit te laten. Maar de laatste tijd maak ik me zorgen als hij alleen buiten is, zonder toezicht. Stel je voor dat hij gaat zwerven.'
Ergotherapeut	'Wat was volgens u het succes van uw aanpak?'
Mantelzorger	'Ik ging naar buiten, hij ging naar buiten ... enne ... even nadenken ... ik deed iets in het huishouden en hij eigenlijk ook, op zijn manier. Ik denk dat het werkte omdat het vergelijkbaar was. Hij deed altijd de tuin en dingen die te zwaar voor mij waren, of die ik niet kon ... en ik deed ander huishoudelijk werk.'
Ergotherapeut	'Een soort gelijkwaardigheid in rollen en activiteiten rondom het huishouden.'
Mantelzorger	'Ja! Valt me nu eigenlijk pas echt op ... tja, dat groeit zo.'
Ergotherapeut	'Wat is er veranderd, zodat het succes van toen, nu niet meer werkt?'
Mantelzorger	'Wat ik al zei: ik vertrouw hem niet meer alleen buiten ... ik verzon een smoes, en zei dat hij de tuin niet meer hoefde te doen, en dat hij rustig de krant kon lezen ... en dan ging ik boodschappen doen en ... och ja ... nu snap ik eigenlijk wel hoe en waar het misgaat.'

Nadat de HKU-doelstelling is geformuleerd, denkt de ergotherapeut mee bij het zoeken naar passende alternatieven voor het handelen van de mantelzorger, zodanig dat de mantelzorger zelf keuzes en beslissingen kan nemen. Cruciaal in je aanpak is dat je als het ware 'hardop denkt', liefst in de woorden van de mantelzorger. Dat benadrukt dat er nog steeds sprake is van samenwerking, en dat jij niet de oplossingen gaat voorschrijven. Tegelijk voorkom je dat het een raadspelletje wordt.

> **Voorbeeld**
>
> | | |
> |---|---|
> | Ergotherapeut | 'Het succes zat in de gelijkwaardigheid van rollen en activiteiten. En, zoals ik u heb leren kennen, pakte u dat ook op een 'normale' manier aan. Misschien is die aanpak ook anders geweest als u hem bijvoorbeeld de krant aanbood?' |
> | Mantelzorger (lacht) | 'Ja, dat is meer verzorgend, en dat is hij niet van mij gewend.' |
> | Ergotherapeut | 'Het mooie van uw aanpak was, dat u voor hem zorgde op een manier waardoor hij zich gelijkwaardig voelde, dat is enorm belangrijk! Op grond van die benadering zouden we alternatieve passende activiteiten bij de rol als 'medehuishouder' moeten bedenken. Eisen aan een passende activiteit zijn onder andere:
1 dat hij er even mee bezig is, anders kunt u nog geen boodschappen doen;
2 dat het moet passen bij de gewoonten tussen jullie, zoals een zwaardere klus overnemen of iets anders wat u niet kan;
3 dat de kans dat hij tussendoor hulp nodig heeft zo klein mogelijk is.' |

Je stimuleert de mantelzorger opties tegen elkaar af te wegen en de meest effectieve optie te kiezen. Afhankelijk van de mogelijkheden van de mantelzorger heb je hier een meer of minder sturende rol in. Je wordt wat sturender als je merkt dat de mantelzorger anders niet verder komt.

> | | |
> |---|---|
> | Mantelzorger | 'Ja, verzin het maar even! Ik kan ook de buren vragen of zij een oogje op hem willen houden als hij aan het schoffelen is ... ach nee, dan word ik weer afhankelijk van de buren als ik boodschappen wil doen ... daar heb ik niets aan ... en als mijn man merkt dat de buren hem in de gaten houden ... o nee! Dan heb ik de poppen aan het dansen ... het moet dan toch echt iets in huis zijn.' |
> | Ergotherapeut | 'Oké, welke activiteiten in/rondom huis vindt u binnen dat eisenpakket passen?' |

Mantelzorger	'Iets als ...'
Ergotherapeut	'... stofzuigen? Beetje vergelijkbaar met schoffelen, fysiek redelijk zwaar ... volhouden kan hij goed ... en u zou hem kunnen helpen met het pakken en aanzetten van de stofzuiger.'
Mantelzorger	'En hij kan gaan waar hij wil ... niemand die hem tussendoor verbetert ... Ja! Dat ga ik eens proberen!'

Deze mantelzorger voelt zich het meest geholpen met een oplossing waar ze zelf de meeste 'grip' op heeft. De keuze van de acties en het succes ervan liggen ook in het verlengde van de gebruikte copingstrategie. De ergotherapeut probeert bij de oudere met dementie zijn strategie te effectueren, en op dezelfde manier probeert de ergotherapeut dat bij de mantelzorger. Met andere woorden: de ergotherapeut effectueert de copingstrategie van de mantelzorger. Net zoals bij de patiënt, is de kans op succes het grootst wanneer iemands kwaliteiten en voorkeuren in de oplossing zijn verwerkt.

ad 5 Evaluatie De gekozen oplossing wordt in praktijk gebracht en bij een volgende ontmoeting geëvalueerd, en indien nodig wordt de cyclus nogmaals doorlopen.

Ergotherapeut	'Afgelopen week hebben we besproken hoe u grip kunt houden op uw situatie wanneer u met uw dochter boodschappen wilt gaan doen. We hebben toen besproken hoe stofzuigen een geschikte activiteit zou zijn in plaats van de krant lezen. Het doel is dat u met uw dochter boodschappen kunt doen ... is de aanpak succesvol geweest?'
Mantelzorger	'Nou, het werkte op zich goed ... hij was heel rustig en als ik alles klaar had gezet, ging hij aan de slag, en hij heeft de hele gang gestofzuigd, daarna de keuken, maar dat hoefde niet ... en daarna ...'

Het voorbeeld maakt duidelijk dat de focus van de evaluatie gemakkelijk naar de oudere met dementie verschuift. Echter, de focus ligt op het *succes van de gekozen aanpak voor de mantelzorger*.

Ergotherapeut	'Even terug naar het begin: de inzet was of u met uw dochter de deur uit kon gaan om samen boodschappen te doen.'
Mantelzorger	'O ja, je praat zo veel over hem dat dat automatisch gaat. Nou, in het begin mopperde hij een beetje, stofzuigen! Maar ik legde uit dat ik het zo zwaar vond worden en dat hij mij er enorm mee zou helpen. Ik heb de stofzuiger klaargezet en aangezet. En stuurde hij me zelfs weg!' *(lacht)*
Ergotherapeut	'De vorige keer hebben we besproken waarom iets wel/niet succesvol is. Wat is volgens u de reden waarom deze aanpak voor u goed werkte?'
Mantelzorger	'Ik heb mijn eigen tijd, mijn uitje kunnen volhouden en de oplossing daarvoor was vrij simpel achteraf ... maar het was fijn dat je vertelde wat je bedacht, nu kan ik misschien zelf ook dergelijke oplossingen bedenken.'
Ergotherapeut	'En ik heb het idee dat het past bij uw voorkeur/aanpak.'

Tips bij het toepassen van het Consultmodel

Geef voorlichting over het ziektebeeld en bijbehorende gedragskenmerken, en maak de (mogelijke) reacties en gevoelens van de mantelzorger bespreekbaar Wanneer de mantelzorger moeite heeft de problemen van de oudere met dementie te herkennen, en bepaalde gedragsmatige symptomen aan het karakter van de oudere met dementie wijt, in plaats van deze te beschouwen als een gevolg van de ziekte. (Bijvoorbeeld tijdens stap 2 van het Consultmodel 'De probleemanalyse' en bij stap 4 'Het bedenken van mogelijke acties en het kiezen van een actie'.)

Mantelzorger	'Ik heb hem altijd verwend, hij is gewoon lui!'
Ergotherapeut	'Ik begrijp dat het er zo uitziet, anderzijds past de moeite met initiatiefname heel erg bij dementie.'

Met name wanneer de symptomen van dementie in wisselende mate aanwezig zijn, zoals vaak bij een vasculaire dementie, is dit lastig voor de mantelzorger. Leg in begrijpelijke taal uit hoe dit komt, en zet deze uitleg en adviezen ook op schrift. Geduld en begrip zijn hier sleutelwoorden. Wees niet vermanend tegen de mantelzorger, ook al is diens reactie op het gedrag van de oudere met dementie nog zo ongepast. Houd voor ogen hoe verwarrend en frustrerend het kan zijn als bijvoorbeeld instructies de ene keer wel en dan weer niet worden begrepen, de namen van de kleinkinderen de ene keer vergeten zijn, terwijl een dag later naar hartenlust over ze verteld wordt tegen de buurman.

Geef op de individuele situatie toegespitste uitleg en adviezen, zodat de mantelzorger zichzelf en de oudere met dementie hierin herkent
Ga op zoek naar hulpbronnen Focus vooral op wat er nodig is *voor de mantelzorger om de zorg vol te kunnen houden,* en bekijk samen de mogelijkheden. Wanneer de mantelzorger uitvalt, heeft dit vaak grote gevolgen voor de oudere met dementie.

Sommige mantelzorgers hebben veel baat bij contact met andere mantelzorgers in een vergelijkbare situatie. Er zijn verschillende initiatieven met betrekking tot lotgenotencontact, cursussen en dergelijke.

Kiezen van acties De vraag 'wat had uzelf als oplossing in gedachten?', roept meestal irritatie op. Hoewel je erop uit bent om de mantelzorger zelf oplossingen te laten bedenken, wordt deze vraag niet als ondersteunend ervaren. Door het geven van informatie en het stellen van goede, reflectieve vragen is het mogelijk de mantelzorger zelf met ideeën over oplossingen te laten komen.

Bijzondere situaties: Afwijzen

Er zijn mantelzorgers die alle opties afwijzen, ook wanneer je bijvoorbeeld tijdens het uitvoeren van een activiteit met de oudere met dementie laat zien dat het werkt. De reactie van de mantelzorger is dan bijvoorbeeld: 'Tsja, vreemde ogen dwingen!' Of: 'Ja, maar jij bent een geduldig persoon, ik heb daar het geduld niet voor!' Bedenk dat gedragsverandering erg moeilijk is, het kan te spannend zijn voor de mantelzorger om zijn jarenlange gewoonten los te moeten laten.

Je kunt de mantelzorger niet dwingen zijn handelen aan te passen. Wel kun je tijdens je andere interventies proberen de mantelzorger, door hem er steeds bij te betrekken, vertrouwen te geven in eigen kunnen.

Wat neem ik mee op huisbezoek?

- Informatie over het ziektebeeld dementie, op schrift. Geef informatie toegespitst op het gedrag dat / de symptomen die de oudere met dementie vertoont. Een voorbeeld hiervan vind je in 'Schriftelijke adviezen voor de mantelzorger' (C.1).

> **Verwijzing naar bijlage en/of kaarten**
>
> - Ondersteunend materiaal: 'Schriftelijke adviezen voor de mantelzorger' (bijlage C.1)

Deel 3 Bijlagen

Observatie- en interviewinstrumenten

Kaarten

Ondersteunend materiaal

Bijlagen bij deel 2 A:
Probleeminventarisatie en -analyse
1. Het verhaal van de oudere met dementie

1. Folder: 'Ergotherapie bij dementie – informatie voor mantelzorgers'
2. Kaart: 'Wat komt aan bod tijdens het eerste huisbezoek?'
3. Instrument: 'Dagindeling'
4. Kaart: 'Richtinggevende vragen OPHI-II NL'
5. Instrument: 'Observatie vaardigheden oudere met dementie en mantelzorger'
6. Definitie motorische en procesvaardigheden instrument 'Observatie vaardigheden oudere met dementie en mantelzorger'
7. Instrument: 'Woonomgeving'

1 Folder – Ergotherapie bij dementie – informatie voor mantelzorgers

Wat is ergotherapie?

Ergotherapie heeft als doel mensen met beperkingen zo goed mogelijk hun dagelijkse activiteiten, zoals douchen, koffiezetten, koken, bijhouden van post of tuinieren, uit te laten voeren in hun eigen omgeving. De ergotherapie-interventie bij mensen met dementie vindt daarom aan huis plaats.

Mensen met dementie worden vaak beperkt in hun dagelijkse activiteiten. Dit als gevolg van problemen met bijvoorbeeld het onthouden van informatie, het plannen van en het aanbrengen van de volgorde in dagelijkse handelingen, het omgaan met apparaten of het nemen van initiatief.

Wat doet de ergotherapeut?

Ergotherapie richt zich op activiteiten uit het dagelijks leven van mensen met dementie én hun mantelzorgers. U als mantelzorger bent de meest betrokken persoon uit de omgeving.

Mantelzorgers kunnen partner, kind, ander familielid, vriend of buur zijn van een persoon met dementie. U wordt betrokken bij de ergotherapie-interventie om met de ergotherapeut te kijken hoe u de persoon met dementie zo goed mogelijk kunt begeleiden en welke adviezen u kunt geven. Ook wordt er samengewerkt met professionele hulpverleners die al bij de persoon met dementie betrokken zijn (zoals de thuiszorg, een fysiotherapeut of een maatschappelijk werker).

Praktische tips en adviezen voor het omgaan met mensen met dementie

- Neem de tijd om iemand een activiteit uit te laten voeren.
- Berg spullen op een vaste plaats op.
- Let niet méér voorwerpen in de kast dan nodig.
- Zet alleen de benodigde spullen klaar.
- Zet spullen in de juiste volgorde klaar, bijvoorbeeld eerst de koffiekan, dan de filter, filterzakjes, koffiebus, koffiezetapparaat en kopjes.
- Plaats korte gebruiksaanwijzingen op apparaten.
- Merk de aan-uitknop van apparaten met een sticker in een opvallende kleur.
- Maak gebruik van een agenda om afspraken in vast te leggen en neem deze dagelijks door.
- Gebruik een dagkalender om de datum aan te geven; hang deze duidelijk zichtbaar op.
- Stel korte, gerichte vragen in plaats van meerkeuzevragen.
- Laat iemand zoveel mogelijk en zo lang mogelijk doen wat hij/zij nog zelf kan.
- Bied alternatieven aan, bijvoorbeeld als lezen niet meer lukt een gesproken boek of voorlezen.
- Help met dingen die niet lukken.
- Vermijd 'welles-nietes'discussies.

Verwijzing

Via uw huisarts of specialist kunt u een verwijzing voor ergotherapie aan huis krijgen. Ergotherapie is opgenomen in het basispakket van de ziektekostenverzekeraar. Per kalenderjaar wordt tien uur ergotherapie aan huis vergoed.

2 Kaart – Wat komt aan bod tijdens het eerste huisbezoek?

Doel

- Vertrouwensrelatie opbouwen
- Wederzijdse verwachtingen uitspreken
- Eerste indruk krijgen van de fysieke en sociale omgeving

Onderwerpen

- Uitleg begrip ergotherapie en ergotherapie-interventie
- Navraag ergotherapie-interventie in het verleden
- Is de reden voor verwijzing duidelijk?
- Is er een diagnose bekend?
- Verwachtingen oudere met dementie en mantelzorger duidelijk krijgen
- Verwachtingen ergotherapeut uitspreken
- Aanwezigheid mantelzorger tijdens huisbezoeken bespreken
- Frequentie huisbezoeken ergotherapie
- Ziektekostenverzekering
- Folder Ergotherapie bij dementie
- Afsprakenkaart met naam en bereikbaarheid ergotherapeut

Richtinggevende vragen

- De ... geriater/huisarts/specialist heeft mij gevraagd hier op bezoek te komen. Is het u duidelijk wat ergotherapie inhoudt? / Weet u de reden van de verwijzing?
- Hebt u al eerder ergotherapie gehad?
- Hebt u al eerder van ergotherapie gehoord?
- Is er door uw (huis)arts al een diagnose vastgesteld?
- Hebt u al ideeën of verwachtingen over deze ergotherapiebezoeken?
- Zo ja, welke zijn dit?

3 **Instrument: Dagindeling**

Tijdstip	Activiteit	Opmerking
6.00 - 7.00		
7.00 - 8.00		
8.00 - 9.00		
9.00 - 10.00		
10.00 - 11.00		
11.00 - 12.00		
12.00 - 13.00		
13.00 - 14.00		
14.00 - 15.00		
15.00 - 16.00		
16.00 - 17.00		
17.00 - 18.00		
18.00 - 19.00		
19.00 - 20.00		
20.00 - 21.00		
21.00 - 22.00		
22.00 - 23.00		
23.00 - 24.00		
0.00 - 6.00		

4 Kaart – Richtinggevende vragen OPHI-II NL

(Deze kaart is een vereenvoudigde versie van stroomdiagram C van OPHI-II NL, toegespitst op de oudere met dementie; zie OPHI-II NL op de bijgevoegde dvd)

Dagelijkse routine

Kunt u een gewone, doordeweekse dag beschrijven?
- Ziet het weekend er anders uit?
- Bent u tevreden met deze routine?
- Wat vindt u er (niet) prettig aan?

Als u een goede of slechte dag hebt, hoe ziet die er dan uit?

Wat is het belangrijkst in uw routine?

Welke belangrijke activiteiten bent u niet in staat om te doen?

Had u vroeger een andere dagelijkse routine?

Wat zou u het liefst willen veranderen in uw routine?

Hebt u hobby's die deel uitmaken van uw huidige routine?

Hebt u hobby's die voorheen deel uitmaakten van uw routine?

Wat is het belangrijkste om hetzelfde te houden in uw routine?

Rollen

Kunt u iets over uzelf vertellen?
- Werkt u momenteel / hebt u vrijwilligerswerk?
- Bent u verantwoordelijk voor de zorg van (klein)kinderen, een partner of …?

Hebt u in het verleden gewerkt?

Hoe bent u gekomen tot deze baan / dit soort werk / deze studie?

Wat houdt uw werk/zorgtaak in?

Wat is de belangrijkste reden dat u dit doet?

Wat is de reden dat u niet hebt gewerkt?

Heeft u rollen als vriend(in), vrijwilliger, amateur, hobbyist?

Heeft u een rol als huisman/-vrouw?

Neemt u deel aan een organisatie/religieuze organisaties?

Is er iets speciaals dat u vaak doet?

Hebt u een speciale rol binnen deze activiteit/bezigheid?
- Kunt u hier iets over vertellen?
- Wat voor soort activiteiten doet u?
- Hoe bent u daarmee begonnen?
- Waarom doet u dit?
- Is het alleen voor uw plezier of is het meer dan dat?

Handelingssituaties

Woning/Woonomgeving

Kunt u iets vertellen over uw woning/woonomgeving?
- Wat voor soort woning is het?
- Wat vindt u van uw woonomgeving?
- Kunt u zich verplaatsen in uw woning?
- Beschikt u daar over de benodigdheden om te doen wat u wilt doen?
- Verveelt u zich daar wel eens?
- Wordt u gestimuleerd door de omgeving?
- Welke taken/verantwoordelijkheden hebt u met betrekking tot het huishouden?

Woont u samen met iemand?
- Wat voor soort dingen doet u samen?

Als u ergens hulp bij nodig hebt, kunt u dan rekenen op hulp van uw familie/echtgenoot/huisgenoot?
- Kunt u een voorbeeld geven?

Vrije tijd

Hoe brengt u uw vrije tijd meestal door?
Wat doet u voor uw plezier? / Wat is het belangrijkste wat u doet om zich te ontspannen en te vermaken?
Waar doet u dit?
Met welke mensen ontspant of vermaakt u zich het meest?

Productieve hoofdrol (indien iemand (vrijwilligers)werk uitvoert)

Kunt u vertellen over uw werkomgeving?
- Wat vindt u van uw werkomgeving?
- Wat zijn de belangrijkste dingen die u op uw werk doet?
- Bent u daar wel eens gespannen?

Hoe gaat u om met uw collega's?

Is er iemand op het werk die het werk moeilijk of stressvol voor u maakt?

Als u ergens hulp bij nodig hebt, kunt u dan rekenen op hulp van uw collega's?

Activiteit/handelingskeuzes

Kunt u de activiteiten doen die voor u echt belangrijk zijn?
- Wat zijn voor u belangrijke activiteiten?
- Wat zijn de activiteiten die u niet kunt doen?
- Hebt u voor de activiteiten kunnen kiezen die voor u belangrijk zijn?
- Is er iets wat u belemmert bij wat u wilt doen?
- Hebt u genoeg tijd om de activiteiten te doen waar u van geniet?
- Stelt u wel eens doelen voor uzelf op / maakt u wel eens plannen voor de toekomst?
- Hoe gaat u met obstakels en moeilijkheden om?

Beslissende levensgebeurtenissen

Welke gebeurtenissen of ervaringen hebben uw leven het meest gevormd of veranderd?
- Hoe is uw leven veranderd vanaf ...?
- Wat is er gebeurd?
- Welke veranderingen heeft dit teweeggebracht?

Wat beschouwt u als de beste periode in uw leven?
- Kunt u vertellen over deze periode?
- Wat maakte deze periode zo goed?

Wat beschouwt u als de slechtste periode in uw leven?
- Kunt u vertellen over deze periode?
- Wat maakte deze periode zo slecht?

Als u de toekomst zou kunnen veranderen, waar zou u zich dan mee bezighouden?
- Is dat hoe u het graag zou willen?

Wat beschouwt u als het grootste succes in uw leven?

Wat beschouwt u als de grootste mislukking in uw leven?

◼ 5   Instrument – Observatie vaardigheden oudere met dementie en mantelzorger

Motorische gebieden en vaardigheden oudere met dementie

Lichaamshouding

- Stabiliseren
  _____

- Oprichten
  _____

- Positioneren
  _____

Voorwerpen verwerven en vasthouden

- Reiken
  _____

- Buigen
  _____

- Grijpen
  _____

- Manipuleren
  _____

- Coördineren
  _____

Jezelf en voorwerpen bewegen

- Bewegen
  _____

- Tillen
  _____

- Lopen
  _____

- Transporteren
  _____

- Doseren
  _____

- Vloeiend bewegen
  _____

Het handelen volhouden

- Uithoudingsvermogen
- Tempo houden

Procesmatige gebieden en vaardigheden oudere met dementie

Het handelen volhouden

- Tempo houden
- Aandacht schenken
- Doelgericht zijn

Kennis toepassen

- Kiezen
- Gebruiken
- Hanteren
- Informeren

Tijd organiseren

- Initiatief nemen
- Continueren
- Volgorde aanbrengen
- Beëindigen

Ruimte en voorwerpen organiseren

- Zoeken/lokaliseren
  _____

- Verzamelen
  _____

- Organiseren
  _____

- Opruimen
  _____

- Navigeren
  _____

Het handelen aanpassen

- Opmerken/reageren
  _____

- Adjusteren
  _____

- Accommoderen
  _____

- Baat hebben
  _____

Interactievaardigheden mantelzorger

Op welke manier initieert, instrueert en begeleidt de mantelzorger (het handelen van) de oudere met dementie?

Verbale communicatie

De mantelzorger:
- ☐ maakt gebruik van korte zinnen
- ☐ gebruikt de taal van de oudere met dementie
- ☐ instrueert één handeling tegelijk
- ☐ geeft tijd om te reageren
- ☐ herhaalt belangrijke informatie
- ☐ bevestigt/bekrachtigt (complimenteert en stimuleert: 'goed zo, ga door', etc.)
- ☐ geeft aanwijzingen op niet-corrigerende wijze (bijvoorbeeld: 'Het gaat gemakkelijker als ...'; of: 'Het kan je helpen als je ...')
- ☐ neemt de klacht van de oudere met dementie serieus
- ☐ gaat geen discussie aan
- ☐ enzovoort ...

Non-verbale communicatie/lichaamstaal

De mantelzorger:
- zorgt ervoor dat de oudere met dementie hem/haar kan zien tijdens de communicatie
- ondersteunt met gebaren / visuele informatie
- maakt gebruik van aanraking/oogcontact
- bevestigt/bekrachtigt (bemoedigende blik, knikken, etc.)
- straalt rust uit, neemt de tijd
- enzovoort ...

Ten aanzien van de interactie met het handelen van de oudere met dementie

De mantelzorger:
- sluit aan bij wat de oudere met dementie gewend is te doen
- stemt activiteit af op wat de oudere met dementie kan
- heeft haalbare verwachtingen van de oudere met dementie
- legt/zet spullen klaar
- zorgt voor een overzichtelijke omgeving
- stimuleert het gebruik van geheugensteuntjes
- ondersteunt/assisteert waar nodig
- neemt niet te snel over
- laat de oudere met dementie het tempo bepalen
- doorbreekt ongewenst gedrag door afleiding, bijvoorbeeld visuele prikkel
- kan duidelijke grenzen stellen aan het gedrag van de oudere met dementie
- nodigt de oudere met dementie uit om tot activiteiten te komen: 'Zullen we ...'
- stimuleert de oudere met dementie tot activiteiten te komen en geeft daarbij geen keus 'Kom, we gaan ...'
- enzovoort ...

Definitie motorische en procesvaardigheden instrument 'Observatie vaardigheden oudere met dementie en mantelzorger'[1]

Stabiliseren

Houdt lichaam in evenwicht en handhaaft de rompcontrole en -balans tijdens het zitten, staan of lopen, tijdens het reiken of tijdens het bewegen, tillen, duwen of het trekken van voorwerpen; heeft betrekking op het ontbreken van een kortstondig verlies van houdingscontrole tijdens bewegen van romp of ledematen.

Oprichten

Houdt het lichaamsgewicht gelijkmatig verdeeld over het steunvlak; dit betekent een afwezigheid van asymmetrieën, gebogen of gebukte houding of buitensporig leunen; heeft betrekking op het ontbreken van blijvende problemen met het oprichten van het lichaam wat veroorzaakt kan worden door structurele of krachtsbeperkingen of door een slechte posturale tonus.

Positioneren

Het plaatsen van het lichaam of de rolstoel in verhouding tot objecten op een manier die het gebruik van efficiënte armbewegingen bevordert; heeft betrekking op het gebruik van achterliggende houdingsbewegingen geschikt voor de taak.

Betekent de afwezigheid van onhandige arm- of lichaamsposities. Omvat ook het positioneren van het lichaam of de rolstoel passend bij de taak of bewegingspatronen van de arm.

Reiken

Strekt of steekt de arm uit en, indien nodig, de romp, om voorwerpen te grijpen of op hun plaats te zetten buiten het bereik. Heeft betrekking op het vermogen om effectief te reiken in die mate die nodig is om voorwerpen te verkrijgen. Waar nodig omvat dit rompbeweging.

Buigen

Buigt, roteert of draait het lichaam actief op een manier en in een richting die passend is bij de taak; heeft betrekking op rompmobiliteit.

Grijpen

Knijpen of grijpen om handvatten te omvatten, om sluitingen en verpakkingen te openen of om deksels te verwijderen; heeft betrekking op de effectiviteit van de knijp- en grijpkracht.

---

1   Hensgens, J. (2006). *AMPS, Assessment of Motor and Process Skills: taken en vaardigheden.* Nederlandse bewerking. Landgraaf: Scholing en Advies ergotherapie.

Manipuleren

Zowel het behendig grijpen en loslaten als gecoördineerde in de hand *manipulatie* patronen; heeft betrekking op het bekwaam gebruiken van geïsoleerde vingerbewegingen tijdens het hanteren van voorwerpen.

Coördineren

Gebruikt verschillende delen van het lichaam tegelijk of gebruikt andere lichaamsdelen als hulp of stabilisator tijdens bilaterale motorische taken. Heeft betrekking op *het lichamelijke vermogen* om voorwerpen vast te houden, te ondersteunen of te stabiliseren tijdens bilaterale taakuitvoering.

Bewegen

Duwt, schuift, trekt of sleept voorwerpen over een ondersteunend oppervlak; omvat ook het openen van deuren en laden. Heeft betrekking op het bewegen van voorwerpen die niet opgetild worden (bijv. het duwen of trekken van een kar, deur of la; het over de grond slepen van een zware zak; of het verschuiven van een zware pan over het aanrecht). Dit omvat ook het vermogen om zelf een rolstoel voort te bewegen.

Tillen

Zet voorwerpen overeind of tilt deze op van een ondersteunend oppervlak; omvat het verplaatsen van een voorwerp dat opgetild is van de ene naar de andere plaats maar zonder zichzelf van de ene naar de andere plaats te verplaatsen of te bewegen. Heeft betrekking op het hebben van voldoende kracht om voorwerpen op te tillen.

Lopen

Verplaatsen op gelijke oppervlakken; betekent stabiliteit of een afwezigheid van schuifelen, strompelen, ataxie, etc.; omvat het vermogen zich om te draaien en van richting te veranderen tijdens het lopen.

Transporteren

Draagt voorwerpen terwijl men loopt of zich verplaatst van de ene naar de andere plaats (bijv. in een rolstoel). Heeft betrekking op het *'fysieke vermogen'* om te verzamelen.

Doseren

Reguleert of gradeert de kracht, snelheid en de omvang van de bewegingen tijdens het uitvoeren van een handeling of stap; heeft betrekking op de uitgeoefende hoeveelheid getoonde inspanning of verbruik van energie die nodig is voor de handeling of stap (bijv. net te veel of te weinig).

Vloeiend bewegen

Gebruikt gelijkmatige, vloeiende, doorlopende niet-onderbroken *arm- en handbewegingen*. Heeft betrekking op de kwaliteit of verfijndheid van de motorische uitvoering. Omvat de afwezigheid van dysmetrie, ataxie, tremoren, rigiditeit of stijfheid van bewegingen. Omvat ook het vermogen tot geïsoleerde bewegingen.

Uithoudingsvermogen

Gaat door met en volbrengt de taak zonder duidelijk teken van lichamelijke vermoeidheid, rustpauzes of zonder te stoppen om weer op adem te komen.

Tempo houden

Behoudt gedurende de hele taak snelheid of tempo van uitvoeren; omvat het behouden van snelheid waardoor de taak binnen een redelijke tijd wordt afgerond (bijv. het ontbreken van hypo- of hyperactiviteit, na verloop van tijd vertragen, of een ongelijk tempo). Heeft betrekking op het gebruik van een effectieve snelheid van uitvoeren gedurende stappen van een gespecificeerde taak.

Aandacht schenken

Blijft geconcentreerd gedurende de verschillende taakonderdelen; houdt in dat de cliënt selectief zijn aandacht op de uit te oefenen taak kan richten en op passende wijze aandacht schenkt aan relevante aspecten van de taak en omgeving, zodat de cliënt:
1 niet wordt afgeleid door externe auditieve of visuele prikkels; of
2 niet te veel aandacht besteedt aan prikkels of bepaalde aspecten van de taak terwijl hij andere negeert.

Doelgericht zijn

Gebruikt doelgerichte taakuitvoering die gericht is op het voltooien van de specifieke taak (d.w.z. het resultaat dat men oorspronkelijk overeengekomen is); houdt in het hebben van een basisbegrip over het doel of de bedoeling van de taak en een afwezigheid van gedrag dat gestuurd wordt door aanwijzingen uit de omgeving (d.w.z. 'omgevingsgestuurd' gedrag). Heeft betrekking op de mogelijkheid om zijn handen en gedragingen zodanig te gebruiken dat de omschreven taak volbracht wordt.

Kiezen

Selecteert geschikte gereedschappen en materialen; dit houdt in een begrip van wat te kiezen voor het werk. Wanneer dit gespecificeerd is voordat de taak start, houdt dit ook in het kiezen en gebruik van de oorspronkelijk overeengekomen gereedschappen en materialen.

Gebruiken

Gebruikt gereedschappen of materialen overeenkomstig hun bedoeling of op een aanvaardbare manier (inclusief hygiënisch) al naargelang de eigenschappen en de aanwezigheid (of afwezigheid) van andere voorwerpen. Heeft betrekking op wat en hoe de persoon materialen en gereedschappen kiest die hij wil gaan gebruiken. Dit betekent:
1 het hebben van kennis over het gebruik of de bedoeling van het voorwerp en begrip over de kenmerken van het voorwerp; en daarna
2 het voorwerp op de juist wijze gebruiken gebaseerd op deze kennis en dit begrip.

Dit omvat zowel het gebruik van de juiste gereedschappen voor het juiste werk als het gebruik van passende deksels en verpakkingen bij het opruimen.

Hanteren

Ondersteunt, stabiliseert en houdt gereedschappen en materialen vast op een passende wijze gezien de omstandigheden van de situatie en de mogelijkheden van het individu; heeft betrekking op de herkenning van de behoefte en het weten wanneer en hoe voorwerpen vastgehouden, gestabiliseerd en ondersteund moeten worden. Dit omvat ook het ervoor zorgen dat gereedschappen en materialen beschermd worden tegen schade of vallen (laten vallen).

Informeren

Zoekt naar passende verbale/geschreven informatie door vragen te stellen of instructies te lezen; omvat het stellen van vragen met betrekking tot waar materialen zijn opgeborgen of hoe een handeling wordt uitgevoerd.

Initiatief nemen

Start of begint het uitvoeren van een handeling of stap zonder aarzeling, dit maakt een einde aan het nemen van een beslissing.

Continueren

Voert een handelingsvolgorde van een stap zonder onnodige onderbreking uit en met een ononderbroken, vloeiende voortgang; heeft betrekking op de continuïteit van een serie handelingen, zodat, wanneer begonnen is met een handeling de persoon doorgaat totdat het voltooid is.

Volgorde aanbrengen

Voert stappen in een effectieve of logische volgorde uit met efficiënt gebruik van energie en tijd; dit betekent een afwezigheid van willekeur in het aanbrengen van volgorde of onterechte herhaling ('herschikking') van stappen.

Beëindigen

Beëindigt of voltooit afzonderlijke handelingen of afzonderlijke stappen zonder perseveratie, onterechte volharding of vroegtijdig ophouden; dit houdt in het stoppen met de uitvoering van de taak ter voorbereiding op het beginnen van de volgende handeling of stap.

Zoeken/lokaliseren

Zoekt naar en lokaliseert gereedschappen en materialen door een proces van logisch zoeken; doet een beroep op het vermogen te onderzoeken en verder te kijken dan de directe omgeving om de benodigde of verspreide gereedschappen en materialen op te sporen (bijv. ergens in, achter, bovenop kijken).

Verzamelen

Brengt benodigde of verkeerd geplaatste gereedschappen en materialen samen; doet een beroep op:
1 het verzamelen van klaargezette middelen naar de werkruimte om de taak uit te voeren;
2 het verzamelen en terugplaatsen van materialen waarmee geknoeid is of die verspreid liggen;
3 het herstellen van verkeerd geplaatste of gevallen middelen.

Organiseren

Positioneert logisch of ordent op een ordentelijke wijze materialen en gereedschappen in en tussen geschikte werkruimte(n) om de taakuitvoering te vergemakkelijken.

Opruimen

Brengt gereedschappen en materialen terug/zet deze weg en ruimt nabije werkplekken op tot oorspronkelijke staat (bijv. veegt aanrecht schoon en zet vuile borden in de gootsteen). Omvat het sluiten en dichtmaken van dozen en deksels bij het opruimen van voedsel in hun juiste voorraadpotten.

Navigeren

Verandert het bewegingspatroon van de arm, het lichaam of de rolstoel om bestaande obstakels die men in de ruimte tegenkomt te vermijden of eromheen te manoeuvreren wanneer de arm, het lichaam of de rolstoel door de ruimte beweegt.

Opmerken/reageren

Reageert op een juiste manier op non-verbale omgevings- en zintuiglijke prikkels (bijv. geluid, geur, warmte, vochtigheid, textuur, vorm, vastheid) die zorgen voor feedback uit de omgeving tijdens de taakuitvoering.

Accommoderen

Verandert zijn handelingen, de plaats van voorwerpen *in de werkruimte* vooruitlopend op of als reactie op omstandigheden/problemen die gedurende de handeling zouden kunnen ontstaan of die de aandacht vereisen om ongewenste resultaten te vermijden.

Adjusteren

Verandert de omgeving vooruitlopend op of in reactie op omstandigheden/problemen die zich gedurende de handeling kunnen voordoen of welke aandacht vereisen om ongewenste resultaten te vermijden.

Baat hebben

Anticipeert op en voorkomt dat ongewenste omstandigheden/problemen zich herhalen of blijven voortduren. Het belangrijkste punt van dit gedrag is dat de persoon herkent welke handelingen reeds klaar zijn, welke problemen reeds zijn opgetreden of de kans dat een situatie/probleem zich herhaalt of blijft voortduren.

7 Instrument – Woonomgeving[1]

Bewerkte versie van het formulier: 'Inventarisatie omgeving'.

Soort woning: _____

Eigendom woning: _____

Aanwezige voorzieningen in de woning:

- Vast (woningaanpassingen)
- Los (denk aan loophulpmiddelen/bril/gehoorapparaat/(rol)stoel/ADL-hulpmiddelen)

Functioneren van de betrokkene in/rondom de woning

1. Levert de aard van de woning problemen op, zodat de oudere met dementie in zijn zelfstandigheid wordt beperkt? (denk aan: toegang, doorgang, niveauverschillen, drempels, trap, indeling woning, etc.)
2. Leveren de faciliteiten in de woning problemen op, zodat de oudere met dementie in zijn zelfstandigheid wordt beperkt? (denk aan: toilet, bad, douche, wastafel, keuken, etc.)
3. Levert de woning / het interieur in de woning problemen op bij het verplaatsen? (denk aan: doorgangen, veiligheid, afstanden, gladde vloeren, losse draden, etc.)
4. Levert de directe omgeving van de woning problemen op? (denk aan: bestrating, verkeerssituatie, afstanden, etc.)
5. Levert het meubilair in de woning problemen op, waardoor de betrokkene in zijn zelfstandigheid wordt beperkt? (denk aan: gaan zitten, opstaan van bed/stoel/bank, etc.)
6. Leveren gebruiksvoorwerpen problemen op bij het zelfstandig hanteren ervan? (denk aan: telefoon, fornuis, sloten, tv, afstandsbediening, magnetron)
7. Levert de oriëntatie in huis problemen op? (denk aan: vinden van toilet, slaapkamer, kleding, gebruiksvoorwerpen)
8. Levert de oriëntatie buitenshuis problemen op? (denk aan: terugvinden van de woning, vinden van winkels, gebruikmaken van eigen vervoer / openbaar vervoer)
9. Wat vertellen de objecten in huis over het leven van de oudere met dementie?
10. Welke verwachtingen heeft de oudere met dementie ten aanzien van het wonen thuis?

---

1 Bron: Eertwegh, L. van den, Mathijsen, M., Soest, A. van, & Spee, G. (1995). *De omgeving is bepalend. Een methodiek met inventarisatielijsten*, weergegeven in het werkboek Psychogeriatrische Dagbehandeling. *Nederlands Tijdschrift voor Ergotherapie, 23*, 85-92.

Welke geheugensteuntjes gebruiken de oudere met dementie en diens mantelzorger?

- Kalender/agenda
- Opschrijven
- Vaste routine
- Visualiseren (voorwerpen vergroten / met kleur gemerkt)
- (Telefonisch) herinneren aan afspraken
- Vaste plek voor voorwerpen (sleutels, portemonnee, keukenindeling)
- Enzovoort ...

Bijlagen bij deel 2 A:
Probleeminventarisatie en -analyse
2. Het verhaal van de mantelzorger

1 Kaart: 'Gesprekstechniek Etnografisch Interviewen'
2 Kaart: 'Richtinggevende vragen bij Etnografisch Interviewen'
3 Kaart: 'Richtinggevende vragen copingstrategieën mantelzorgers'

1 Kaart – Gesprekstechniek Etnografisch Interviewen

- Vorm vooraf een duidelijk beeld van de informatie die je nodig hebt, gebruik echter geen lijst tijdens het gesprek (zie de volgende kaart: 'Richtinggevende vragen bij Etnografisch Interviewen').
- Maak het DOEL van het gesprek duidelijk bij aanvang.
  Mantelzorger = expert/ervaringsdeskundige; ergotherapeut = lerende!
  Laat je eigen visie geen rol spelen bij het aanhoren van het verhaal van de mantelzorger.
- Geef de mantelzorger de ruimte om zijn verhaal te vertellen en zijn eigen belevingen te uiten:
  Waarden en normen mantelzorger.
  Welke betekenis geeft mantelzorger aan gedragingen oudere met dementie?
- Vraag door, laat situaties nauwkeurig beschrijven, ga in op het gevoel:
  'Wat bedoelt u precies?' 'Wat gebeurde er toen?' 'Wat deed u toen?'
  'Hoe is dat voor u?' 'Wat had u liever anders zien gebeuren?'
- Spreek de taal van de mantelzorger, maak gebruik van (of herhaal) metaforen:
  'dus het feit dat ... drukt als een loden last op uw schouders?'
  'zijn er nog meer van die situaties waarvan u zegt, daar gaan m'n haren recht van overeind staan?'
- Vat regelmatig samen en controleer of je het verhaal goed hebt begrepen:
  'Heb ik goed begrepen dat ...?'
  'U geeft aan zich verdrietig te voelen, wanneer ...?'
- Een actieve, geïnteresseerde luisterhouding is belangrijk, maak ook gebruik van non-verbale signalen zoals 'hummen', knikken en eventueel aanraking.

- Maak gebruik van voorwerpen in de omgeving, bijvoorbeeld foto's, souvenirs, planten/tuin.
- Geef GEEN OPLOSSINGEN tijdens het gesprek.
- Geef aan het eind van het gesprek een samenvatting, geef aan wat je met de informatie gaat doen en wat de bedoeling voor de volgende bijeenkomst is.

2 Kaart – Richtinggevende vragen bij Etnografisch Interviewen

Zorgsituatie

- Waar loopt u tegenaan in de zorg voor uw ...?
- Waarbij moet u uw ... helpen?
- Hoe is dat voor u?
- Ervaart u problemen ten aanzien van de omgang met ... (qua gedrag)?
- Zijn er bepaalde dingen (in de zorg voor uw ...) die u zwaar vallen?
- Waar ligt voor u de grens / waartoe acht u zichzelf in staat?

Aanwezige hulp en acceptatie hiervan

- Zijn er professionele/niet-professionele hulpverleners die helpen in de zorg voor uw ...?
- Welk gedeelte van de zorg wordt door hen uitgevoerd?
- Hoe ervaart u de aanwezige hulp?
- Kunt u makkelijk hulp van anderen accepteren?
- Hebt u mensen waar u uw verhaal aan kwijt kunt / waaraan u steun hebt?

Eigen activiteiten mantelzorger

- Ervaart u problemen in de combinatie van zorg voor uw ... en uw eigen activiteiten (zoals werk, gezin, hobby's, visite)?
- Hebt u tijd om iets voor uzelf te doen?
- Voelt u zich gerust als u weg bent?

Beleving dagbesteding oudere met dementie

- Ervaart u problemen ten aanzien van de begeleiding die u moet geven om ... tot handelen te laten komen?
- Bemerkt u problemen met de tijdsbesteding van uw ...? (geen zinvolle dagbesteding / geen eigen bezigheden, moeilijk te stimuleren, initiatiefloos)
- Welke verwachtingen hebt u van uw ... ten aanzien van het uitvoeren van dagelijkse activiteiten / daginvulling?

Beleving woonsituatie

- Is het huis praktisch/handig?
- Wat kan er volgens u verbeterd worden?
- Bent u bang voor ongelukken in huis? (bijv. roken, verkeerd gebruik van apparaten, verlichting, valgevaar)
- Ervaart u problemen ten aanzien van de veiligheid van uw ...?
- Kan uw ... de weg in huis / buitenshuis goed vinden?

Omgang met gedrag oudere met dementie

- Bemerkt u problemen met uw ... in de omgang? (zoals het volgen van een gesprek, niet graag onder de mensen zijn, geen belangstelling hebben, onrustig gedrag)
- Met welke problemen hebt u het meeste moeite? Waarom?
- Hoe gaat u hiermee om?
- Begrijpt u het gedrag van uw ...?

3 Kaart – Richtinggevende vragen copingstrategieën mantelzorgers

Richtinggevende vragen wanneer <u>hantering</u> het grootste probleem lijkt

- Hoe schat de mantelzorger de mogelijkheden van de oudere met dementie in?
- Hoe schat de mantelzorger de eigen mogelijkheden in?
- Is de mantelzorger in staat zich aan te passen aan de specifieke eisen die het ziektebeeld dementie en de bijbehorende verzorging stellen?
- Kan de mantelzorger vooruit kijken en bij het zoeken naar oplossingen voor- en nadelen tegen elkaar afwegen?
- Welke opvattingen/normen en waarden van de mantelzorger spelen een rol in deze situatie?
- Komen deze overeen met die van de oudere met dementie?
- Kan de mantelzorger afstand nemen van de zorgsituatie? Geeft de mantelzorger grenzen aan en kan hij deze ook bewaken?

Kracht is: de mantelzorger is oplossingsgericht en komt graag meteen in actie. Knelpunten kunnen zijn:
– te snel / te veel overnemen van de oudere met dementie;
– gekozen oplossing komt soms voort uit een gebrek aan alternatieven.
Mantelzorgers met een gebrekkige hantering kunnen zich vaak niet aanpassen aan de zorgsituatie en/of hebben moeite de situatie in de hand te houden; de mantelzorger heeft moeite met het nemen van beslissingen en/of het zoeken naar oplossingen.

Richtinggevende vragen wanneer <u>acceptatie</u> het grootste probleem lijkt

- Welke gevoelens roept het gedrag van de dementerende op bij de mantelzorger?
- Begrijpt de mantelzorger het gedrag van de dementerende?
- Hoe komt het dat de mantelzorger zich steeds zo ... voelt?
- Welke eisen stelt de mantelzorger aan de oudere met dementie? (Let erop dat deze zowel te hoog als te laag kunnen zijn!)
- Hoe gaat de mantelzorg om met hulp uit de omgeving? Kan hijzelf hulp vragen?
- Legt de mantelzorger de problemen naast zich neer omdat 'er toch niets aan de situatie te veranderen is'?

Kracht is: de mantelzorger aanvaardt de ziekte van de oudere, en probeert met de mogelijkheden die hij voorhanden heeft, zoveel mogelijk het gewone leven vol te houden. Knelpunten kunnen zijn:
– er kan een zekere 'nonchalance' ontstaan, er wordt te weinig gezocht naar oplossingen.
Mantelzorgers die problemen met de acceptatie hebben, geven vaak een andere interpretatie aan het gedrag van de oudere met dementie, zoals 'onwil' of 'opzet'; hierdoor kan onenigheid of irritatie ontstaan.

Richtinggevende vragen wanneer motivatie het grootste probleem lijkt

- Hoe ervaart de mantelzorger het zorgen voor de oudere met dementie?
- Ervaart de mantelzorger wederkerigheid binnen de relatie met de oudere met dementie?
- Hoe reageert de omgeving op de mantelzorger? Vindt de mantelzorger dat ze genoeg waardering krijgt?
- Indien aan de orde: Heeft de mantelzorger genoeg oog voor de waardering die de oudere met dementie uitstraalt?
- Cijfert de mantelzorger zichzelf weg ten behoeve van de (zorg voor de) oudere met dementie?

Kracht is: de mantelzorger heeft vaak een sterke en liefdevolle band met de oudere met dementie, en ziet de zorg als vanzelfsprekend. Knelpunten kunnen zijn:
– de mantelzorger is niet in staat afstand te nemen van de zorgsituatie en cijfert zichzelf weg.

Mantelzorgers met een lage motivatie zien de zorgtaak meestal als plicht en doen dit soms zelfs met tegenzin; hierdoor kan wrijving ontstaan tussen de oudere met dementie en de mantelzorger.

Bijlagen bij deel 2 A:
Probleeminventarisatie en -analyse
3. Het verhaal van de ergotherapeut

1 Instrument: 'Samenvatting van de drie verhalen en probleemanalyse'
2 Instrument: 'Benaderingswijze oudere met dementie'

1 Instrument - Samenvatting van de drie verhalen en probleemanalyse

Samenvatting verhaal van de oudere met dementie

- Wie is de oudere: welke waarden, drijfveren, remmingen en gevoelens worden er geuit?
- Welke belangrijke problemen worden ervaren?
- Welke waardevolle activiteiten van vroeger zijn verloren gegaan?
- Wat zijn wensen ten aanzien van de toekomst?
- Is de oudere met dementie tevreden met zijn huidige daginvulling?

Samenvatting van het verhaal van de mantelzorger

- Wie is de mantelzorger: welke waarden, drijfveren, remmingen en gevoelens worden er geuit?
- Welke belangrijke problemen ten aanzien van de zorgsituatie en/of omgang met de oudere met dementie worden ervaren?
- Zijn draagkracht en draaglast met elkaar in evenwicht? Welke grenzen worden aangegeven?
- Wat wil de mantelzorger ten aanzien van de toekomst?
- Hoe gaat de mantelzorger met de situatie om?

Samenvatting van het verhaal van de ergotherapeut

- Bij welke activiteiten heeft de oudere met dementie hulp nodig? En in welke mate?
  - Efficiëntie van handelen
  - Veiligheid van handelen
  - Mate van inspanning

- Mate van hulp die nodig is
- Voor welke activiteiten is de oudere met dementie gemotiveerd?
- Wat zijn de mogelijkheden van de mantelzorger ten aanzien van:
  - begeleiding oudere met dementie in het dagelijks handelen
  - communicatie met de oudere met dementie
  - copingvaardigheden mantelzorger
- Is de woonomgeving afgestemd op de wensen en mogelijkheden van de oudere met dementie en de mantelzorger?

Ergotherapeutische probleemanalyse

- Wat is de kern van het probleem in het handelen van de oudere met dementie?
- Wat is de kern van het probleem in het handelen voor de mantelzorger?
- Welke wensen hebben beiden?
- Welke belangen zie je, en welke tegenstellingen in belangen?
- In hoeverre kun je op basis van de ergotherapeutische beroepskennis de problemen aanpakken?
- Welke andere hulpverleners kunnen je behulpzaam zijn?

2 Instrument – Benaderingswijze oudere met dementie

Communicatie

- Ga elke keer na of de oudere met dementie je herkent en weet wat je komt doen.
- Gebruik korte zinnen.
- Spreek de taal van de oudere met dementie.
- Geef de oudere met dementie tijd om te reageren, laat de oudere met dementie het tempo bepalen.
- Doe of instrueer één handeling tegelijk.
- Herhaal belangrijke informatie.
- Zorg dat de oudere met dementie je ziet wanneer je iets wilt doen of hem aanspreekt.
- Herinner de oudere met dementie op relevante momenten aan tijd, plaats en persoon.
- Maak gebruik van universele wijsheden/spreekwoorden/gezegdes.
- Maak gebruik van humor.
- Doorbreek ongewenst gedrag door afleiding, bijvoorbeeld een visuele prikkel.
- Maak gepast gebruik van aanraking/oogcontact, als de oudere met dementie daar prijs op stelt.
- Maak gebruik van spiegelen.

Keuze en controle

- Geef de oudere met dementie daar waar mogelijk is de ruimte eigen keuzes te maken, dit geeft hem een gevoel van controle over de situatie. Een gevoel van controle kan op drie niveaus plaatsvinden.
  - Gedragsniveau: wat wil de oudere met dementie graag zelf doen?
  - Cognitief niveau: wat wil de oudere met dementie graag weten?
  - Beslissingsniveau: wat wil de oudere met dementie graag zelf beslissen?

Respect

- Straal rust uit, neem de tijd.
- Houd geen relevante informatie achter, wees eerlijk.
- Positief labelen: probeer negatief of moeilijk gedrag positief te benoemen tegen de oudere met dementie.
- Luister naar het gevoel dat achter het verhaal verborgen ligt en probeer hierop te anticiperen.
- Neem een klacht van de oudere met dementie altijd serieus.
- Creëer een situatie waarin de oudere met dementie kan slagen.
- Ga geen strijd aan.
- Praat niet over de oudere met dementie waar hij bij is.
- Gebruik de naam die de oudere met dementie zelf prettig vindt.
- Heb aandacht voor de privacy van de oudere met dementie.

Individu

- Maak bewust gebruik van praten over het verleden, daar waar de oudere met dementie erkenning, waardering en rust aan ontleent.
- Maak indien mogelijk en wenselijk een dagprogramma, afgestemd op de oudere met dementie.
- Houd er rekening mee dat jouw stemming en eigen onzekerheden van grote invloed kunnen zijn op de oudere met dementie.
- Spreek de oudere met dementie aan op datgene wat hij nog kan en wil.
- Bespreek actuele gebeurtenissen, seizoensgebonden activiteiten.
- Deel interesses.
- Houd rekening met de waarden, normen, gewoonten en interesses van de oudere met dementie.

Activiteiten

- Stem activiteiten af op datgene wat de oudere met dementie kan.
- Bekrachtig adequaat gedrag.
- Complimenteer, stimuleer en nodig de oudere met dementie uit.
- Zorg voor een overzichtelijke omgeving.
- Maak de ruimte kleiner, dit kan meer veiligheid of overzicht bieden.
- Geef *cues* en aanwijzingen ter ondersteuning van het geheugen op een niet-corrigerende wijze.
- Maak gebruik van geheugensteuntjes, sluit aan bij wat de oudere met dementie gewend is.

Bijlagen bij deel 2 B: Doelbepaling

1 Ondersteunend materiaal – Gespreksinformatie ergotherapeut

Richtinggevende vragen voor het bespreken van de drie verhalen

Inleiding ergotherapeut

'Ik heb meerdere malen met u beiden gesproken, we hebben activiteiten gedaan en ik heb geobserveerd hoe u dat beiden deed. Vandaag wil ik jullie vertellen wat mij het meest is opgevallen in uw verhalen. Bovendien wil ik met u ook mijn "verhaal" delen, wat mij is opgevallen terwijl ik met u sprak en bezig was. Onze meningen en ideeën zetten we om in doelen en afspraken, zodat we weten waar we de komende tijd aan gaan werken en waarom.'

Naar oudere met dementie

'Mag ik bij u beginnen? In de gesprekken over vroeger en nu was u zo trots ... tegelijk vertelde u ook last te hebben van ... alhoewel u ... altijd hebt geprobeerd ... Nu zou u het liefst ... Voor de nabije toekomst hoopt u dat ...

Naar mantelzorger

'Voor u geldt hetzelfde/juist iets heel anders ... u merkt vooral dat ... U vindt dat ... manieren om ... hielpen goed ... echter, op andere momenten ... u verwacht dat ... en dat vindt u nu het belangrijkste.

Naar beiden

Mij is tijdens de observaties opgevallen dat ... goed ging en ... moeilijkheden opleverde. Eerdere oplossingen waren wel/niet succesvol vanwege ... In uw onderlinge communicatie lijkt u gewend te zijn om ... het effect wat zichtbaar was, was ...

Kaartjes

Maak kaartjes met de belangrijkste activiteitgebieden uit de verhalen van de oudere met dementie en mantelzorger. Je gebruikt deze kaartjes tijdens het daadwerkelijk opstellen van de doelen.
Bijvoorbeeld:

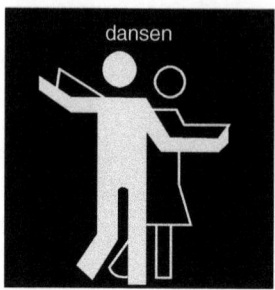

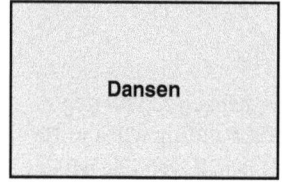

Bijlagen bij deel 2 C:
Uitvoering plan van aanpak

1. Ondersteunend materiaal: 'Schriftelijke adviezen voor de mantelzorger'
2. Ondersteunend materiaal: 'Voorbeelden van activiteiten bij initiatiefverlies'
3. Ondersteunend materiaal: 'Voorbeeld dagkalender'
4. Instrument: 'Strategieënlijst geheugen', met toelichting
5. Ondersteunend materiaal: 'Dagschema oudere en mantelzorger' (bijlage C.5)

1 Ondersteunend materiaal – Schriftelijke adviezen voor de mantelzorger

NB Reik onderstaande adviezen niet in zijn geheel uit aan de mantelzorger. Bekijk kritisch welke adviezen van toepassing zijn op de situatie waarin de mantelzorger zich bevindt. Schrijf de adviezen in de taal die de oudere met dementie en mantelzorger gebruiken, en wijzig de genoemde voorbeelden in de gewoonten die de oudere met dementie en/of de mantelzorger hebben.

Dementie

Mensen met een dementie hebben grote moeite met het ordenen van de wereld om hen heen en van hun eigen gedachten en gevoelens. Zij kunnen alle indrukken en informatie niet goed verwerken, en snappen steeds minder van alles om hen heen. Dit wordt veroorzaakt doordat het geheugen achteruitgaat, het besef van tijd verloren gaat en oorzaak/gevolg door elkaar worden gehaald. Het gevolg is dat de mensen vervreemden van zowel hun omgeving als van zichzelf.

Mensen met dementie kunnen hun oriëntatie kwijtraken: het tijdstip, de datum. Ook het denken verloopt traag en moeizaam, rekenen levert bijvoorbeeld problemen op (omgaan met geld) en logisch nadenken (op welke verdieping wonen we). Zelfs begrijpen wat iemand zegt kan moeilijk worden. Het beoordelen en inschatten van situaties lukt vaak niet meer.

Gebeurtenissen uit het verleden zitten langer in het geheugen, hierdoor is het 'verleden' vaak veiliger en prettiger om over te praten.

Activiteiten

Bij activiteiten is niet zozeer het eindresultaat het belangrijkst, maar hoe voelt iemand zich hierbij en wat ervaart iemand bij het uitvoeren van deze activiteit? Van belang is om oude, bekende bezigheden op te pakken of aan te bieden. Deze worden namelijk het meest gewaardeerd en zijn ook vertrouwd. Bij nieuwe, onbekende activiteiten is de kans te groot dat [meneer/mevrouw] die niet tot een goed einde brengt. Dit vergroot het gevoel te falen, waardoor de onzekerheid zal toenemen (en de passiviteit groter wordt). Oude gewoonten en routines blijven het langst intact, maak hier zoveel mogelijk gebruik van. Sluit zoveel mogelijk aan bij de mogelijkheden die iemand nog heeft. Het komt het gevoel van waardigheid ten goede wanneer iemand de gelegenheid krijgt om wat [hij/zij] nog zelf kan zoveel mogelijk zelf te doen. Het is goed om dit te stimuleren, maar het is ook belangrijk om de balans te vinden in wat iemand nog wel aankan en wat iemand niet meer aankan. Als er te hoge eisen worden gesteld kan het effect averechts zijn, en zal [meneer/mevrouw] nee gaan zeggen. Bij activiteiten is niet het eindresultaat van belang, met name de beleving tijdens het bezig zijn staat centraal.

Het kan zijn dat [naam] wel wil beginnen aan iets, maar de benodigdheden niet kan vinden. Het klaarleggen van spullen (wat bijv. voor het eten koken al gedaan wordt) kan hierbij helpen. Doe dit dan kort van tevoren, omdat [meneer/mevrouw] sterk reageert op omgevingsprikkels en zich hierdoor laat sturen, zal [meneer/mevrouw] hier namelijk meteen mee starten. (Dit is namelijk een soort compensatie van het geheugenprobleem.)

Adviezen voor het ondersteunen van een oudere met dementie bij activiteiten

- Laat [meneer/mevrouw] zoveel mogelijk zelf doen en stimuleer [hem/haar] hierin. Neem geen activiteiten uit handen om het 'snel even zelf' te doen, hierdoor kan het gevoel van eigenwaarde dalen. Laat dat wat iemand zelf kan, ook zelf doen.
- [Meneer/mevrouw] weet door vergeetachtigheid niet meer waar [hij/zij] spullen laat. Maak kleine dingen goed zichtbaar; aan een sleutelbos kan bijvoorbeeld een grote sleutelhanger worden bevestigd; met felle stickers kunnen voorwerpen duidelijk zichtbaar worden gemaakt.
- Verander zo weinig mogelijk aan de inrichting van het huis. Wanneer er een apparaat kapotgaat (bijv. koffiezetapparaat), zorg dan dat er een (qua werking) vergelijkbaar apparaat wordt aangeschaft.
- Zorg voor een overzichtelijke omgeving.
- Stimuleer [meneer/mevrouw] om zo goed mogelijk rond te kijken, wanneer een voorwerp niet kan worden teruggevonden (bijv. de zoetjes voor in de koffie).
- Het kan zijn dat er sprake is van een toenemende onhandigheid. Dit noemt men apraxie. Dit uit zich bijvoorbeeld bij het aankleden, het dicht-/open-

draaien van een kraan, een stekker in een stopcontact steken, morsen, dingen laten vallen. Dit kan een gevolg zijn van geheugenverlies.
- Voer alle handelingen rustig uit, laat [meneer/mevrouw] dit ook in alle rust doen.
- Gun [meneer/mevrouw] de tijd, laat [hem/haar] het tempo bepalen.
- Doe niet gehaast iets voor.
- Laat [meneer/mevrouw] iets afmaken alvorens [hij/zij] aan iets nieuws begint.
- Doe geen twee dingen tegelijk.
- Leg spullen op een vaste plaats, laat [meneer/mevrouw] meedenken over die plaats, stimuleer [hem/haar] om deze spullen na gebruik ook direct terug te leggen op die plaats.
- Houd zoveel mogelijk een vaste dag-/weekindeling aan, handel zoveel mogelijk op de vertrouwde manier (maak gebruik van de reeds bestaande routines).
- Vermijd chaotische situaties, breng structuur aan (wees duidelijk in het waar en wanneer).
- Waardeer alle pogingen, ook als deze mislukken.
- Bied vervanging aan: 'negatief' gedrag is vaak gemakkelijker te stoppen wanneer u [meneer/mevrouw] iets anders kunt laten doen dat voor [hem/haar] plezierig is. U kunt beter vertellen wat [meneer/mevrouw] wél kan doen, dan te zeggen wat niet (meer) mag.
- Ga niet corrigeren, stuur zo onopvallend mogelijk bij (zeg niet: 'dat is niet goed' / 'nu doe je het weer fout').
- Wissel rust en activiteit af, regelmatig kort rusten werkt beter dan onregelmatig lang rusten. (Bijv. spreek af dat er drie kwartier wordt gerust, dat dan iets 'actiefs' wordt ondernomen. Zet een kookwekker op drie kwartier en zorg dat er dan ook wordt gerust.)
- Wissel het type activiteit af (denk- en doeactiviteiten).
- Wanneer er een bepaalde stemming overheerst (somberheid/verdriet) kan afleiding helpen.
- Een korte, geschreven gebruiksaanwijzing kan helpen bij het gebruik van apparaten (wasmachine, droger). Op deze manier kan [meneer/mevrouw] controleren of alle stappen zijn gezet en of er geen is overgeslagen.
- Laat iemand niet te lang 'aanmodderen', omdat de kans bestaat dat het probleem steeds groter wordt en/of [meneer/mevrouw] gefrustreerd raakt.

Confabuleren

Door geheugenproblemen kan het zijn dat [meneer/mevrouw] geen antwoord op een vraag kan geven. Om deze 'leegte' in het geheugen op te vullen, wordt vaak teruggegrepen op verhalen of uitdrukkingen die vroeger veel gebruikt werden. Het lijkt er dan op of er 'verzinsels' worden verteld. Dit wordt confabuleren genoemd. Dit doet [hij/zij] niet bewust. Dit geeft op dat moment juist een veilig gevoel. Het kan ook zijn dat dit stukje 'fantasie' voor [hem/haar] de werkelijkheid is geworden. Een 'welles-nietes'-discussie heeft dan ook geen zin. Het kan immers alleen maar leiden tot onnodige spanningen en irritaties, voor beide kanten.

Door problemen met het oordelen en het nemen van beslissingen wordt door [meneer/mevrouw] soms ook het onderwerp van gesprek niet begrepen. [Hij/zij] doet dan wel mee in het gesprek maar gebruikt dan veel vaste uitdrukkingen/zinnen. Het kan zijn dat er een antwoord gegeven wordt dat niet klopt. Leg hier niet de nadruk op, maar doe 'net alsof u het niet gehoord hebt'. Wanneer u [meneer/mevrouw] aanspreekt op het verkeerde antwoord, zal [hij/zij] zich alleen maar ongelukkig voelen en geïrriteerd raken.

Façadegedrag

Façadegedrag betekent 'de schone schijn ophouden'. Bij [meneer/mevrouw] komt dit ook voor. [Hij/zij] denkt dat [hij/zij] nog alles kan en precies weet. Hierdoor kan [hij/zij] zich dan heel zelfverzekerd en vol vertrouwen gedragen. In een oppervlakkig contact is het soms moeilijk te zien dat [meneer/mevrouw] geheugenproblemen heeft. Façadegedrag gaat vaak samen met een gebrek aan ziekte-inzicht. Dit laatste houdt in dat iemand met dementie helemaal niet het besef heeft dat hij deze ziekte heeft.

Ga geen strijd aan

De verschijnselen die [meneer/mevrouw] vertoont zijn een gevolg van de dementie; [hij/zij] kan er niets aan doen. Over het algemeen heeft het daarom weinig zin te vragen waarom iemand iets doet of 'een strijd aan te gaan'. Dit verhoogt alleen maar de spanningen.

Probeer [meneer/mevrouw] gerust te stellen en een gevoel van zekerheid te geven. Blijf zelf kalm. Geef het idee dat u [meneer/mevrouw] begrijpt, al kan dit erg moeilijk zijn. Als uzelf kalm blijft, schiet [hij/zij] minder snel in de verdediging.

Geduld

Iemand met dementie stelt vaak dezelfde vraag of vertelt vaak hetzelfde verhaal. Dit komt door geheugenproblemen. Als u zich realiseert dat dit komt door vergeetachtigheid/onzekerheid dan weet u dat [hij/zij] er niets aan kan doen. U kunt [hem/haar] helpen door geduldig te zijn en [hem/haar] gerust te stellen. Het luisteren en reageren is vertraagd. Heb daarom geduld en wacht op een actie of reactie.

[Meneer/mevrouw] is erg gevoelig voor de sfeer en de stemming die in een situatie bestaat / die een personen uitstraalt. Houdt hier rekening mee wat betreft non-verbale communicatie (bijv. intonatie van stem).

Geheugen

Het kortetermijngeheugen is bij [meneer/mevrouw] gestoord. Gebeurtenissen en verhalen navertellen lukt niet. Dingen die lang geleden zijn gebeurd, worden vaak wel onthouden (flarden daarvan). Ook de gebeurtenissen waarbij iemand emotioneel betrokken is of die veel indruk op iemand hebben gemaakt, of waarvoor interesse bestaat (bijv. een zus die vroeger in het klooster zat) worden beter onthouden. Hier praat iemand dan heel veel over, en omdat [hij/zij] vergeet dat er zojuist al over gesproken is, herhaalt [hij/zij] dit verhaal telkens weer. Wanneer de dementie langer bestaat, wordt het ook moeilijker om zich dingen te herinneren die al lang bekend zijn. (Bijvoorbeeld het woonadres/dorp waar iemand opgegroeid is, mensen die wel of niet overleden zijn, bijvoorbeeld broer/ouders).

- Geef iemand de tijd om belangrijke informatie op te nemen.
- Stel één vraag tegelijk, geef enkelvoudige opdrachten (geen twee opdrachten tegelijk).
- Laat [meneer/mevrouw] zelf het tempo bepalen.
- Herhaal belangrijke informatie hardop, en laat [meneer/mevrouw] deze zo nodig herhalen.
- Herhaal belangrijke informatie op verschillende momenten, vaak en kort.
- Prent belangrijke dingen die niet vergeten mogen worden op verschillende manieren in (benoem het, schrijf het op in de agenda, leg een briefje neer, herhaal dit telefonisch).
- Geef aanwijzingen om het geheugen te ondersteunen, geef niet meteen het antwoord, maar laat iemand eerst zélf nadenken. Als [hij/zij] het dan echt niet weet, geeft u het antwoord.
- Stimuleer [meneer/mevrouw] gebruik te maken van de krant/(dag)kalender om te achterhalen welke dag het is.

Gesprek

- Spreek niet harder dan gewoonlijk, verhef uw stem niet.
- Zorg voor een rustige omgeving en een goede sfeer.
- Spreek in korte zinnen.
- Vertel kort wat u gaat doen / van plan bent.
- Stel géén vragen die beginnen met waarom (die zijn vaak te moeilijk om te beantwoorden, en een bevredigend antwoord krijgt u meestal niet).
- Houd er rekening mee dat alles meer tijd vraagt: wacht daarom wat langer op een antwoord of actie.

Hallucinaties

[Meneer/mevrouw] neemt dingen waar die er voor u niet zijn (bijv. een broer die op de bank zit, en waar [hij/zij] tegen spreekt). Dit komt bij mensen met dementie regelmatig voor. Ga ervan uit dat dit voor [meneer/mevrouw] de waarheid is, en dat [hij/zij] dit werkelijk ziet. Het heeft geen zin om hardnekkig te ontkennen en hiertegenin te gaan. Dan ontstaat er alleen maar een grotere afstand tussen jullie. Beter is om te laten merken dat u de situatie begrijpt en [meneer/mevrouw] even met rust te laten. Of probeer op een rustige manier een ander onderwerp aan te snijden (wat er bijvoorbeeld in de krant heeft gestaan die dag). Vaak gaat dan de hallucinatie vanzelf weer weg, omdat [meneer/mevrouw] deze vergeet. Ze komen ook weer terug, maar geef dan opnieuw weer tijd en rust.

Initiatiefverlies

Initiatiefverlies is een van de meest algemene kenmerken van dementie. Mensen met dementie zijn net als mensen zonder dementie voor één ding erg bang, namelijk falen. Er kunnen excuses worden gebruikt om dingen niet meer te hoeven doen ('ik heb geen zin' of 'ik ben moe'). Wanneer je niets doet, kan er namelijk ook niets misgaan. Verminderde initiatiefname, of 'uit de weg gaan' van activiteiten, komt vaak voort uit het feit dat men geen fouten wíl maken, of tekortkomingen wil verdoezelen. [Meneer/mevrouw] onderneemt minder, is moeilijk ergens toe te bewegen, en ligt veel in bed / zit veel in de stoel.

Het kan ook zijn dat [meneer/mevrouw] moeite heeft om ergens mee te beginnen, omdat [hij/zij] niet weet wat er van [hem/haar] wordt verwacht / waar ze mee moeten beginnen (a.g.v. geheugenproblemen). Help [hem/haar] dan op weg; als iemand eenmaal op het goede spoor is gezet, lukt de rest daarna vaak zelfstandig.

Het komt voor dat oude interesses verdwijnen, omdat iemand niet meer begrijpt wat de bedoeling is of omdat het resultaat teleurstellend is. Nieuwe dingen kunnen vaak niet meer worden aangeleerd.

De ervaring leert dat het nemen van initiatieven bij mensen met hersenziekten niet meer vanzelf terugkomt. Het is beter om uw energie te stoppen in het bedenken van alternatieven die wél bij [meneer/mevrouw] bekend zijn, en waarbij [hij/zij] wél succes kan boeken (zwemmen, domino, eenvoudige puzzel). [Meneer/mevrouw] gaat waarschijnlijk activiteiten uit de weg omdat [hij/zij] (onbewust) weet dat het niet meer zo goed lukt.

Iemand kan lichamelijke klachten gebruiken om geen activiteiten uit te hoeven uitvoeren. Ook kan iemand 'spottend' reageren op een uitnodiging, in de hoop dat er niet hoeft te worden gehandeld. Ook dit heeft te maken met het creëren van een veilige situatie, waarin de kans op het maken van fouten nihil wordt.

Handelen is een belangrijke activiteit om het geheugen / de gedachten te prikkelen. Iemand met dementie zal hierbij geholpen moeten worden. Belangrijk is om iemand zoveel mogelijk te betrekken bij alledaagse activiteiten. Voorbeelden hiervan zijn: maaltijd eten, papegaai voeren en wandelen (soms / met hulp van familie). Bied deze activiteiten aan want uit zichzelf zal [hij/zij] niet gaan handelen.

[Meneer/mevrouw] heeft veel begeleiding nodig bij het uitvoeren van activiteiten en bij het maken van keuzes.

Adviezen voor het ondersteunen van een oudere met dementie bij initiatiefverlies

- Zie de traagheid/initiatiefloosheid niet als onwil. De dementie brengt dit met zich mee.

- Vraag met name dingen/activiteiten waarbij de kans op falen klein is.
- Laat [meneer/mevrouw] afspraken in het schrift/dagagenda/dagkalender noteren (ook de 'kleine' activiteiten zijn van belang).
- Laat [meneer/mevrouw] elke ochtend zelf in het schrift/dagagenda kijken.
- Neem geen activiteiten uit handen om het 'snel even zelf' te doen.
- Laat iemand niet te lang 'aanmodderen', omdat de kans bestaat dat het probleem steeds groter wordt en iemand verdrietig wordt.
- Doe niet gehaast iets voor.
- Vermijd reacties als 'dat heb ik toch al uitgelegd', 'het is toch makkelijk, eerst lukte het ook altijd' of 'vraag je dit nu alweer', dit vergroot de onzekerheid van [meneer/mevrouw].

Benadering

- Maak gebruik van humor, hier is [meneer/mevrouw] gevoelig voor.
- Complimenteer, stimuleer.
- Straal rust uit, neem de tijd.
- Confronteer iemand niet te veel met [zijn/haar] fouten en/of beperkingen, anders zal [hij/zij] activiteiten alleen maar meer uit de weg gaan. Zeg niet 'dit ben je vergeten' of 'nu doe je het fout'.
- Ga niet in discussie met [meneer/mevrouw]. Dit verhoogt alleen maar de spanning.
- Bekende (deel)handelingen die [meneer/mevrouw] vroeger vaker deed, zullen het makkelijkst uitgelokt kunnen worden.
- Vermijd zoveel mogelijk situaties waarin u kunt verwachten dat iemand zal falen.
- Sluit een compromis. Bijvoorbeeld: 'Ik ruim de koffiekopjes op, dan doet u alvast uw jas aan.'
- Stel één vraag tegelijk, geef enkelvoudige opdrachten (geen twee opdrachten tegelijk, de kans is groot dat er meteen iets wordt vergeten).
- Stel geen vragen die beginnen met 'waarom' (hier kan [hij/zij] waarschijnlijk geen antwoord op geven en dus zal [hij/zij] zich ongemakkelijker voelen).
- Stel vragen kort vóór het moment dat actie wordt gevraagd (dus niet 'straks'/'later').
- Laat [meneer/mevrouw] het tempo bepalen.
- Stimuleer [meneer/mevrouw] om dingen zelf te doen, maar dring niets op.
- Jaag niet op, dit werkt averechts.
- Stel niet te veel eisen aan [meneer/mevrouw].
- Vraag niet waar iemand vandaag zin in heeft. Deze keuze is te complex. Beter is om voor te stellen om te gaan wandelen, of om te zeggen: 'Het is dinsdag en we gaan een eindje wandelen, (kijk maar op de kalender), kom dan doen we onze jas aan / pakken we de rollator.'
- Wanneer iemand geen zin heeft, kunt u zeggen: 'we proberen het een klein stukje, als het echt niet lukt, gaan we direct terug' (vraag niet waarom iemand geen zin heeft, hierop zal waarschijnlijk geen adequaat antwoord kunnen worden gegeven).

- Zorg dat u een alternatief hebt.
- Vraag niet naar feitelijke gebeurtenissen van een paar dagen geleden, hier kan [meneer/mevrouw] waarschijnlijk geen antwoord op geven. Houd de gesprekken globaal (veilig).
- Schakel tv/radio uit (zo min mogelijk achtergrondgeluiden die kunnen afleiden).
- Zoek samen naar passende activiteiten, bijvoorbeeld 'passieve' hobby's, die zittend uitgevoerd kunnen worden, bijvoorbeeld ergens naar kijken of luisteren, (stenen) verzamelen, de was opvouwen of groenten snijden.

Maak van vragen geen raadsels

Voor u is het heel frustrerend om te merken dat [meneer/mevrouw] 'eenvoudige' dingen niet meer weet (bijv. het aantal kinderen / aantal broers en zussen / wat heb ik gegeten). Ga geen vragen hierover stellen, dit brengt iemand steeds weer in onzekerheid. Het is beter om u daarbij neer te leggen dan [meneer/mevrouw] te confronteren met [zijn/haar] tekortkomingen.

Ook vragen zoals 'zal ik ... voor u doen', kunnen beter vervangen worden door ' ik ga ... voor u doen'.

Ontkenning

Vaak worden geheugenproblemen / andere problemen ontkend of 'weggewuifd'. Dit doet [meneer/mevrouw] niet expres. Vaak komt dit gedrag voort uit het feit dat iemand het verlies van de greep op de werkelijkheid probeert te verdoezelen. [Hij/zij] probeert zich onbewust te beschermen tegen de gedachte aan de achteruitgang.

Oriëntatie

[Meneer/mevrouw] is [zijn/haar] oriëntatie in plaats en tijd kwijt. Problemen die hierbij kunnen optreden zijn:
– niet weten hoe laat het is;
– niet weten welke dag het is;
– niet weten welke afspraken er zijn gemaakt;
– niet weten welk jaar/jaargetijde het is;
– niet meer weten hoeveel tijd er al voorbij is;
– moeite met oriënteren in nieuwe plaatsen/omgevingen.
- Bijvoorbeeld: Wanneer u [meneer/mevrouw] vijf minuten alleen laat, ontstaat het gevoel bij [hem/haar] dat dit al uren duurt. Andersom kan ook. [Meneer/mevrouw] kan uren aan het werk zijn, maar voor [zijn/haar] gevoel is dat 'nog maar tien minuten'.
- Het heeft geen zin om te zeggen: 'Nou ben je al een uur aan het werk! Stop er nu eens mee. Je bent al vanaf vanochtend bezig.' (Tijd zegt [meneer/mevrouw] namelijk niets.) Beter is om te zeggen: 'Het is halfelf! Tijd om een kopje thee te drinken.'

- Een dagkalender, waarop dag, datum en jaar vermeld staan, kan iemand helpen bij het oriënteren.
- Ook een schrift waarin elke dag de afspraken en gebeurtenissen kunnen worden genoteerd, kan iemand helpen bij het oriënteren:
  - Geef 't een vaste, duidelijk zichtbare plek.
  - Gebruik het schrift voor het noteren van gebeurtenissen, ervaringen of hetgeen waarover is gesproken (gebruik het als een soort dagboek).
  - In het schrift kan geschreven worden welke activiteiten u gaat doen (bijv. wandelen, aquarelleren, kerk).
  - Stimuleer de persoon om zélf aan het schrift te denken, om daar gebeurtenissen in op te schrijven en in terug te zoeken.
  - Laat bezoek ook in het schrift schrijven, onder andere wie er is geweest, waarover is gesproken, wat er is gebeurd.

2 Ondersteunend materiaal – Voorbeelden van activiteiten bij initiatiefverlies

Hieronder staan voorbeelden uit de dagelijkse praktijk. Haal je inspiratie uit deze opsomming, maar zorg te allen tijde dat de activiteiten aansluiten bij de belevingswereld en interesses. Activiteiten die niet binnen iemands interessegebied liggen, worden vaak niet uitgevoerd of men voelt zich niet serieus genomen.

Buitenshuis

- Klussen in de schuur.
- Vogels voeren.
- Stoep vegen.
- Wandeling maken (vaste route).
- Krant in de brievenbus van de buren stoppen (wanneer deze gedeeld wordt met de buren).
- Op visite gaan bij vrienden.
- Boodschappen doen.
- Deelnemen aan activiteiten in het wijkcentrum (koersballen, biljarten, bingo).

Binnenshuis

'Passieve' activiteiten

- Muziek luisteren.
- Lezen (krant, tijdschrift, boek met korte verhalen).
- Gesproken boek.
- Tv-kijken.
- Films/video-opnames (van familie, bruiloften, vakantie) kijken.
- Foto's kijken en hierbij herinneringen ophalen.
- Praten over thema's die de oudere met dementie bezighouden of die [hij/zij] kent van vroeger. Om tot een gesprek te komen zijn afbeeldingen extra stimulerend. In bijlage D (Naslagwerken – Boeken) staan enkele boektitels als suggestie genoemd.
- Krantenkoppen lezen en hierover van gedachten wisselen (zonder de oudere met dementie te gaan overhoren of hij het allemaal begrepen heeft!).
- Koper poetsen.

Actieve activiteiten:

- Aquarelleren/schilderen/tekenen.
- Muziekinstrument bespelen.
- Koken.
- Postzegel-/muntenverzameling.

3 Ondersteunend materiaal – Voorbeeld dagkalender

**WOENSDAG
10 JUNI 2010**

9.00 uur: Douchen met Thuiszorg

___

12.00 uur: Warme maaltijd (wordt thuisgebracht)

___

13.00 uur: Rusten

___

15.30 uur: Wandelen met Lena (vrijwilligster)

___

4 Instrument – Strategieënlijst

	Gedrag oudere met dementie	Gedrag mantelzorger	Opmerkingen
Perceptuele strategieën • visueel • auditief • tactiel en ander			
Temporele aanpassing • pacing • isoleren voorwerpen en volgordes			
Versterken van de aandacht • vooruitkijken • terugkijken • controleren			
Trial-and-error			
Ondersteuning door taal • gesproken taal • geschreven taal			
Lichaamstaal en visualisering			
Hulp in de sociale omgeving			
Gewoonten en routines			
Hulpmiddelen			

Toelichting bij strategieënlijst

Perceptuele strategieën

Strategieën waarbij gebruik wordt gemaakt van een van de zintuigen.

Visuele strategieën Oudere met dementie maakt spontaan of bewust gebruik van visuele aandachtspunten, bijvoorbeeld tijdens een wandeling om zich te oriënteren, zichtbare, vaste plaatsen voor belangrijke voorwerpen als sleutels, of een lijst met alle namen van de verzorgenden. Deze strategie wordt vaak spontaan door de oudere met dementie gebruikt en vraagt weinig inspanning van het geheugen of andere cognitieve vaardigheden.

Auditieve strategieën Oudere met dementie maakt spontaan gebruik van geluid ter herinnering aan de tijd van de dag, zoals een slaande klok of de tune van een vast programma op de televisie. Bewust gebruikmaken kan bijvoorbeeld met een kookwekker, zodat de aardappelen niet aanbranden.

Tactiele en andere strategieën gericht op perceptie Oudere met dementie maakt spontaan gebruik van tactiele informatie, vaak in combinatie met andere zintuigen zoals de visus, bijvoorbeeld wanneer voorwerpen niet direct worden herkend.

Temporele aanpassing

Pacing Strategieën waarbij de tijd wordt aangepast aan de activiteit, zodat deze een grotere kans van slagen heeft, bijvoorbeeld door veel tijd te nemen zodat er geen werkdruk ontstaat, door op tijd te rusten en energie te verdelen.

Extra aandacht voor voorwerp of volgorde van handelen Ter compensatie van verminderde aandacht maken mensen bewust of onbewust gebruik van het isoleren van voorwerpen of (een) bepaalde handeling(en) zodat er alle aandacht voor is. Eén ding tegelijk doen, bijvoorbeeld het koffiezetten al voorbereiden, alles klaarzetten voordat het bezoek er is.

Versterken van de aandacht

Vooruitkijken Ter compensatie van verminderd geheugen wordt bewust vooruitgekeken om onverwachte gebeurtenissen en misstappen zoveel mogelijk te voorkomen door middel van verhoogde aandacht en soms een rigide manier van leven om zo de controle te behouden.

Terugkijken Soms last de oudere met dementie bewust een pauze in om even terug te kijken of alles nog goed gaat, om de controle te behouden of weer terug te krijgen. Of de oudere met dementie merkt dat iets misgaat en stopt, en kijkt bewust terug waar het is misgegaan.

Controleren Het ontwikkelen van routines ter controle van eigen handelen, bijvoorbeeld een aantal keren per dag de agenda controleren.

Trial-and-error

Het steeds weer opnieuw uitvoeren van de handeling totdat het lukt, totdat ze opgeven of totdat ze hulp vragen.

Ouderen met dementie nemen het risico, en hopen dat het wel goed zal komen, bijvoorbeeld met het oude lijstje boodschappen gaan doen.

Ondersteuning door taal

Gesproken taal De oudere met dementie begeleidt zichzelf door voortdurend hardop uit te spreken wat hij aan het doen is; een soort *'self-guiding process'*, zonder de bedoeling om hulp te vragen. Dit gebeurt vaak onbewust en heeft vaak als doel de aandacht erbij te houden en het geheugen te activeren.

Geschreven taal Gebruik van notities, boekjes, et cetera, ter ondersteuning van het geheugen. Het dilemma is vaak dat het organiseren van al het geschrevene te moeilijk is voor de dementerende, en dat hij verdwaalt in zijn eigen notities.

Lichaamstaal en visualisering

Het gebruikmaken van visuele ondersteuning als foto's of symbolen op deurtjes. Lichaamstaal wordt gebruikt als de oudere met dementie niet of minder in staat is zich verbaal uit te drukken.

Hulp in de sociale omgeving

Oudere met dementie maakt bewust gebruik van de sociale omgeving in de vorm van adviezen, informatie of hulp. Vaak wordt hulp van een partner niet bewust ervaren, en blijkt pas bij het wegvallen van die partner hoeveel structuur en/of voorbeelden deze gaf tijdens de dagelijkse activiteiten. Bevestiging vragen is ook een vorm van hulp vragen.

Gewoonten en routines

Het gebruikmaken van routines om zo lang mogelijk zelfstandig te blijven en als energiesparende strategie. Nieuwe voorwerpen vergelijken met bekende voorwerpen van thuis om ze te kunnen herkennen.

Hulpmiddelen

Het gebruik van klokken, agenda's, sprekende horloges enzovoort.

Bijlagen bij deel 2 C: Uitvoering plan van aanpak

5 Ondersteunend materiaal - Dagschema oudere met dementie en mantelzorger

Toelichting: beschrijf de activiteiten zo concreet mogelijk. Wanneer de mantelzorger de oudere met dementie ondersteunt tijdens de activiteit wordt dat ook zo genoteerd. Bijvoorbeeld als hierna.

Tijdstip	Activiteit	Oudere met dementie	Mantelzorger	Zorgtaak ja/nee
20.00-21.00	Tv-kijken	Tv-kijken afstandsbediening	Zo nodig helpen afstandsbediening en koffie serveren	
6.00 - 7.00				
7.00 - 8.00				
8.00 - 9.00				
9.00 - 10.00				
10.00 - 11.00				
11.00 - 12.00				
12.00 - 13.00				
13.00 - 14.00				
14.00 - 15.00				
15.00 - 16.00				
16.00 - 17.00				
17.00 - 18.00				
18.00 - 19.00				
19.00 - 20.00				
20.00 - 21.00				
21.00 - 22.00				
22.00 - 23.00				
23.00 - 24.00				
0.00 - 6.00				

Bijlage D – Naslagwerken

Boeken

Zorgboek dementie
- Auteur: H. Vinke
- ISBN: 9086480225
- Uitgever en jaar van uitgave: Stichting September, 2007
- Dit boek met praktische informatie is gemaakt voor mensen die voor een dementerende naaste zorgen: de partner, de vader of moeder, een buurman of buurvrouw enzovoort.

Mantelzorg, zorgen voor een ander (Zorgboeken)
- Auteur: C. Flens en S. Kollaard
- ISBN: 9789086480234
- Uitgever en jaar van uitgave: Stichting September, 2007
- U kunt het kopen of bestellen bij de apotheek of via: www.boekenoverziekten.nl.

Help me even herinneren
- Een gids voor mensen met milde geheugenproblemen en hun naasten
- Auteurs: L. Joosten, S. van den Berg en J.P. Teunisse
- ISBN: 9031358932
- Uitgever en jaar van uitgave: Bohn Stafleu van Loghum, 2007
- Een gids voor mensen met milde geheugenproblemen en hun naasten. In begrijpelijk taal
- worden geheugenfuncties uitgelegd, vanuit de cliënt en mantelzorger bekeken, en worden
- adviezen gegeven hoe ermee om te gaan. Een en ander wordt toegelicht op een bijgesloten dvd.

Stadsleven in grootmoeders tijd
- Auteur: I. Wind
- ISBN: 978-90-5897-737-3
- Uitgever en jaar van uitgave: Terra, 2007

- Stadsleven in grootmoeders tijd bevat 120 sprekende foto's over het alledaagse stadsleven in Nederland vanaf ongeveer 1900 tot en met circa 1960.

Het vergeten landleven
- Auteur: I. Wind
- ISBN: 978-90-5897-573-7
- Uitgever en jaar van uitgave: Terra, 2006
- Het vergeten landleven laat het leven op het Nederlandse platteland tussen 1900 en 1960 zien: zaaien met de hand, oogsten met een sikkel, de was op de bleek, en met paard en wagen naar de markt. Het werken op het land, het gezinsleven, gebruiken en gewoontes zijn vastgelegd in sprekende, sfeervolle foto's.

Dementie en psychiatrie in woord en beeld, een systematische handleiding
- Auteurs: T. Hazelhof, W. Garenfeld en T. Verdonschot
- ISBN: 90-352-2697-6
- Uitgever en jaar van uitgave: Elsevier Gezondheidszorg, 2004
- Theoretische achtergronden van gedragsproblemen bij dementie, en praktische vaardigheden met betrekking tot de verzorging van dementerende ouderen.

Weten van vergeten, tips en adviezen bij het omgaan met dementie
- Auteurs: M. Blom, F. Tjadens en P. Withagen
- ISBN: 90-5050-396-1
- Uitgever en jaar van uitgave: NIZW/Alzheimer Nederland, 2000

Houvastboek
- Auteurs: M. Allewijn en S. van den Berg
- ISBN: 9789031353354
- Uitgever en jaar van uitgave: Bohn Stafleu van Loghum, 2008
- Het *Houvastboek* is het papieren geheugen voor iedereen die last heeft van vergeetachtigheid door veroudering, dementie of hersenletsel. Het *Houvastboek* is zowel een agenda om afspraken te noteren en te onthouden, en een persoonlijk album om herinneringen levend te houden als een dagboek om gebeurtenissen te beschrijven. Ook bevat het achtergrondinformatie over geheugenproblemen.

Richtlijn Cognitieve Revalidatie Niet-aangeboren Hersenletsel: Protocol Cognitieve revalidatie van geheugenstoornissen
- Auteurs: I. Berg, L. Fasotti, M. van Hout en E. Wekking
- ISBN: 978-90-8839-034-0
- Uitgever en jaar van uitgave: een publicatie van: Consortium Cognitieve Revalidatie, 2007
- De revalidatiebehandeling die in dit protocol wordt beschreven, is ontwikkeld door een aantal neuropsychologen, en uit onderzoek effectief gebleken.

Mijn leven in kaart – Met ouderen in gesprek over hun levensverhaal
- Auteur: W. Huizing en T. Tromp
- ISBN: 9789031351497
- Uitgever en jaar van uitgave: Bohn Stafleu van Loghum, 2007

Websites

www.alzheimer-nederland.nl
www.boekenoverziekten.nl
www.grootletter.nl
www.dagritmekaarten.startkabel.nl
www.mantelzorg.startpagina.nl

Over de auteurs

Maud Graff

Dr. Maud Graff is sinds 1994 werkzaam als ergotherapeut, onderzoeker, senior onderzoeker en docent binnen het Nijmegen Center for Evidence Based Practice (NCEBP) van het UMC St Radboud op de afdelingen Revalidatie-Ergotherapie en IQ Healthcare-Alzheimercentrum Nijmegen. Ze studeerde af als ergotherapeut aan de Hogeschool van Amsterdam (HvA, 1992) en als gezondheidswetenschapper aan de Universiteit van Maastricht (1993). Samen met Margot van Melick en Lausanne Mies ontwikkelde zij vanuit het UMC St Radboud binnen het Innovatieproject MOHO (samenwerking HvA-UMC St Radboud) de eerste versie van het EDOMAH-programma. In 2008 promoveerde zij cum laude en in de periode 2006-2009 ontving zij zes wetenschapsprijzen voor haar studies op het gebied van de ontwikkeling en evaluatie van dit EDOMAH-programma.

Sinds 1999 geeft Graff als docent post-hbo-scholingen aan ergotherapeuten in het praktisch toepassen van het EDOMAH-programma. Ook heeft zij de afgelopen jaren gastcolleges en workshops gegeven aan de Hogeschool Arnhem Nijmegen Opleiding Ergotherapie en de Internationale Masters in Ergotherapie in Amsterdam. Daarnaast heeft zij masterclasses gegeven aan ergotherapeuten in Engeland, Duitsland en Noorwegen en werkte zij mee aan het internationale handboek voor ergotherapie-interventies. Zij werkte mee aan en is te zien in de Teleac-uitzending 'Wetenschap, beterschap', aflevering dementie en kwam met haar studies en publicaties in de landelijke en buitenlandse pers. Zij geeft lezingen op congressen in binnen- en buitenland. Als senior onderzoeker begeleidt ze meerdere promotieprojecten, waarvan één naar de evaluatie van de implementatie van dit EDOMAH-programma in Nederland.

Margot van Melick

Margot van Melick werkt sinds 1999 als ergotherapeut in het Maastricht Universitair Medisch Centrum en is als gastdocent werkzaam op de opleiding Ergotherapie aan de Hogeschool Zuyd. Hier is zij medeverantwoordelijk voor het keuzevak 'Ouderen'. Van 1997 t/m 2007 maakte zij als ergotherapeut vanuit de afdeling Revalidatie-Ergotherapie deel uit van het startende multidisciplinaire team van de afdeling geriatrie in het UMC St Radboud, en samen met Maud Graff en Lausanne Mies heeft zij de eerste versie van de EDOMAH-richtlijn ontwikkeld waarvoor evidence werd gevonden. De eerste drie jaar is ze betrokken geweest bij de post-hbo-scholing aan ergotherapeuten in het toepassen van ergotherapiebehandeling bij ouderen met dementie volgens het EDOMAH-programma.

In 2008 en 2009 heeft Van Melick als ergotherapeut deelgenomen aan het RAAK-programma: Continuïteit van zorg voor kwetsbare ouderen, een multidisciplinair project gericht op het ontwikkelen van handvatten voor zorgprofessionals om de continuïteit van zorg voor kwetsbare ouderen die thuis wonen te verbeteren. Het RAAK-project is een samenwerking tussen Hogeschool Zuyd, Orbis en Sevegram. Zij is te zien op de videobanden behorend bij de eerste versie van dit EDOMAH-programma en op de dvd behorend bij dit boek.

Marjolein Thijssen

Marjolein Thijssen is sinds 1998 afgestudeerd als ergotherapeut. Daarvoor heeft zij de opleiding tot A-verpleegkundige afgerond. Voor haar afstuderen aan de opleiding ergotherapie aan de Hogeschool van Amsterdam heeft zij samen met Annemieke Verschuur de toepasbaarheid van de OPHI-II en de HOW bij de doelgroep ouderen met dementie binnen het innovatieproject MOHO van het UMC St Radboud onderzocht. De resultaten van en instrumenten uit dit onderzoek zijn opgenomen in de eerste en huidige versie van het EDOMAH-programma. Vanaf 2000 werkte Thijssen in de reguliere patiëntenzorg binnen de afdeling Revalidatie-Ergotherapie van het UMC St Radboud en als onderzoeksassistente binnen het promotieonderzoek van Maud Graff naar de effectiviteit van ergotherapie aan huis bij ouderen met dementie en hun mantelzorgers (volgens dit EDOMAH-programma). Ook heeft zij in die periode in-compagny trainingen gegeven in toepassing van de COPM in de ergotherapiepraktijk en was zij betrokken bij andere implementatieactiviteiten daaromtrent. Thijssen geeft eveneens post-hbo-scholing aan ergotherapeuten in toepassing van dit EDOMAH-programma en over ergotherapie bij de ziekte van Parkinson. Daarnaast geeft ze lezingen en workshops op nationale en internationale congressen. Sinds 2002 is Thijssen ook werkzaam als docent Ergotherapie aan de Hogeschool Arnhem Nijmegen. Vanuit die functie is zij werkzaam als coach/docent binnen de evaluatiestudie van de implementatie van het EDOMAH-programma in Nederland. Zij is te zien op de COPM-video 'Ik zou alles een 10 willen geven' en de dvd behorend bij dit boek.

Patricia Verstraten

Patricia Verstraten werkt sinds 1999 als ergotherapeut binnen de afdeling Revalidatie-Ergotherapie van het Universitair Medisch Centrum St Radboud in Nijmegen. In 1999 studeerde ze af als ergotherapeut aan de Hogeschool

Zuyd. Op dit moment is zij werkzaam op de afdeling geriatrie kliniek, polikliniek, diagnostisch dagcentrum en extramuraal bij ouderen met dementie en hun mantelzorgers aan huis. Daarnaast heeft zij ook veel ervaring met het zowel klinisch als poliklinisch behandelen van andere patiëntencategorieën.

Inmiddels heeft Verstraten ruim elf jaar behandelervaring bij ouderen met dementie en hun mantelzorgers, zoals beschreven in dit boek. Zij heeft veel ervaring opgedaan met behandelingen aan huis bij ouderen met dementie en hun mantelzorgers volgens het EDOMAH-programma, die werden gegeven in het kader van het pilotonderzoek en effectstudie van Maud Graff.

Als docent geeft Verstraten eveneens post-hbo-scholingen aan ergotherapeuten in het praktisch toepassen van het EDOMAH-programma. Zij is betrokken geweest bij de totstandkoming van de Nederlandse samenvattende handleiding van de OPHI-II (versie 2.1) die in de EDOMAH-richtlijn opgenomen is. Ook heeft zij een bijdrage geleverd aan het *Zorgboek Mantelzorg* (Stichting September, 2007). Daarnaast geeft zij als gastdocent workshops aan de Hogeschool Arnhem Nijmegen, geeft lezingen en workshops op congressen in binnen- en buitenland en is ze te zien op beeldmateriaal ten aanzien van ergotherapeutische behandelingen bij ouderen met dementie (Skills lab HvA, Teleac) en de dvd behorend bij dit boek.

Jana Zajec

Jana Zajec werkt sinds 2000 als ergotherapeut op de afdeling Revalidatie-Ergotherapie van het Universitair Medisch Centrum St Radboud in Nijmegen. In 1999 studeerde ze als ergotherapeut af aan de toenmalige Hogeschool Heerlen (nu: Hogeschool Zuyd). Zij werkt op de afdeling geriatrie, kliniek, polikliniek en extramuraal bij geriatrisch cliënten en hun mantelzorgers aan huis. Zij heeft ruim tien jaar behandelervaring bij ouderen met dementie en hun mantelzorgers volgens het EDOMAH-programma, beschreven in dit boek. In die tijd heeft Zajec samen met Verstraten in het kader van het pilotonderzoek en de effectstudie van Maud Graff ergotherapiebehandelingen aan huis gegeven volgens dit EDOMAH-programma. Zij geeft als docent eveneens post-hbo-scholing aan ergotherapeuten in het toepassen van het EDOMAH-programma.

Daarnaast verzorgt Zajec lezingen en workshops op congressen in binnen- en buitenland en geeft gastcolleges op de opleiding ergotherapie van Hogeschool Arnhem en Nijmegen. Ook heeft zij een bijdrage geleverd aan het boek *Adviseren als ergotherapeut* (A. Heijsman e.a., Uitgeverij Lemma, 2007). Samen met Marjolein Thijssen werkt zij als coach/docent binnen de huidige implementatiestudie van het EDOMAH-programma in Nederland. Zajec werkte daarnaast nog mee aan het televisieprogramma 'Ziekenhuisspecial, aflevering Alzheimer' en is te zien op de dvd behorend bij dit boek.

GPSR Compliance
The European Union's (EU) General Product Safety Regulation (GPSR) is a set of rules that requires consumer products to be safe and our obligations to ensure this.

If you have any concerns about our products, you can contact us on

ProductSafety@springernature.com

In case Publisher is established outside the EU, the EU authorized representative is:

Springer Nature Customer Service Center GmbH
Europaplatz 3
69115 Heidelberg, Germany

www.ingramcontent.com/pod-product-compliance
Ingram Content Group UK Ltd.
Pitfield, Milton Keynes, MK11 3LW, UK
UKHW051249180426

11947UKWH00020B/1618